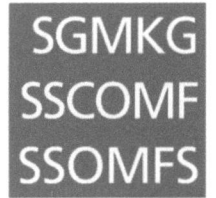

SGMKG SCHWEIZERISCHE GESELLSCHAFT FÜR MUND-, KIEFER- UND GESICHTSCHIRURGIE
SSCOMF SOCIÉTÉ SUISSE DE CHIRURGIE ORALE ET MAXILLO-FACIALE
SSOMFS SOCIETÀ SVIZZERA DI CHIRURGIA ORO-MAXILLO-FACCIALE
SWISS SOCIETY OF ORAL AND MAXILLO-FACIAL SURGERY

GPK - ENTSCHEIDE 2010 – 2015: LEISTUNGSPFLICHT IM FACHBEREICH MUND-, KIEFER- UND GESICHTSCHIRURGIE

Ein Nachschlagewerk zur Beurteilung der Leistungspflicht in der Mund-, Kiefer- und Gesichtschirurgie

Autoren

M. Baltensperger	Winterthur
N. Hardt	Luzern
C. Jaquiéry	Basel
A. Künzler	Winterthur
C. Leiggener	Basel
M. Novotny	Lugano
C. Schindler	Bern
R. Schmoker	Bern
F. M. Thieringer	Basel
R. Verdeja	Freiburg
R. Weber	Basel

Herausgegeben von der Gesundheitspolitischen Kommission der Schweizerischen Gesellschaft für Mund-, Kiefer- und Gesichtschirurgie

2015

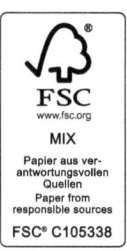

Bibliografische Information der Deutschen Nationalbibliothek

Die Deutsche Nationalbibliothek verzeichnet diese Publikation in der Deutschen Nationalbibliografie; detaillierte bibliografische Informationen sind im Internet über http://dnb.d-nb.de abrufbar.

1. Auflage 2015/2016
© Gesundheitspolitische Kommission der Schweizerischen Gesellschaft für Mund-, Kiefer- und Gesichtschirurgie
Alle Rechte vorbehalten

Die in dieser Publikation enthaltenen Informationen richten sich primär an Ärzte, Zahnärzte und im Gesundheitswesen tätiges Fachpersonal. Geschützte Warennamen (Warenzeichen) werden nicht immer besonders gekennzeichnet. Aus dem Fehlen dieser Hinweise darf nicht daraus geschlossen werden, dass es sich um einen freien Warennamen handelt. Die Benutzung dieses Handbuches und die Umsetzung der darin enthaltenen Informationen erfolgen auf eigenes Risiko. Insgesamt wird seitens Verlags, des Herausgebers, der Autoren und der Gesundheitspolitischen Kommission / der Fachgesellschaft SGMKG für das Werk keine Haftung übernommen. Schadensersatz- oder Rechtsansprüche sind ausdrücklich ausgeschlossen.

Druckfehler bzw. falsche Informationen bitten wir zu entschuldigen und freuen uns auf einen Korrekturhinweis per Email an Florian.Thieringer@usb.ch.

Das Werk einschliesslich aller seiner Teile ist urheberrechtlich geschützt. Jede Verwertung, die nicht ausdrücklich vom Urheberrechtsgesetz zugelassen ist, bedarf der vorherigen schriftlichen Genehmigung der Gesundheitspolitischen Kommission der SGMKG. Dies gilt insbesondere für Vervielfältigungen, Übersetzungen, Mikroverfilmungen und die Einspeicherung und Verarbeitung in elektronischen Systemen.

Bezugsquellen: Als Bestellung in Ihrer Buchhandlung, im Online Buchhandel und über die Website der SGMKG: www.sgmkg.ch

Titelbild: Parts of the Face, Öl auf Leinwand, 180 x 140cm, MMBALTartproject 2015
Buchsatz: CONTEXTA, Osnabrück
Projektkoordination: Marc Baltensperger, Winterthur und Florian Thieringer, Basel

Herstellung und Verlag: BoD - Books on Demand, Norderstedt.
ISBN: 9783743119413

Inhaltsverzeichnis

Inhaltsverzeichnis 5

Vorwort 7

Kapitel 1: Einführung 9

Grundsätze und Tätigkeiten der GPK 9

Anmerkungen zum Datenschutz und Tarifschutz 10

Kapitel 2: Kommunikation mit dem KVG-Versicherer 13

Kapitel 3: Publizierte Fälle der GPK 17

Grundsätzliches 17

Auflistung der publizierten Fälle der GPK 17

Die beurteilten Fälle im Detail 21

Kapitel 4: Die Gesundheitspolitische Kommission der SGMKG 231

Kapitel 5: Schlussbericht des Eidgenössischen Datenschutz- und
         Öffentlichkeitsbeauftragten zur Arbeit der GPK 237

Stichwortverzeichnis 239

Vorwort

Liebe Kolleginnen und Kollegen

Das schweizerische Gesundheitswesen befindet sich in einem Umbruch, den es in diesem Ausmass noch nicht gegeben hat. DRG, Tarvision, Ärztemangel und Ärztestopp sind nur wenige Stichworte, die täglich den Medien zu entnehmen sind. Das grundlegende Problem unseres Gesundheitssystems sind die immer höher werdenden Kosten bei immer knapper werdenden Ressourcen. Daher ist es für alle beteiligten Parteien im Gesundheitssystem wichtig, eine transparente, nachvollziehbare und klar definierte Qualität und damit verbundene Kostenstruktur für erbrachte Leistungen zu haben. KVG, UVG, IV und MV liefern hierfür die allgemeinen Rahmenbedingungen, die einzelnen Tarife den effektiven Kostenrahmen einer medizinischen Leistung. Es liegt in der Natur eines solch komplexen Systems, dass nicht alle Fragestellungen klar und eindeutig geregelt werden können. Grauzonen mit einem nicht unerheblichen Spielraum für Interpretationen sind deshalb unvermeidbar. Diese Grauzonen sind die Schwachstellen des Systems, welche in der täglichen Arbeit mit den Gesetzen, Regelwerken und Tarifen ersichtlich werden. Sie führen dazu, dass die verschiedenen Akteure des Gesundheitswesens – Krankenkassen, Versicherungen, Behörden, aber auch die Leistungserbringer – die Tarife und Gesetze oftmals zu ihren Gunsten anwenden bzw. optimieren, um den für sie grösstmöglichen Gewinn aus dem System zu erwirtschaften. Streitigkeiten zwischen den verschiedenen Parteien, vor allem aber zwischen Versicherern und Leistungserbringern, sind deshalb vorprogrammiert und nahmen in den letzten Jahren stetig zu.

Dieser Entwicklung kann nur mit Erfolg entgegengetreten werden, wenn alle Akteure bereit sind, ihre Arbeit einer strikten und transparenten Qualitätskontrolle zu unterziehen und diese auch von Zeit zu Zeit zu hinterfragen. Die Gesundheitspolitische Kommission (GPK) der Schweizerischen Gesellschaft für Mund-, Kiefer- und Gesichtschirurgie (SGMKG) versucht, diesem Anspruch für unsere Fachgesellschaft gerecht zu werden. Die GPK hilft dabei, strittige Fälle zwischen Versicherern und anderen Drittpersonen sowie einzelnen Mitgliedern oder der Fachgesellschaft zu klären. Die einstimmig von der GPK beurteilten Fälle (und nur diese) können dann von jedem Mitglied der SGMKG in der Argumentation gegenüber Versicherern und Drittpersonen verwendet werden. Dabei kann die Kommission auf eine langjährige Erfahrung zurückblicken. Dieses Buch beinhaltet sämtliche einstimmig gefällten Entscheide der GPK (nur solche werden publiziert) der letzten Jahre. Eine regelmässig aktualisierte Liste der Entscheide findet sich auf der Homepage der SGMKG im geschützten Bereich. Zugangsdaten erhält jedes Mitglied der SGMKG auf Anfrage durch den Webmaster der Gesellschaft Dr. med. et med. dent. Florian M. Thieringer, E-Mail: Florian.Thieringer@usb.ch.

Vorwort

Das erste Kapitel des Buches fasst die Grundsätze und Tätigkeiten der GPK zusammen. Dabei liegt ein Schwerpunkt auf dem Aspekt des Datenschutzes, dem sich die GPK besonders verpflichtet fühlt. So hat sie in ihren Statuten eine strikte Anonymisierung von Personendaten festgelegt; in den Fallbeschreibungen werden somit keine Datenschutz-relevanten Daten verwendet. Auf die Problematik der Bearbeitung sensibler Personendaten durch die GPK geht auch der Eidgenössische Datenschutz- und Öffentlichkeitsbeauftragte (EDÖB) in seiner Beurteilung der Arbeit der GPK ein.

Im zweiten Kapitel dieses Buchs werden die wichtigsten Regeln in der Kommunikation von Leistungserbringern mit dem Versicherer, insbesondere im KVG dargelegt, welche immer wieder zu Irrtümern und Missverständnissen führen.

Im dritten Kapitel dieses Buchs, dem Kernstück dieses Werkes, sind alle bisher veröffentlichten Entscheide der GPK der letzten Jahre aufgeführt. Damit dieses Buch als Nachschlagewerk dienen kann, wurde jedem Entscheid ein Stichwort zugeteilt und ein entsprechendes alphabetisches gegliedertes Inhaltsverzeichnis unter Kapitel 3.2. erstellt. Abgerundet wird das Buch durch das Reglement der GPK der SGMKG in Kapitel 4 und den Schlussbericht des Eidgenössischen Datenschutz- und Öffentlichkeitsbeauftragten zur Arbeit der GPK in Kapitel 5.

Wir hoffen, dass dieses Buch allen Kolleginnen und Kollegen in unserer Gesellschaft bei der täglichen Arbeit nützlich sein wird und dass rege davon Gebrauch gemacht wird.

Nur vereint als SGMKG können wir angesichts der immer grösser und schwieriger werdenden Herausforderungen des Gesundheitssystems in unserem Fach erfolgreich bestehen. Dazu braucht es den täglichen Einsatz eines jeden SGMKG-Mitglieds, indem es sich stets an die Vorgaben des Gesetzte bzw. an die für die Abrechnung vorgesehenen Tarifstrukturen des Tarmed und des SSO-Tarifes hält und diese, wenn nötig, auch konsequent zum Wohle unserer Patientinnen und Patienten durchzusetzen versucht.

Die GPK steht euch hierbei gerne zur Verfügung.

Für die GPK der SGMKG im Herbst 2015

Dr. Dr. med. Marc Baltensperger
Präsident der GPK

Prof. Dr. Dr. med. Hans-Florian Zeilhofer
Präsident SGMKG

Kapitel 1: Einführung

Grundsätze und Tätigkeiten der GPK

Qualitätskontrolle ist ein entscheidendes Kriterium im Technical Assessment einer medizinischen Behandlung. Darin stellt die vertrauensärztliche Tätigkeit ein entscheidendes Element dar. Für die Qualitätssicherung der vertrauensärztlichen Tätigkeit in unserm Fachgebiet wurde von der Schweizerischen Gesellschaft für Mund-, Kiefer- und Gesichtschirurgie (SGMKG) die Gesundheitspolitische Kommission (GPK) ins Leben gerufen, deren Aufgaben sich wie folgt charakterisieren lassen:

- Die GPK setzt sich aus gewählten Mitgliedern der SGMKG zusammen. Diese verfügen über eine weit abgestützte fachliche Qualifikation basierend auf Berufserfahrungen an der Klinik und in der Praxis, aus vertrauensärztlicher Tätigkeit, Mitarbeit bei der Entwicklung verschiedener Tarife, der Gestaltung des Tarmed und des SSO-Tarifs und deren Revisionen sowie aus Verhandlungen mit den Tarifpartnern. Diese Aufzählung verdeutlicht die einzigartige Fachkompetenz sowohl der einzelnen Mitglieder der GPK, als auch der GPK als Gremium.
- Sämtliche GPK-Mitglieder leisten ihre Arbeit im Gremium unentgeltlich, d. h. ehrenamtlich.
- Gemäss den Statuten der GPK, die auf der Homepage und in Kapitel vier dieses Buches für jedes Mitglied der SGMKG einsehbar sind, bemüht sich die GPK, alle ihr vorgelegten Fälle neutral, korrekt und datenschutzkonform zu beurteilen. Um dieses Ziel zu erreichen, werden alle Fälle strikt anonymisiert beurteilt. Für die Beurteilung der einzelnen Fälle liegen den GPK-Mitgliedern somit weder Angaben zum Patienten, zum Behandler, zur beteiligten Versicherung noch zu allfälligen beteiligten Personen (Vertrauensärzte usw.) vor.
- Die Korrespondenz über die Fälle, die von der GPK behandelt werden, läuft ausschliesslich über den Präsidenten der GPK. Dieser kontrolliert, dass die Fälle dem Gremium korrekt anonymisiert aufbereitet zur Beurteilung vorgelegt werden.
- Jeder an den Präsidenten der GPK eingereichte Fall soll von der einreichenden Partei bereits gemäss den obigen Ausführungen anonymisiert sein. Der Präsident behält sich das Recht vor, nicht korrekt eingereichte (d. h. nicht vollständig anonymisierte) Fälle zur diesbezüglichen Überarbeitung zurückzuweisen.
- Nur einstimmig beurteilte Fälle werden auf der Homepage der SGMKG aufgeschaltet und sind für alle Mitglieder im geschützten Bereich einsehbar.
- Die publizierten Fälle können als Argumentarium von allen Mitgliedern gegenüber Versicherern und anderen Parteien verwendet werden. Es sei aber betont, dass diese Entscheide weder für den Versicherer noch die Gerichte rechtlich nicht bindend sind. Nicht tangiert wird auch die Weisungsungebundenheit des Vertrauensarztes welches im KVG verankert ist.

Einführung

- Hingegen darf durchaus davon ausgegangen werden, dass es sich auf Grund der oben erwähnten Zusammensetzung der GPK und der Einstimmigkeit der publizierten Beschlüsse um eine hochkarätige Expertenmeinung handelt.
Entscheide von Vertrauensärzten oder Krankenkassen, die mit den Beschlüssen der GPK nicht übereinstimmen, dürfen somit bezüglich Qualität und Kompetenz zumindest hinterfragt werden.
- Nicht einstimmig beurteilte Fälle werden nicht publiziert. Die einreichende Partei wird in dieser Situation direkt vom Präsidenten persönlich informiert.
- Entscheide der GPK sind nicht absolut und für alle Zeit gültig. Sind neue Aspekte bei der Beurteilung eines publizierten Falls zu berücksichtigen bzw. veränderte Rahmenbedingungen oder Gesetze aufgetreten, so werden diese Fälle entsprechend von der GPK nachbearbeitet und dann bei Einstimmigkeit des GPK Gremiums wiederum auf der Website der SGMKG in korrigierter Form wieder publiziert.
- Es steht jedem Mitglied der SGMKG zu Kritik und / oder Ergänzungen zu den publizierten Fällen der GPK zu äussern. Diese soll in schriftlicher Form an den Präsidenten der GPK gelangen. Die GPK wird dann im Rahmen ihrer Sitzungen darauf eintreten.

Die Tätigkeiten, Rechte und Pflichten der GPK der SGMKG wurden im Reglement der GPK zusammengefasst, welches 2012 vom Vorstand der SGMKG erlassen wurde. Das Reglement im Detail findet sich in Kapitel 4 dieses Buches.

Anmerkungen zum Datenschutz und Tarifschutz

Entscheidend für die Glaubwürdigkeit der GPK, wie auch für die Leistungserbringer und Versicherer im Allgemeinen, ist der sensible Umgang mit medizinischen Daten. Die GPK bekennt sich dabei klar zum Datenschutz und hat dies entsprechend auch in ihren Statuten klar festgehalten.

Dass der Datenschutz immer wieder ein Problem für Versicherer als auch Leistungserbringer darstellt, zeigen die in den letzten Jahren behandelten Fälle der GPK. Im Detail werden diese Fälle in Kapitel 3.3. diskutiert.

Einige unserer Ansicht nach wichtigen und zentralen Punkte sollen an dieser Stelle aber gesondert zusammengefasst werden:

- Beispielsweise wird oft gefordert, dass auf Grund von Bestimmungen in Verträgen zwischen Spitälern und Versicherern, zwischen Leistungserbringern und Krankenkassen, gemäss offiziellen Tarifen wie Tarmed oder SSO-Tarif oder gemäss ATSG 28 oder 42 (Mitwirkung beim Vollzug) Unterlagen aus der Krankengeschichte (wie Röntgenbilder, Arztberichte, Operations- und Austrittsbericht usw.) unbesehen der Krankenkasse oder zumindest dem Vertrauensarzt einzureichen seien. Gegenüber den Vorgaben des KVG sind solche vertraglichen Abmachungen und Tarifbestimmungen null und nichtig; die Mitwirkung beim Vollzug gilt sowieso nur für denjenigen, der eine Versicherungsleistung beansprucht, also für den Patienten und nicht etwa für den Leistungserbringer. Die Einhaltung des Datenschutzes

Einführung

ist oberstes Gebot; das KVG hat Vorrang vor allen anderslautenden Abmachungen.
- Neben dem Datenschutz ist der Tarifschutz ein wichtiger Pfeiler des KVG. Dieser obliegt der Ärzteschaft, die diesbezüglich sehr gewissenhaft sein muss und den Tarifschutz konsequent einhalten soll. Die Kontrolle liegt im Interesse der Krankenkasse und ist rigoros.
- Der Datenschutz dagegen obliegt vor allem den Krankenkassen. Diese sind am Datenschutz jedoch nicht so stark interessiert wie am Tarifschutz. So halten die Krankenkassen den Datenschutz oftmals nur mangelhaft ein; an einer strikten Kontrolle des Datenschutzes sind sie zumeist noch weniger interessiert. Die Kontrolle erfolgt bestenfalls im Rahmen eines Gesamtkonzepts, nicht jedoch beim einzelnen Patienten. Krankenkassen müssen vom Eidgenössischen Datenschutz- und Öffentlichkeitsbeauftragten daher immer wieder gerügt werden.
- Auf Leistungserbringerseite ist der Vergleich mit dem Tarifschutz leicht ersichtlich: Bezüglich des Tarifschutzes kann das KVG auch mit ausgeklügelten Vereinbarungen nicht ausgehebelt werden. Auch wenn die Leistungserbringer keine Juristen sind, haben sie dies auf Basis ihrer einschlägigen Erfahrungen verstanden.
- Auf Versichererseite sieht dies anders aus: Trotz der hohen Zahl an Juristen unter ihnen gewinnt man den Eindruck, dass häufig versucht wird, den Datenschutz zu umgehen.
- Welche datenschutzrechtlichen Aspekte gilt es nun – in aufsteigender Reihenfolge vom Arztbericht über das Röntgenbild bis zum Operations- und Austrittsbericht – zu beachten und unbesehen jeder Forderung von Kassenseite einzuhalten? Die folgende Aufstellung soll dem Leistungserbringer das Vorgehen gegenüber den Krankenkassen im KVG aufzeigen (siehe hierzu auch Kapitel 2):

  1. Arztberichte inkl. genauer Diagnose oder zusätzlich angeforderte Auskünfte medizinischer Natur (Art. 42 KVG) sowie Angaben, die der Vertrauensarzt zur Beurteilung der Leistungspflicht benötigt (Art. 57 KVG), stellen in puncto Datenschutz kein Problem dar.
  2. Arztberichte an mitbehandelnde Kollegen sollen nur bezüglich Vorhandensein und Länge des Textes im Sinne eines Nachweises für die Abrechenbarkeit offengelegt werden. Der Inhalt des Textes ist mit einem Raster unleserlich zu machen.
  3. Angeforderte Röntgenbilder können an den Patienten abgegeben werden.
  4. Der Operations- und der Austrittsbericht geniessen gemäss EDÖB eine Sonderstellung. Für die Behandlung verfasste Operations- und Austrittsberichte dürfen weder der Krankenkasse noch dem Vertrauensarzt eingereicht werden. Bei entsprechender Begründung kann die Krankenkasse konkrete Fragen zu Verhältnismässigkeit und Zweckbindung stellen.

Dieses Konzept stützt sich auf die Vorschriften des Datenschutzes und des Tarifschutzes und sichert dessen Einhaltung zu. Rechtsdienste und vertrauensärztliche Dienste sind mit einem solchen Konzept jedoch oftmals nicht einverstanden und äussern gewisse Vorbehalte. Dabei ist dieses absolut wasserdicht und berücksichtigt

Einführung

folgende Prinzipien des Datenschutzes, die in entsprechenden GPK-Entscheiden bereits aufgeführt sind:

Art. 42 KVG:	Diagnosen und Auskünfte
Art. 57 KVG:	Angaben an den Vertrauensarzt
Datenschutz:	Verantwortung der Krankenversicherer
	Verantwortung des Leistungserbringers
	Stellungnahmen des Datenschützers
	Prinzipien des Datenschutzes
EVG-Entscheide:	beispielsweise K7/05 oder BEG 125 II 473
Art. 28/43 ATSG:	Pflicht zur Auskunft und Mitwirkung
Art. 33 ATSG:	Schweigepflicht des Personals (entbindet nicht vom Datenschutz)

Kapitel 2: Kommunikation mit dem KVG-Versicherer

Arztberichte an Kostenträger

Arztberichte müssen Art. 42 KVG (genaue Diagnose oder angeforderte zusätzliche Auskünfte medizinischer Natur) und Art. 57 KVG (Angaben, die der Vertrauensarzt zur Beurteilung der Leistungspflicht benötigt) einhalten. Es geht also keinesfalls um Unterlagen aus der Krankengeschichte, sondern um Angaben des Leistungserbringers in Form von formatierten oder nicht formatierten kostenpflichtigen Arztberichten.

Röntgenbilder

Für das Einreichen eines Röntgenbildes ist in jedem Fall die Zustimmung des Patienten erforderlich. Dies gilt auch für das Weiterreichen eines Röntgenbildes an einen weiteren Behandler. Wie einschlägige Gerichtsurteile zeigen, kann andernfalls der Patient den Behandler für alle Folgen verklagen, im Extremfall sogar für die Ablehnung der Leistungspflicht auf Grund des vom Leistungserbringer ohne Zustimmung des Patienten eingereichten Röntgenbildes. Das Unterschreiben lediglich einer Einverständniserklärung durch den Patienten genügt für die Zustimmung nicht, weil eine Aufklärung durch den Behandler über die möglichen Folgen erforderlich ist, beispielsweise schon darüber, dass der Patient Gefahr läuft, dass ihm das Röntgenbild nicht vergütet wird, wenn der Behandler es einfach einreicht. In einem solchen Fall könnte die Kasse dann (mit Recht) behaupten, dass sie das Röntgenbild für ihren Entscheid gar nicht benötigt hätte. Somit muss stets nachgewiesen werden, dass die Kasse das Röntgenbild wirklich angefordert hat.

Wie empirische Erfahrungen zeigen, muss der Datenschutz konsequent strikt eingehalten werden. Ein Röntgenbild sollte daher nie einer Krankenkasse – oder dem Vertrauensarzt – eingereicht, sondern immer dem Patienten gegeben werden. Er allein hat zu entscheiden, ob und wem er das Röntgenbild überreicht. Wenn die Krankenkasse es bei ihm anfordert, muss sie es auch bezahlen, selbst bei ablehnendem Entscheid. Streng datenschutzkonform müsste der Patient auch von der Krankenkasse über mögliche Folgen beispielsweise für das Überreichen eines Röntgenbildes aufgeklärt werden.

Der Weg, angeforderte Röntgenbilder vom Patienten einreichen zu lassen, ist einfach und effizient. Dabei werden der Datenschutz sowie alle Anforderungen bezüglich Mitarbeit beim Vollzug gemäss Art. 28 und 43 ATSG eingehalten. Der Kostenträger muss das angeforderte Röntgenbild vergüten.

Dass die Krankenkasse den Patienten durch ihre Aussage, ohne Röntgenbild gebe es keine Kostengutsprache, nötigt, ist nicht mehr Sache des Leistungserbringers.

Kommunikation mit dem KVG-Versicherer

Berichte an Mitbehandler

Bei den Berichten an Mitbehandler verhält es sich im Prinzip wie beim Röntgenbild, nur, dass der Behandler selbst eine Verantwortung für den Datenschutz des Inhalts seines Berichtes tragen muss. Hier ist somit zu unterscheiden zwischen der Pflicht zum Nachweis, dass der Bericht verfasst worden ist und welche Länge er aufweist – dies unterliegt nicht dem Datenschutz – und dem Inhalt des Berichtes – dieser unterliegt dem Datenschutz. Dies geht klar aus dem EVG-Entscheid hervor, auf den sich die Rechtsdienste der Krankenkassen für die Forderung auf Herausgabe von Berichten berufen. Beim diesem EVG-Entscheid ging es lediglich darum, eine bestimmte Anzahl verfasster Berichte nachzuweisen, sowie die Länge der Berichte festzustellen, um das korrekte Abrechnen zu überprüfen. Der Inhalt des Textes stand nicht zur Diskussion. Gemäss den Vorgaben des Datenschutzes muss er mit einem Raster unleserlich gemacht werden. Mehr steht der Krankenkasse nicht zu. Für Fragen zum Textinhalt kann sie einen Arztbericht einfordern. Dieser unterliegt den Anforderungen des Datenschutzes und ist kostenpflichtig.

Operations- und Austrittsberichte

Wesentlich komplexer sind die Anforderungen des Datenschutzes bei Operations- und Austrittsberichten. Die Verantwortung kann nicht einfach an den Patienten delegiert werden; vielmehr steht der Behandler als Verfasser des Textes in der Pflicht. Angaben dazu finden sich in mehreren GPK-Entscheiden unter dem Stichwort „Datenschutz".

Bei Operations- und Austrittsberichten hängt die Problematik und mögliche Lösungsansätze davon ab, ob diese für die Behandlung oder für den Versicherer geschrieben sind. Dies beinhaltet auch die Problemlösung

Problemlos sind für den Versicherer verfasste Berichte, die bezüglich Operation und Austritt unter Einhaltung von Art. 42 KVG eine genaue Diagnose, angefragte zusätzliche Auskünfte medizinischer Natur oder gemäss Art. 57 ATSG Angaben, die der Vertrauensarzt zur Begründung der Leistungspflicht benötigt, enthalten. Generell empfiehlt sich, zwecks Einfordern vonseiten der Kostenträger nur noch solche Operations- und Austrittsberichte zu verfassen. Sie enthalten die Diagnose und die durchgeführten Operationsschritte, beispielsweise gemäss SSO-Tarif, Tarmed, VVG-Tarif oder OKP-Pauschale, d. h. das, was zur Überprüfung der Abrechnung notwendig ist. Sie können zwecks genauerer Angaben über die Behandlung um einen Arztbericht ergänzt werden.

Ein für den Versicherer geschriebener Operations- oder Austrittsbericht hält die Vorgaben von Art. 42 KVG (genaue Diagnose und verlangte zusätzliche Auskünfte medizinischer Natur) und von Art. 57 (Angaben, die der Vertrauensarzt zur Beurteilung der Leistungspflicht benötigt) und damit den Datenschutz ein und darf damit wie ein an die Krankenkasse verfasster Arztbericht eingereicht werden.

Er enthält, wie bereits erwähnt, die Diagnose und die durchgeführten Operationsschritte gemäss dem Tarif, mit dem abgerechnet wird. Damit kann die Krankenkasse die Leistungspflicht und die Abrechnung datenschutzkonform überprüfen.

Tarifbestimmungen in Verträgen oder Tarifen

Solche Bestimmungen regeln immer Vereinbarungen zwischen Leistungserbringern und Versicherern; dabei gehen sie zu Lasten Dritter, nämlich der Patienten. Gemäss dem Eidgenössischen Datenschutz- und Öffentlichkeitsbeauftragten (EDÖB) sind sie immer nur unter Einhaltung des Datenschutzes zu verstehen, auch wenn in den betreffenden Verträgen nicht speziell darauf hingewiesen wird.

Vorbildlich für die Einhaltung des Datenschutzes ist das KVG-Formular der SSO. Hier sind Art. 42 und Art. 57 KVG sowie das Prinzip der Verhältnismässigkeit, der stufenweisen Datenbekanntgabe und der Zweckbindung eingehalten. Weitere Angaben erhält die Krankenkasse nur auf Nachfrage in Form eines leistungspflichtigen Arztberichtes. Auch die Leistungspflicht des KVG-Formulars an sich ist geregelt: Ob von der Kasse nachgefragt oder nicht – es ist leistungspflichtig, sobald es einen Antrag gemäss Art. 17–19a KLV enthält, unabhängig davon, ob die beantragte Leistung schlussendlich dem Patienten letztlich zugesprochen wird oder nicht.

Verantwortung des Krankenversicherers und des Leistungserbringers, Stellungnahmen des Datenschützers, Prinzip der Verhältnismässigkeit, der stufenweisen Datenbekanntgabe und der Zweckbindung

Diese Punkte gehören unabdingbar zum Datenschutz und wurden bereits in vorgängigen Kapitel 1.2 andiskutiert. Sie werden in mehreren GPK-Entscheiden näher erläutert. Leider werden sie vom Rechtsdienst oder vertrauensärztlichen Dienst der Krankenkassen oft nicht wahrgenommen. Oft fehlt auch die Erkenntnis, dass Art. 33 ATSG trotz Schweigepflicht des Personals keineswegs vom Datenschutz entbindet. So hat der EDÖB verschiedentlich Krankenkassen wegen eklatanter Verletzung des Datenschutzes gerügt, wenn dem Personal Einsicht in die dem Vertrauensarzt vorbehaltenen Angaben der Leistungserbringer gewährt wurde. Bei Telefonanrufen von Seiten der Krankenkasse lässt sich dementsprechend oftmals unschwer feststellen, dass das Personal in aller Selbstverständlichkeit auf solche aus Datenschutzgründen nicht zugänglichen Angaben zurückgreift. Dabei geht es oftmals um Sachbearbeiterinnen ausserhalb des vertrauensärztlichen Dienstes. Sie berufen sich auf ihre Schweigepflicht und glauben damit ein Anrecht darauf zu haben, Arztberichte, Röntgenbilder sowie Operations- und Austrittsberichte einfordern zu können. Dabei verkennen sie, dass Schweigepflicht allein nicht Datenschutz bedeutet und dass trotz Schweigepflicht der Datenschutz eingehalten werden muss.

Zusammenfassende Bemerkungen

Erfahrungen der letzten Jahre haben immer wieder aufgezeigt, dass Vorwürfe der Versicherer an die Adresse der Leistungserbringer bezüglich Verweigern des Einreichens von Unterlagen aus der Krankengeschichte (wie beispielsweise Röntgenbilder, Operations- und Austrittsberichte) oftmals nur auf Unkenntnis des Wesens des Datenschutzes beruhen. Dies gilt auch für das Beharren auf Tarifbestimmungen, Vereinbarungen zwischen Versicherern und Leistungserbringern sowie internen Regelungen innerhalb der Krankenkassen usw. Erfahrungsgemäss entstehen dann Missverständnisse und Anschuldigungen immer dort, wo die Anforderungen des Datenschutzes nicht bekannt sind. Diejenigen hingegen, die den Datenschutz kennen, klagen nicht an, sondern halten ihn einfach ein. Dies bedeutet nicht Kleinlichkeit oder Sturheit, sondern – wie beim Tarifschutz – Respektieren der Gesetzlichen Grundlagen der im KVG verankerten Rechte des Patienten. Eine strikte Einhaltung des Datenschutzes führt ausserdem zu hoher Effizienz der administrativen Abläufe. Ineffizienz hingegen entsteht dann, wenn Krankenkassen, Sachbearbeiterinnen und der vertrauensärztliche Dienst über den Datenschutz zu wenig informiert sind. Vergleichbar ist dies mit der Einhaltung der Hygieneregeln im Operationssaal: Die Effizienz wird nur dann gestört, wenn jemand darüber zu wenig informiert ist oder sich nicht daran hält.

Kapitel 3: Publizierte Fälle der GPK

Grundsätzliches

Die vorliegende Sammlung von publizierten Fällen der GPK umfasst ausschliesslich einstimmig beurteilte Fälle. Sie ist identisch mit den publizierten Fällen der GPK, die sich im passwort-geschützten Mitgliederbereich der SGMKG-Homepage befinden. Da die Homepage laufend aktualisiert bzw. falls nötig korrigiert und ergänzt wird, gilt diese als Referenz für die Publizierten Fälle.

Die publizierten Fälle können von allen Mitgliedern gegenüber Versicherern und anderen Parteien verwendet werden. Es sei aber betont, dass diese Entscheide für den Versicherer oder die Gerichte rechtlich nicht bindend sind. Nicht tangiert wird auch die Weisungsungebundenheit des Vertrauensarztes.

Hingegen darf durchaus davon ausgegangen werden, dass es sich auf Grund der im ersten Kapitel erwähnten Zusammensetzung der GPK mit der breiten Fachexpertise und der Einstimmigkeit der publizierten Beschlüsse um eine qualitativ hochwertige Expertenmeinung handelt. Daraus folgt, dass Entscheide von Vertrauensärzten oder Krankenkassen, die mit den Beschlüssen der GPK nicht übereinstimmen, bezüglich Qualität und Kompetenz zumindest kritisch hinterfragt werden dürfen.

Nicht einstimmig beurteilte Fälle werden nicht auf der Homepage der SGMKG publiziert und sind somit auch nicht in diesem Buch aufgeführt.

Auflistung der publizierten Fälle der GPK

(in alphabetischer Reihenfolge)

Abklärungskosten gemäss Art. 45 ATSG 21

Administrativer Leerlauf als Kostentreiber 22

Akteneinsicht 25

Angaben, die notwendig sind 25

Angaben versus Unterlagen 25

Arztäquivalente Leistungen gemäss Art. 25 KVG 26

Ärztliche Leistungspflicht gemäss Art. 25 KVG 27

Arztbericht Pos. 4044 28

Ambulant versus stationär: Sekundäre Spaltchirurgie 30

Aufklärung und Patienteninformation (Pos. 4011) 33

Auskunfts- und Mitwirkungspflicht 35

Publizierte Fälle der GPK

Behandlungsbeginn	36
Beschwerderecht	37
Cawood-Klasse VI: Art. 17c 3 KLV	38
Datenschutz: Nachgereichte Unterlagen	42
Datenschutz: Operations- und Austrittsberichte	47
Dauer des Spitalaufenthaltes	53
Dysgnathien	54
Dysgnathie-Patienten mit Kiefergelenksbeschwerden	57
Dysgnathie nach dem 20. Altersjahr	64
Dysgnathie: IV-Fall nach dem 20. Altersjahr	67
Eröffnung der Kieferhöhle (MAV)	68
Eröffnung der Kieferhöhle als akzidentelle Komplikation	71
Fehlinterpretation PIK-Entscheid	74
Fehlinterpretationen (Merkblatt)	83
Folgeschäden / Schulunfallversicherung	95
Hämorrhagische Diathese – Art. 18a 5 KLV	97
Herdsanierung bei Gefässprothesen- oder Herzklappenersatz gemäss Art. KLV 19a KLV	99
Implantatverlust UVG/KVG	102
IV-Verfügung gültig ab OP-Datum	103
Karies distal der Zähne 37 und 47 bei verlagerten und teilretinierten Zähnen 38 und 48	106
Kassenpflicht für Zahnschadenformular, Röntgenbild, Arztzeugnis, Erstkonsultation	108
Knochenaugmentation Pos. 4261 / 4262 / 4360 / 4361	109
Knochenersatzmaterial	111
Knochenverlust Cawood-Klasse VI	111
Kombiniert kieferchirurgisch/zahnärztliche Leistungen	112
Kompetenz für Art. 25 KVG / Therapiefreiheit	114
Komplikationen	116
Komplikation nach Weisheitszahnentfernung	116
Kostenvoranschlag	117
KVG-Formular	118

KVG-Formular, Röntgenbilder, Erstuntersuchung ... 119

Leistungspflicht für Material und Medikamente ... 120

Materialkosten bei Anschlingung eines retinierten Zahnes ... 122

Missbrauch des PIK-Entscheids ... 123

Missbrauch Ziff. 3 – PIK 05051-B am Beispiel Weisheitszahnentfernung ... 126

Missbrauch Ziff. 3 – PIK 05051-B am Beispiel OSME und Weisheitszahnentfernung ... 129

Mitwirkung beim Vollzug ... 133

Modelloperation und Schienen im DRG ... 134

Mund-Antrum-Fistel (Art. 17e 2 KLV) ... 135

Narkose ... 136

Narkosekosten ... 136

Notfallbehandlung: Pos. 4000 bzw. 4002 ... 137

Operationsbericht ... 138

Operationslisten: spitalambulant vs. spitalstationär ... 139

Originalunterlagen ... 149

OSME nach Dysgnathie-Operation ... 150

Parkinson-Syndrom und andere schwere psychische Erkrankungen (Art. 18c 7 KLV) ... 151

Patientenaufklärung Pos. 4011 ... 153

PIK-Entscheid 05051-B Ziff. 3: Abszessinzision ... 155

PIK-Entscheid 05051-B-3 und Doppeltitelträger ... 157

Pflichtleistung Art. 25 KVG im Kausystem ... 159

PIK-Entscheid und Wirtschaftlichkeit: Kiefergelenk ... 160

PIK-Entscheid: Osteosynthese-Materialentfernung (OSME) ... 166

PIK-Entscheid: Semimaligner Tumor ... 168

Prämedikation ... 169

Qualifizierter Krankheitswert bei der Entfernung von Weisheitszähnen ... 170

Reposition und Zugang bei Osteosynthesen und OSME (aktualisiert) ... 172

Röntgenbilder einreichen ... 176

Röntgenkontrolle präoperativ ... 177

Röntgenkontrolle intraoperativ ... 178

Röntgenkontrolle postoperativ ... 179

Röntgenkontrolle nach Entfernung verlagerter Weisheitszähne 180

Röntgenkontrolle unter Artikel 56 KVG 181

Rückforderungsklage 184

Rückfragen von Versicherungen 186

Sparten UBR / Praxis-OP / OP I / OP II 187

Tiers payant 192

Tiers payant versus Tiers garant 193

Überwachung Pos. 4986 und Bettenbenützung Pos. 4985 194

Untersuchung Pos. 07.0010 197

UV/IV/MV Arzthonorar im DRG: Tarmed oder SSO? 198

Verhaltensregeln innerhalb versus ausserhalb Kap. V/VI 199

Verlagerung von Zähnen Art. 17 lit. a Ziff. 2 KLV 200

Verlagerung Eckzahn – Kostenvoranschlag 201

Vertrauensarzt: Bekanntgabe von Name und Adresse 204

Wirtschaftlichkeit: Tarmed versus SSO-Tarif 205

WZW-Kriterien: Tarmed versus SSO-Tarif 211

Zeugniskosten 216

Zugang bei OSME 219

Zusammentreffen verschiedener Schadensursachen 221

Zusätzliche Entschädigung 222

Zusatzhonorar im VVG-Bereich 223

Zuschlag für Zugänge 4335/4336/4337 227

Die beurteilten Fälle im Detail

Abklärungskosten gemäss Art. 45 ATSG

Der Versicherungsträger übernimmt gemäss Art. 45 ATSG die Kosten der Abklärung, soweit er die Massnahmen angeordnet hat. Hat er keine Massnahmen angeordnet, so übernimmt er deren Kosten nur dann, wenn die Massnahmen für die Beurteilung des Anspruchs unerlässlich sind oder Bestandteil nachträglich zugesprochener Leistungen waren.

Publizierte Fälle der GPK

Administrativer Leerlauf als Kostentreiber

Pos. 4011 Operationsaufklärung
Pos. 4227 Abszessinzision
Pos. 4238 Odontogene Zyste zu Nachbarstruktur
Pos. 4261 Knochenaugmentation als Zusatzeingriff bei Implantatinsertion
Pos. 4262 Knochenaugmentation als selbständiger Eingriff
Pos. 4361 Knochenaugmentation als Konturaufbau
Art. 47 ATSG Akteneinsicht

Eine 32-jährige Patientin kommt notfallmässig wegen eines Abszesses im Oberkiefer rechts bei einem Rezidiv einer 6 Jahre zuvor operierten odontogenen Zyste zur Nasennebenhöhle rechts.

Auf ein Kostengutsprachegesuch mit Zahnschadenformular, Arztbericht und Orthopantomogramm erfolgt ein ablehnender Entscheid der Krankenkasse. Ein Wiedererwägungsgesuch mit Hinweis auf die Leistungspflicht sowohl des Abszesses als auch der Zyste zur Nachbarstruktur – beides gemäss Art. 25 KVG und gemäss Rechtsprechung kassenpflichtig – lehnt die Krankenkasse in Bestätigung ihres ersten Entscheids erneut ab.

Daraufhin wendet sich die Patientin an den Ombudsmann der Krankenversicherungen. Dazu verlangt sie bei der Krankenkasse Akteneinsicht in die Stellungnahme des Vertrauensarztes. Dies wird von der Krankenkasse nicht gewährt. Deswegen beschwert sich die Patientin beim kantonalen Verwaltungsgericht wegen Rechtsverweigerung.

In der Zwischenzeit entscheidet der Ombudsmann unter Hinweis auf die Möglichkeit, den Rechtsweg einzuschlagen, dass die Behandlung nicht unter Art. 17–19 KLV eingeordnet werden könne. Dies hatte die Patientin gar nicht beantragt. Der Antrag der Patientin auf Art. 25 KVG wird nicht geprüft.

Auf Verfügung des kantonalen Verwaltungsgerichts mit Fristsetzung erhält die Patientin Akteneinsicht in den Entscheid des Vertrauenszahnarztes. Auf die Ankündigung der Patientin, den Rechtsweg jetzt auch für die Kostenübernahme des Abszesses zu beschreiten, erklärt sich die Krankenkasse zu einer Teilübernahme bereit, unter Ablehnung der Pos. 4011 „Operationsaufklärung".

Auf einen Arztbericht mit Verweis auf die Leistungspflicht von Pos. 4011 hin lenkt der Vertrauenszahnarzt schliesslich ein.

Nun verlangt die Patientin bezüglich Ablehnung der Leistung "Operation einer Zyste mit Verbindung zur Nachbarstruktur" von der Krankenkasse eine Verfügung. Stattdessen erteilt die Krankenkasse eine Zusage für die Übernahme der Operationskosten für die Zystenoperation, jedoch erneut unter Abänderung von Positionen in der Abrechnung. Sie ersetzt Pos. 4238 „Zyste zur Nachbarstruktur" durch Pos. 4236 „Zyste über 1 cm" und streicht die Pos. 4262 „Knochenaufbau". Auf einen weiteren Arztbericht hin erkennt die Kasse die Übernahme von Pos. 4238 an und schlägt für den Knochenaufbau Pos. 4261 „Knochenaufbau bei gleichzeitiger Insertion eines Implantats" vor.

Dies erfordert einen weiteren Arztbericht, um auf die drei möglichen Varianten einer Knochenaugmentation hinzuweisen.

Beurteilung

Trotz Kostengutsprachegesuchs mit allen notwendigen Angaben und klarem Hinweis auf die Leistungspflicht lehnte die Krankenkasse die Kostenübernahme ohne Begründung offenbar routinemässig ab. Das Gleiche gilt für das Wiedererwägungsgesuch, auch hier wurde für die Ablehnung kein Grund genannt.

Trotz des selbstverständlich anmutenden Rechts der Patientin auf Einsicht in ihre Akte bei der Krankenkasse gemäss Art. 47 ATSG wurde der Patientin dies von der Krankenkasse nicht gewährt.

Der Ombudsmann prüfte und bejahte nur den Entscheid der Krankenkasse. Zum Antrag der Patientin bzw. zur fachärztlichen Beurteilung nahm er nicht Stellung.

Mit einer Beschwerde beim kantonalen Verwaltungsgericht konnte die Patientin ihr Recht auf Akteneinsicht rasch durchsetzen. Aus der Akteneinsicht ging klar hervor, dass der Fehlentscheid vom Vertrauenszahnarzt auf einer nicht haltbaren Beurteilung basierte.

Die Korrektur des Entscheids in Teilschritten verlief extrem langwierig. Tarifarisch nicht haltbare Korrekturen an den Positionen der Abrechnung durch die Krankenkasse mussten mit einer Reihe zusätzlicher Arztberichte bestritten werden. Dass ein operativer Eingriff der durchgeführten Art nicht aufklärungspflichtig oder die Operationsaufklärung nicht abrechnungsberechtigt sein sollte, ist nicht nachvollziehbar und käme einer klaren Sorgfaltspflichtverletzung gleich. Der Unterschied in der Behandlung einer allseitig von Knochen umgebenen Zyste grösser als 1 cm gegenüber einer Zyste mit Übergreifen auf die Kiefer- oder Nasenhöhle ist evident. Das Gleiche gilt für die nach erfolgter Zystenoperation möglichen unterschiedlichen Arten des Knochenaufbaus, nämlich als Zusatzeingriff zu einer anderen rekonstruktiven Massnahme wie dem gleichzeitigen Einsetzen eines Implantates, als selbständiger rekonstruktiver Eingriff oder als konturaufbauende Rekonstruktion.

Der administrative Leerlauf über nahezu zwei Jahre kommt einem enormen zusätzlichen finanziellen Aufwand gleich, der bezeichnenderweise nicht bei den Verwaltungs-, sondern zum grössten Teil bei den Behandlungskosten verbucht wird. Der kassenseitige Anteil läuft unter Rechnungskontrolle, und zwar zur Aufdeckung einerseits von arztseitig unrechtmässig beanspruchten bzw. erschlichenen Auszahlungen, die – wenn schon – nicht dem Arzt, sondern dem Kassenmitglied zugutekommen (also keineswegs das Arzteinkommen erhöhen, sondern die Patienten fairer entschädigen würden), und andererseits zum Nachweis von arztseitiger Tarifaushöhlung bzw. unkorrekter Tarifanwendung.

Von der Krankenkasse einmal als Erfolg in ihrer Bilanz zur Rechnungsbeanstandung verbucht, bleibt dieser Erfolgsausweis in ihrer Statistik erhalten, unbesehen der Realität, dass der Grossteil der geltend gemachten Beanstandungen nach obgenanntem administrativem Leerlauf wie ein Kartenhaus in sich zusammenfällt und die Honorarforderungen, wie im vorliegenden Fall, exakt so entschädigt werden müssen, wie sie das erfahrene Abrechnungspersonal einer auf ihr Leistungsspektrum konzentrierten Arztpraxis ursprünglich gestellt hatte.

Akteneinsicht

Für die Beurteilung einer Verfügung und den Entscheid für oder gegen eine Einsprache ist es zweckmässig, den Entscheid des Vertrauensarztes zu kennen. Dazu muss Akteneinsicht gemäss Art. 47 ATSG beantragt werden:

Sofern überwiegende Privatinteressen gewahrt bleiben, steht die Akteneinsicht zu:

1. der versicherten Person für die sie betreffenden Daten,
2. den Parteien für die Daten, die sie benötigen, um einen Anspruch oder eine Verpflichtung nach einem Sozialversicherungsgesetz zu wahren oder zu erfüllen oder um ein Rechtsmittel gegen eine auf Grund desselben Gesetzes erlassene Verfügung geltend zu machen.

Angaben, die notwendig sind

Die Leistungserbringer müssen gemäss Art. 57 KVG den Vertrauensärzten und Vertrauensärztinnen die zur Erfüllung ihrer Aufgaben bei der Beurteilung der Leistungspflicht notwendigen Angaben liefern. Keineswegs vorgesehen ist das Anfordern und Einreichen von Unterlagen aus der Krankengeschichte, aus denen dann der Vertrauensarzt im Interesse der Krankenkassen liegende Angaben heraussucht, sondern vielmehr die Beantwortung gezielter vertrauensärztlicher Anfragen durch den Behandler. Welche Angaben der Vertrauensarzt zur Beurteilung der Leistungspflicht benötigt, muss in einer gezielten Anfrage formuliert sein.

Angaben versus Unterlagen

Gemäss Art. 42 KVG ist der Datenschutz im KVG genau geregelt. Der Versicherer kann eine genaue Diagnose oder zusätzliche Auskünfte medizinischer Natur verlangen.

Dabei handelt es sich nicht um Unterlagen, sondern um Angaben in Form eines honorarberechtigten Arztzeugnisses.

Arztäquivalente Leistungen gemäss Art. 25 KVG

Arztäquivalente Leistungen haben einen ärztlichen Ansatzpunkt oder eine ärztliche Zielsetzung. Anders als für die zahnärztlichen Leistungen nach Art. 17–19 und 19a ist keine Kostengutsprache nötig. Zur Vermeidung von Missverständnissen sollte kein KVG-Formular eingesendet werden.

Auf der Rechnung sollte ein Diagnosecode angegeben werden, Hauptcode Q9. Abrechnung nach dem Zahnarzttarif.

Ärztliche Leistungspflicht gemäss Art. 25 KVG

Das EVG hat in einem Leitentscheid zur Definition ärztlicher und zahnärztlicher Behandlung festgehalten, dass sich die Definition vorrangig nach dem übergeordneten Behandlungsziel und nachgeordnet nach dem Behandlungsort richtet. Als ärztliche Behandlungen in der Mundhöhle gelten alle medizinischen Massnahmen, die nicht die Verbesserung der Zähne bezüglich Funktion und Aussehen bezwecken.

Beispiele:

- Die Behandlung eines MAP-Syndroms u. a. mittels einer Aufbissschiene ist eine in der Regel vom Zahnarzt durchgeführte ärztliche Behandlung, weil das Behandlungsziel (Entlastung des Kiefergelenks und der Kaumuskulatur) ausserhalb des Gebisses liegt.
- Auch die Behandlung eines submukösen, von der periapikalen Region eines Zahnes ausgehenden Abszesses durch Inzision und Drainage gilt als ärztliche Behandlung, weil keine Behandlung/Veränderung am Zahn erfolgt.
- Das Gleiche gilt für den Verschluss einer oroantralen Verbindung.

Der für Art. 25 KVG vom EVG festgehaltene Krankheitsbegriff ist aus der Praxis des EVG abgeleitet und wurde negativ wie folgt definiert: „Krankheit ist jede Beeinträchtigung der körperlichen oder geistigen Gesundheit, die nicht Folge eines Unfalls ist und die eine medizinische Untersuchung oder Behandlung erfordert oder eine Arbeitsunfähigkeit zur Folge hat".

Arztbericht Pos. 4044

Krankenkassen bzw. Versicherer inklusive SUVA lehnen regelmässig die Pos. 4044 für einen Arztbericht mit der Begründung ab, „die Krankenkasse habe keinen Arztbericht verlangt" bzw. „es liege kein Auftrag für die Berichterstellung vor".

Ausgleichskassen schreiben, „die Pos. 4044 werde von den Ergänzungsleistungen nur übernommen, sofern der Zahnarzt ein Spezialarzt sei. Deshalb müssten sie bei ihren Zahnspezialisten nachfragen, ob eine Berechtigung als Spezialarzt vorliege, um die Pos. 4044 für die Erstellung eines Berichtes in Rechnung zu stellen und diese von den Ergänzungsleistungen vergüten zu lassen".

Weiter wird die Meinung vertreten, „dass Pos. 4044 nicht mit Pos. 4040 für das KVG-Formular kumuliert werden dürfe".

Beurteilung

Bei den ärztlichen Zeugnissen wird in jedem Tarif zwischen formalisierten und nicht formalisierten Berichten unterschieden. Im SSO-Tarif stellen Pos. 4040–4042 formalisierte Berichte dar, Pos. 4043–4044 und Pos. 4047 hingegen nicht formalisierte Berichte. Demnach ist eine Kumulation von Pos. 4040 für ein formalisiertes Zeugnis mit Pos. 4044 für ein nicht formalisiertes Zeugnis nicht nur zulässig, sondern in vielen Fällen zwingend.

Bei den nicht formalisierten Zeugnissen gilt es zu unterscheiden, ob der Bericht von einer Krankenkasse ausdrücklich verlangt worden ist oder ob der Bericht einfach für die Behandlung notwendig war, beispielsweise für die Information eines mitbehandelnden Arztes, des Patienten, der Krankenkasse oder eines anderen Kostenträgers:

Pos. 4043

Verlangter ausführlicher Bericht über Befund und Therapie.

Diese Ziffer kommt nur zur Anwendung, wenn der Bericht ausdrücklich verlangt wird, sonst Pos. 4044.

Pos. 4044

Zwischenbericht, Ergänzungsbericht oder Schlusszeugnis.

Gilt nicht für Rezepte und Überweisungsschreiben.

Normale, übliche, kurze Überweisungsschreiben sind in der indirekten Arbeitszeit für den Patienten (Administration) erfasst. Dieses Mass übersteigende Schreiben können mit Pos. 4044 abgegolten werden.

Für die Behandlung notwendig und damit kassenpflichtig ist ein Bericht auch dann, wenn eine Kasse eine Leistungspflicht unkorrekterweise ablehnt und der Patient ohne einen deswegen notwendigen Arztbericht die ihm zustehende Entschädigung nicht erhalten würde. In dieser Situation einen ärztlichen Bericht zu schreiben gehört ausdrücklich zur ärztlichen Pflicht im Zusammenhang mit einer durchgeführten Behandlung.

Zudem wäre es ungerecht, wenn der Patient nicht auch einen kassenpflichtigen Bericht verlangen könnte, wie dies der Krankenkasse auch zusteht.

Damit sich Kassen in einer solchen Situation nicht von der Leistungspflicht drücken können, wurde dies ausdrücklich in Art. 45 ATSG aufgeführt:

Art. 45 ATSG:

Der Versicherungsträger übernimmt die Kosten der Abklärung, soweit er die Massnahmen angeordnet hat. Hat er keine Massnahmen angeordnet, so übernimmt er deren Kosten dennoch, wenn die Massnahmen für die Beurteilung des Anspruchs unerlässlich waren oder Bestandteil nachträglich zugesprochener Leistungen bilden.

Die Leistungspflicht gilt auch für Kassen, die zu einem unentgeltlichen Zeugnis zu kommen glauben, wenn sie einen Bericht nicht direkt beim Leistungserbringer, sondern telefonisch beim Patienten anfordern. Auch dabei handelt es sich nicht um einen Gratisbericht, sondern um ein nicht formalisiertes Zeugnis, das für die Behandlung notwendig ist und demnach eine Pflichtleistung darstellt. Die Leistungspflicht hängt auch nicht davon ab, ob die eigentliche Behandlung kassenpflichtig ist oder nicht. Wenn nachzuweisen ist, dass die Kasse den Arztbericht angefordert hat, ist Pos. 4043 abrechenbar, in allen anderen Fällen zumindest Pos. 4044.

Publizierte Fälle der GPK

Ambulant versus stationär: Sekundäre Spaltchirurgie

Bei einem Patienten mit eingeschränkter Nasenatmung wird ein Kostengutsprachegesuch für eine funktionelle Rhinoseptoplastik mit Conchotomie beidseits ambulant in Intubationsnarkose eingereicht. Der Entscheid der Kasse lautet dahingehend, dass die ambulante Kostenübernahme aus wirtschaftlichen Überlegungen vollumfänglich abgelehnt, jedoch für einen zweitägigen stationären Aufenthalt mit Abrechnung nach Swiss DRG garantiert wird.

Beurteilung

1. Medizinische Indikation

Die Durchführung einer Behandlung erfolgt prinzipiell auf Basis einer medizinischen Indikation. Diese geht in jedem Fall allen WZW (Wirksamkeit, Zweckmässigkeit und Wirtschaftlichkeit) -Kriterien vor. Diese stehen nur bei gleichwertigen medizinischen Indikationen zur Diskussion.

Die medizinische Indikation liegt in der Verantwortung des behandelnden Arztes. Die Therapiefreiheit kann höchstens durch ärztlich anerkannte Guidelines eingeschränkt werden.

Völlig obsolet ist die Einmischung eines Versicherers in die medizinische Indikation (Gewaltentrennung). Dieser hat sich aus ethischen und haftpflichtrechtlichen Gründen jeder Einmischung oder Einflussnahme zu enthalten. Er kann für Vorgaben und Vorschriften weder Verantwortung, Sorgfaltspflicht noch Haftung übernehmen.

Bei der medizinischen Indikation ist nicht nur der Eingriff an sich zu berücksichtigen, sondern auch der Patient in seiner Ganzheit inkl. Alter, Gesundheitszustand, Psyche, Umfeld usw.

Obsolet ist insbesondere, wenn sich ein Vertrauenszahnarzt/-arzt vom Schreibtisch aus, ohne den Patienten zu kennen oder ihn untersucht zu haben, darüber auslässt, wie er den Fall behandeln würde. Fehl am Platze sind dozierende Meinungsäusserungen wie die eines Klinikchefs zu seinen Assistenten, und unerwünscht sind auch Bemerkungen im Sinne eines Obiter Dictum, die sich nicht auf die Fragestellung der Kasse beschränken, sondern darüber hinausgehen und daher inhaltlich irrelevant sind.

2. WZW-Kriterien

WZW-Kriterien gelten nur im Nachgang zur übergeordneten medizinischen Indikation. Sie dürfen nur in Fällen gleichwertiger medizinischer Indikationen angewendet werden. Insbesondere der Versicherer als Kostenträger unterliegt beim Vorbringen von WZW-Entscheiden strengen ethischen und moralischen Kriterien.

WZW-Entscheide und damit verbundene Einschränkungen der Behandlung dürfen den Patienten nicht gefährden, schädigen oder einem Risiko einer Schädigung aussetzen.

WZW-Kriterien haben die Gesamtkosten zu berücksichtigen. Neben den Kosten für die Kasse sind dies zumindest die Kosten der öffentlichen Hand, eventuell bis und mit Arbeitsunfähigkeit oder Rente. Ein Massstab für den diesbezüglich gesunden Menschenverstand ist die Überlegung, wie der Patient als Selbstzahler entscheiden würde, beispielsweise bei einem ästhetischen Eingriff. Dabei ist ambulant immer kostengünstiger als stationär.

Was bezweckt die Kasse, wenn sie sich auf die WZW-Kriterien beruft, um paradoxerweise die stationäre teurere Behandlung gegen die ambulante kostengünstigere Behandlung durchzusetzen? Nichts anderes, als die ca. 55 % der Kosten auf die öffentliche Hand abzuwälzen. Damit werden finanzielle Interessen der Kassen auf dem Rücken der Patienten verfolgt und die WZW-Kriterien ad absurdum geführt.

Solche Auswüchse finanzieller Eigeninteressen der Versicherer wurden bei Vertragsverhandlungen offensichtlich, wenn Versicherer angeblich WZW-basierte Listen ins Spiel brachten, die definieren sollten, welche Eingriffe sie nur ambulant und welche nur stationär übernehmen würden. Neben dem Einwand, dass es dabei nie um Eingriffe, sondern um Patienten (inkl. Gesundheitszustand usw.) im Einzelfall geht, waren eigenartigerweise die gleichen Eingriffe beim öffentlichen Spital stationär, beim Belegarztspital ambulant aufgelistet bzw. bei DRGs stationär, im Zusatzversicherungsbereich ambulant.

Nachdem auf einer Veranstaltung mit Beleg- und Chefärzten deutlich geworden war, dass die Versicherer so gut wie ausschliesslich ihre eigenen Interessen verfolgen, konnten die Leistungserbringer ihren Vorschlag durchsetzen. Dieser ist seitdem Bestandteil aller Verträge und definiert, was ambulant und was stationär durchgeführt werden soll:

„Ob ein Eingriff stationär oder ambulant durchgeführt werden muss, ist nicht primär vom Eingriff abhängig, sondern vor allem vom Patienten und dessen Gesundheitszustand. Wirtschaftliche Überlegungen sind der medizinischen Indikation vollständig unterzuordnen. Über die medizinische Indikation entscheiden die behandelnden Ärzte im Einzelfall."

Für die Abgrenzung zwischen ambulanten und stationären Bedingungen gelten folgende Kriterien:

Ambulant

- Der Patient verlässt den Behandlungs- oder Aufwachraum unter Mithilfe von Angehörigen.
- Der Patient hat keine internistische Nachkontrolle oder Überwachung nötig.
- Der Patient ist vollständig wach, die Atmung ist regelmässig, der Kreislauf stabil und die Schmerzempfindung ist vorhanden.
- Es sind keine Nachwirkungen von Medikamenten zu befürchten.

Stationär

Der Patient verlässt den Behandlungs- oder Aufwachraum nicht eigenständig und auch nicht unter Mithilfe von Angehörigen.

- Es ist eine Überwachung der vitalen Funktionen wie der Atmung, des Blutdrucks, der Bewusstseinslage, der Nachwirkung von Medikamenten oder der Wiederkehr der Schmerzempfindung notwendig bzw. der Patient benötigt diese Überwachung auch während der Nacht.
- Der Patient hat erhöhte Risiken, die eine Überwachung bzw. eine Überwachung während der Nacht angezeigt erscheinen lassen, wie Epilepsie, Diabetes, Hyper- oder Hypotonie, Herzinsuffizienz, koronare Herzkrankheit, Antikoagulation, überdurchschnittlicher Blutverlust, verstärkte Blutungstendenz usw.
- Die Behandlung muss sich auf eine stationäre Infrastruktur abstützen können.

Fazit: Im vorliegenden Fall muss der Versicherer Kostengutsprache für das beantragte ambulante Vorgehen leisten.

Aufklärung und Patienteninformation (Pos. 4011)

Im Zusammenhang mit Pos. 4011 lehnt eine Krankenkasse die Leistungspflicht mit der Begründung ab, Aufklärung und Patienteninformation stellen keine Indikation zur Übernahme über die obligatorische Krankenpflegeversicherung OKP dar.

Beurteilung

In den Erläuterungen zum SSO-Tarif findet sich folgender Kommentar:

„Aufklärung und Patienteninformation: Mit dieser Ziffer (4011) wird z. B. der aus juristischen Gründen notwendige zusätzliche Aufwand für Aufklärung und Information vor chirurgischen Eingriffen abgegolten."

„Für Auskünfte betreffend Behandlungsart und Behandlungsverlauf, Füllungsmaterialien kann die Pos. 4012 verrechnet werden. Die Ziffer 4012 kommt gegenüber den Versicherungen nicht zum Zuge. Hier sind die Richtlinien ‚wirtschaftlich und zweckmässig' klar vorgegeben. Sie gilt auch nicht für Planungsgespräche, diese sind in den Ziffern inbegriffen."

Für Pos. 4011 findet sich im Tarif folgende Erläuterung: „Kommt zur Anwendung als Absicherung vor forensischen Problemen, z. B. bei der Entfernung verlagerter Weisheitszähne (Kieferbruch/Nervenverletzung); gilt nicht für routinemässige Aufklärung".

Ein operativer Eingriff stellt juristisch gesehen eine vorsätzliche Körperverletzung dar. Ohne Informed Consent durch eine adäquate Patientenaufklärung kommt dies einer Verletzung der ärztlichen Sorgfaltspflicht gleich (auch ohne Behandlungsfehler, nur auf Grund ungenügender Aufklärung). Dies gilt nur bei chirurgischen Eingriffen, nicht bei routinemässiger Aufklärung bei einer Zahnbehandlung.

Die Verantwortung für Risiken und Folgen eines operativen Eingriffs kann weder die Krankenkasse noch der Vertrauenszahnarzt übernehmen, weil die Verantwortung unter die Therapiehoheit des Operateurs fällt. Nur dieser hat auch eine Haftpflichtversicherung für eine Sorgfaltspflichtverletzung mangels rechtsgenügender Patientenaufklärung. Die Ablehnung einer Rückerstattung der Kosten für die Patientenaufklärung vonseiten der Krankenkasse ist deshalb gesetzeswidrig.

Die Beweisführung für eine ausreichende Patientenaufklärung durch den Operateur ist unglaubwürdig, wenn er in seiner Honorarabrechnung die Pos. 4011 nicht aufgeführt hat. Die Beweisführung für eine ausführliche Aufklärung ohne den Nachweis der erbrachten Leistung auf der Rechnung ist erfahrungsgemäss chancenlos.

Kann der Nachweis der genügenden Aufklärung nicht erbracht werden, muss der Patient bzw. dessen Anwalt bei der Verwirklichung eines solchen Risikos keine Sorgfaltspflichtverletzung mehr zur Sprache bringen, weil die ungenügende Aufklärung für einen Kunstfehler bereits ausreicht.

Diese Möglichkeit der Beweisführung war der Grund dafür, dass die Schweizerische Gesellschaft für Mund-, Kiefer- und Gesichtschirurgie anlässlich der Tarifrevision 94 darauf bestanden hat, dass bei operativen Eingriffen eine spezielle Leistungsposition (Pos. 4011 mit Hinweis auf die forensische Problematik) für die Aufklärung evaluiert und als spezielle Leistung in den Tarif aufgenommen worden ist.

Auskunfts- und Mitwirkungspflicht

Aus Art. 43 ATSG leiten die Krankenkassen ab, dass die Versicherungsträger bei Leistungserbringern, die den Auskunfts- oder Mitwirkungspflichten nicht nachkommen, Nichteintreten beschliessen können.

Beurteilung

Der genaue Passus in Art. 43 ATSG lautet: „Kommen die versicherten Personen, die Leistungen beanspruchen, den Auskunfts- oder Mitwirkungspflichten in unentschuldbarer Weise nicht nach, so kann der Versicherungsträger auf Grund der Akten verfügen oder die Erhebungen einstellen und Nichteintreten beschliessen. Er muss diese Personen vorher schriftlich mahnen und auf die Rechtsfolgen hinweisen".

Auf Verlangen des Versicherers besteht somit eine Pflicht zur Auskunft und Mitwirkung. Diese obliegt grundsätzlich jedoch der versicherten Person, die Leistungen beansprucht, d. h. dem Versicherungsnehmer und nicht etwa dem Leistungserbringer. Es ist nämlich der Versicherte, der eine Leistung beansprucht. Der Leistungserbringer erwartet nicht eine Leistung, sondern ein Honorar für die von ihm erbrachte Leistung.

Der Leistungserbringer ist vielmehr – ganz im Gegenteil – gemäss Art. 57 KVG ausdrücklich eingeschränkt auf Angaben, die der Vertrauensarzt zur Beurteilung der Leistungspflicht benötigt.

Insbesondere Unterlagen aus der Krankengeschichte wie Röntgenbilder, Befunde, Operations- und Austrittsberichte usw. dürfen gemäss Datenschutz und zur Verhinderung von Risikoselektion durch die Versicherer keinesfalls vom Arzt an die Krankenkasse eingereicht werden, auch nicht an den Vertrauensarzt. Ausnahmen sind Zahnröntgenbilder zur Beurteilung der WZW-Kriterien bei Zahnschäden (Sozial- versus Luxusvariante).

Der Vertrauensarzt kann gemäss Art. 42 KVG vom Leistungserbringer lediglich eine genaue Diagnose und zusätzliche Auskünfte medizinischer Natur verlangen.

Dieser restriktive Datenschutz gilt stillschweigend insbesondere bei anders lautenden Bestimmungen (z. B. automatischer Datentransfer oder Case Management), die in kasseninternen Vorschriften an die Sachbearbeiter verteilt oder in Verträgen zwischen Versicherern und Leistungserbringern zu Lasten Dritter (d. h. der Patienten) ausgehandelt worden sind.

Behandlungsbeginn

Routinemässig verlangt wird das Zuwarten mit einer Behandlung, bis die Kostengutsprache des Versicherers vorliegt. Obsolet ist eine solche Forderung bei notfallmässigen oder dringlichen Massnahmen.

Nicht zur Diskussion steht die Forderung auch bei Fällen gemäss Art. 25, Art. 27 und Art. 28 KVG.

Aufgehoben ist die Forderung bei Fällen gemäss Art. 31 KVG Kap. V und VI ab dem 10. Tag nach Einreichen des KVG-Formulars, da hier die medizinische Indikation die Art der Behandlung bereits eindeutig präjudiziert und nicht von einem Kostenvoranschlag abhängig ist.

Berechtigt ist ein Abwarten mit einer Behandlung bis zum Vorliegen einer Kostengutsprache einzig und allein bei Fällen gemäss Art. 31 KVG ausserhalb Kap. V und VI, weil die Art der Behandlung von WZW-Kriterien und damit von der Krankenkasse bzw. darüber hinaus vom Entscheid des Patienten abhängig ist.

Hinfällig ist jedoch das Abwarten, wenn der Patient die Kostenübernahme unabhängig von der Höhe der Vergütung durch die Krankenkasse zusagt.

Beschwerderecht

Wenn sich die Kasse weigert, entgegen dem Begehren des Patienten eine Verfügung und Akteneinsicht mit Offenlegung der Stellungnahme des Vertrauensarztes zu gewähren, kann der Patient direkt – ohne Umweg über Verfügung und Einsprache – eine Beschwerde gemäss Art. 56 ATSG an das kantonale Verwaltungsgericht einreichen. Dieses wird der Krankenkasse für die Akteneinsicht bzw. Verfügung eine Frist setzen.

Publizierte Fälle der GPK

Cawood-Klasse VI: Art. 17c 3 KLV

Trotz eindeutigem klinischen und radiologischen Befund (dokumentiert durch präoperative Röntgenaufnahmen und eine intraoperative Fotoaufnahme, siehe Abb. 1 und 2) wird eine Pflichtleistung gemäss Art. 31 KVG, Art. 17c 3 KLV von der Krankenkasse abgelehnt mit der Begründung, dass die Kriterien einer Cawood-Klasse VI in diesem Falle nicht vorliegen.

Im KVG-Atlas 3. Auflage 2008 wird folgendes klinisches Erscheinungsbild im Kieferbereich als Pflichtleistung gemäss Art. 31 KVG, Art. 17c 3 KLV angesehen: extreme Atrophie des Kieferknochens, auch den Kieferkörper betreffend, so dass aus anatomisch-morphologischen Gründen kein Zahnersatz eingegliedert werden kann. Atrophiegrade werden nach der Arbeit von Cawood beurteilt. Bei Grad VI ist die Atrophie bis auf den Kieferkörper fortgeschritten und deren Behandlung stellt demnach eine Pflichtleistung dar.

Bei Vorliegen einer Cawood-Klasse VI sind alle zahnärztlichen Massnahmen von der Krankenkasse zu übernehmen, die der Erhaltung bzw. Wiederherstellung der Kaufähigkeit des Patienten dienen. Darin enthalten können sein die Rekonstruktion der Alveolarfortsätze und ggf. Dentalimplantate sowie allfällige Weichteilkorrekturen bis hin zur prothetischen Versorgung, sofern diese zahnärztlichen Massnahmen direkt durch das Grundleiden notwendig werden. Voraussetzungen für die Beurteilungen sind, wie immer, dass die WZW-Kriterien vom behandelnden (Zahn-)Arzt berücksichtigt werden und die (zahn)ärztliche Therapiehoheit in jedem Fall beim behandelnden (Zahn-)Arzt liegt.

Beurteilung

Bei diesem Fall liegt eine extreme Atrophie des Oberkiefers vor, was anhand der eingereichten Unterlagen (Röntgenbilder, intraoperative Fotoaufnahme) eindeutig beurteilt werden kann. Die Atrophie ist gemäss der Einteilung von Cawood dem Schweregrad Klasse VI zuzuordnen. Somit sind die Kriterien für eine Pflichtleistung gemäss Art. 31 KVG, Art. 17c 3 KLV eindeutig gegeben.

Die Begründung der Ablehnung durch die Krankenkasse, dass das vom Kieferchirurg vorgeschlagene Bonesplitting nur bei einem gewissen Mass an Restknochen möglich ist, ist nur bedingt nachvollziehbar:

1. Anhand der beigefügten Unterlagen – der intraoperativen Fotoaufnahme und Röntgenbilder – lässt sich die Diagnose einer extremen Oberkieferatrophie eindeutig feststellen. Weitere Kommentare und Anmerkungen erübrigen sich somit.

2. Mit dem vom behandelnden Kieferchirurgen vorgeschlagenen Bonesplitting ist nicht das konventionelle Bonesplitting des Alveolarknochens gemeint; dieses benötigt eine gewisse Resthöhe des Alveolarknochens und wäre bei einer Atrophie des Oberkiefers (Cawood-Klasse VI) gar nicht durchführbar.

Die beurteilten Fälle im Detail

Vielmehr ist hier ein Bonesplitting des noch vorhandenen Restknochens im Bereich der Spina nasalis anterior und des paranasalen Knochens gemeint, um an diesen Stellen ein Dentalimplantat setzen zu können. Diese Methode ist auch bei extremer Atrophie des Knochens im Oberkiefer (Cawood-Klasse VI) noch möglich und stellt eine weitaus günstigere und somit wirtschaftlichere Variante zu einem konventionellen Knochenaufbau dar. Wünschenswert wäre hier – wie so oft –, dass sich der Vertrauens(zahn)arzt der Krankenkasse die Mühe gemacht hätte, den Sachverhalt mit dem behandelnden Kieferchirurgen im persönlichen Kontakt zu klären.

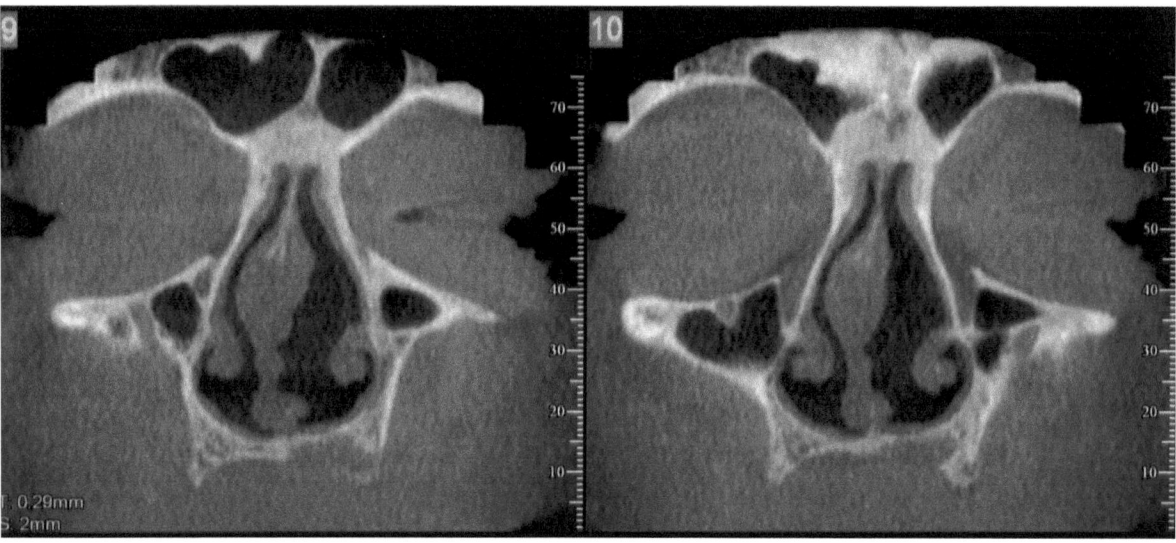

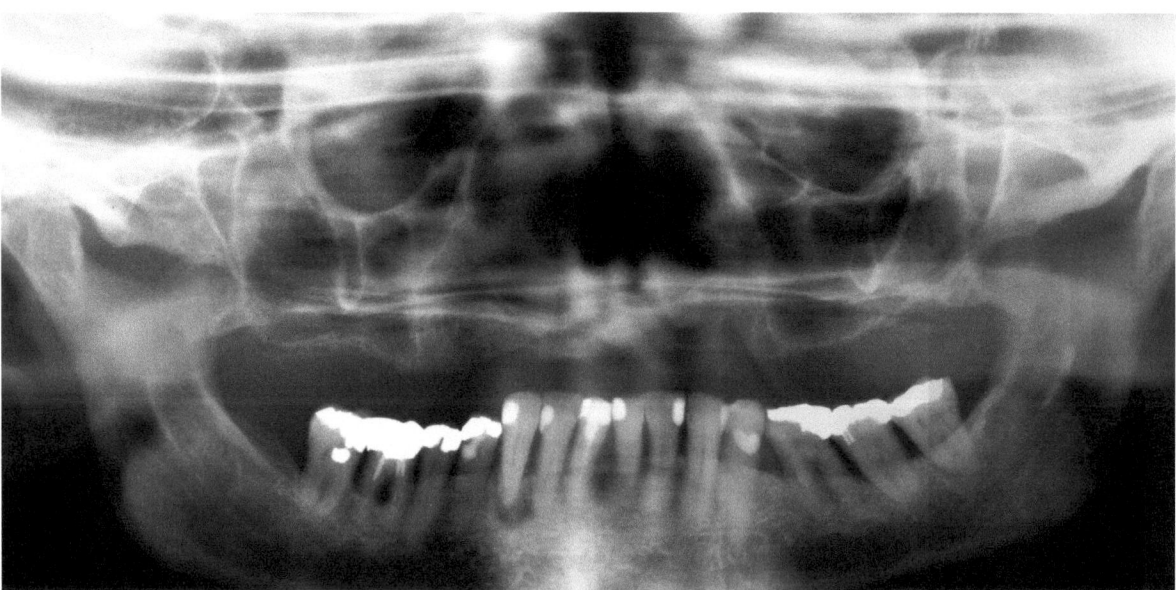

Abb. 1 a–c
Präoperative Röntgenaufnahmen (OPG und DVT), die eine ausgeprägte Atrophie des Oberkiefers aufzeigen (Cawood-Klasse VI)

Die beurteilten Fälle im Detail

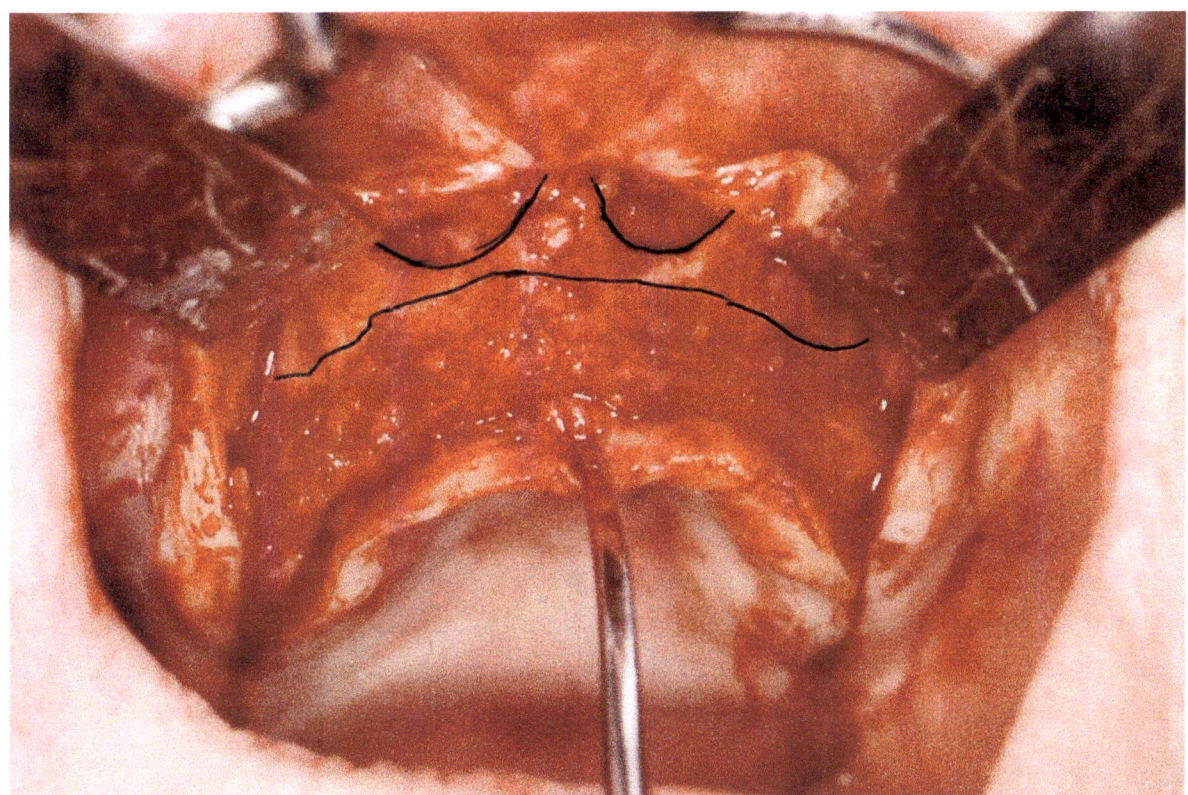

Abb. 2
Intraoperativer Befund, der eine extreme Atrophie des Oberkiefers zeigt (schwarz eingezeichnet ist der Verlauf des Alveolarkamms und des Nasenbodens)

Datenschutz: Nachgereichte Unterlagen

Von "nachgereichten Unterlagen" ist in folgenden Situationen die Rede:

- Trotz korrekt und vollständig ausgefülltem Zahnschadenformular hat der Versicherer noch Fragen. Diese werden vom Behandler beantwortet.
- Der Versicherer entscheidet gegen den Antrag im Zahnschadenformular. Im Antrag auf Wiedererwägung werden zusätzliche, präzisierende Angaben eingereicht oder der Patient macht nähere Angaben.

Im Prinzip geht es darum, bei einem sich im administrativen Ablauf erweisenden Informationsmangel oder daraus resultierendem Fehlentscheid des Versicherers gezielt spezifische Informationen einzureichen.

Da diese Angaben auf gezielte Fragen oder Probleme eingehen, sind sie spezifischer, exakter, konsistenter und verlässlicher als die ursprünglichen Angaben, die eher allgemeiner Natur sind und bei denen eine Kostengutsprache noch als selbstverständlich angenommen wurde. Dennoch werden sie – analog zur Beurteilung in einem Kriminalverhör – als nachträglich "nachgereichte Unterlagen" disqualifiziert.

Beurteilung

Der Schutz des Patienten bezüglich seiner Daten bezieht sich auf folgende Gesetzesartikel:

Art. 43 ATSG:	Pflicht zur Auskunft und Mitwirkung
Art. 33 ATSG:	Schweigepflicht des Personals
Art. 57 KVG:	Angaben an den Vertrauensarzt
Art. 42 KVG:	Diagnosen und Auskünfte
EVG-Entscheide:	beispielsweise K7/05 oder BEG 125 II 473 usw.
Tarife:	Tarmed oder Vertrag SSO-sas mit KVG-Formular
Datenschutz:	Verantwortung der Krankenversicherer
	Verantwortung des Leistungserbringers
	Stellungnahme des Datenschützers
	Prinzipien des Datenschutzes

Alle diese Vorgaben haben einen gemeinsamen Nenner, nämlich dass ihnen die Vorbedingung "unter Einhaltung des Datenschutzes" übergeordnet ist. Darauf soll im Einzelnen hingewiesen werden (s. a. Artikel über den Datenschutz der Berner Belegarztvereinigung unter www.bbvplus.ch und "News" anklicken).

Art. 43 ATSG

Auf Verlangen des Versicherers besteht eine Pflicht zur Auskunft und Mitwirkung. Diese obliegt gemäss Art. 43 ATSG grundsätzlich der versicherten Person, d. h. dem Versicherungsnehmer, und nicht etwa dem Leistungserbringer. Der Leistungserbringer kann demnach nicht unter Berufung auf Art. 43 ATSG zu Auskunft und Mitwirkung verpflichtet werden.

Art. 33 ATSG

Als Argument für die Anforderung von Unterlagen aus der Krankengeschichte – als Voraussetzung für die Beurteilung durch den Vertrauensarzt – wird auf die Schweigepflicht des Krankenkassenpersonals hingewiesen. Die Schweigepflicht entbindet jedoch keineswegs vom Datenschutz. Trotz Schweigepflicht des Personals hat der EDÖB verschiedentlich Krankenkassen wegen Verletzung des Datenschutzes gerügt, wenn dem Personal Einsicht in die dem Vertrauensarzt vorbehaltenen Angaben der Leistungserbringer gewährt wurde.

Bei gelegentlichen Rückfragen an Sachbearbeiterinnen von Krankenkassen lässt sich feststellen, dass es trotz dieser Rügen offenbar die Regel ist, dass diese in aller Selbstverständlichkeit auf solche gemäss Datenschutz eigentlich nicht zugänglichen Angaben zurückgreifen.

Im Zusammenhang mit dem Datentransfer bei den Fallpauschalen sollen die Angaben deshalb nicht mehr an den Vertrauensarzt und damit an die Krankenkasse gelangen. Deswegen ist vorgesehen, eine EDÖB überwachte, zertifizierte Datenannahmestelle vorzuschalten. So sollen die Daten vor Einsichtnahme durch die Krankenkassen geschützt bleiben. Ungelöst ist noch das Problem, wie verhindert werden soll, dass eine Krankenkasse bei einem EDV-Mitarbeiter der Datenannahmestelle eine DVD zu kaufen versucht.

Art. 57 KVG

Die Leistungserbringer müssen dem Vertrauensarzt die zur Beurteilung der Leistungspflicht notwendigen Angaben machen. Dabei geht es keinesfalls um Unterlagen aus der Krankengeschichte, sondern um Angaben des Leistungserbringers in Form von formatierten oder nicht formatierten Arztberichten. Die Unterscheidung zwischen Angaben und Unterlagen und die Kostenpflichtigkeit der Arztberichte hat die Ärzteschaft in zähen Verhandlungen ausgehandelt und sollte deshalb nicht gedankenlos – mangels standespolitischen Bewusstseins oder aus Bequemlichkeit – unterwandert werden, beispielsweise am öffentlichen Spital durch Einschicken von Unterlagen aus der Krankengeschichte.

Art. 42 KVG

Der Versicherer kann eine genaue Diagnose oder zusätzliche Auskünfte medizinischer Natur verlangen. Dabei sollen keineswegs Diagnosen oder medizinische Angaben routinemässig an die Krankenkassen übermittelt werden. Dies würde gemäss EDÖB den Datenschutz untergraben. Vielmehr handelt es sich um eine Möglichkeit, die im Bedarfsfall verlangt werden kann.

EVG-Entscheide

Bei diversen EVG-Entscheiden ging es gemäss dem EDÖB nicht um Operations- oder Austrittsberichte, sondern beispielsweise um die Abrechnung einer unerklärlich hohen Anzahl von ärztlichen Berichten, um die Vermutung, dass dem Patienten nicht bekannte Dokumente vorenthalten werden könnten, oder um UVG- und nicht um KVG-Fälle.

Der EDÖB weist in seinen Merkblättern über EVG-Urteile – beispielsweise K/05 – darauf hin, dass die erforderlichen Angaben unter Einhaltung des Datenschutzes einzureichen seien, also gemäss den Prinzipien der Verhältnismässigkeit, der stufenweisen Datenbekanntgabe, der Zweckbindung und der Sonderstellung der Operations- und Austrittsberichte.

Tarifbestimmungen im Tarmed oder Vertrag SSO-sas

Solche Tarifbestimmungen regeln Vereinbarungen zwischen Leistungserbringern und Versicherern zu Lasten Dritter, d. h. zu Lasten der Patienten. Solche Tarifbestimmungen sind deshalb gemäss EDÖB immer unter Einhaltung des Datenschutzes zu verstehen, selbst wenn in den betreffenden Verträgen nicht speziell darauf hingewiesen wird. Der Datenschutz bleibt immer übergeordnet, selbst wenn Verhandlungsergebnisse dagegen verstossen sollten.

In der Regel werden jedoch die Datenschutzbestimmungen eingehalten. Das KVG-Formular von SSO-sas beispielsweise verlangt die Angabe der Diagnose, des KVG- und KLV-Artikels und der beabsichtigten Therapie mit Kostenschätzung oder Kostenvoranschlag. Weitere Angaben sind nur auf Verlangen der Krankenkasse in Form eines Arztberichtes notwendig, der mit Pos. 4043 abgegolten wird.

Verantwortung des Krankenversicherers

Die Verhältnismässigkeitsprüfung bei der Datenherausgabe obliegt dem Krankenversicherer. Dieser muss prüfen und begründen, welche Daten er für die Überprüfung der Leistungspflicht benötigt. Ein Krankenversicherer erfüllt das Prinzip der Zweckbindung, wenn er unter entsprechender Begründung eine konkrete Frage stellt. Der Datenschutz bleibt gewahrt, wenn der Leistungserbringer die gestellte Frage unter Berücksichtigung der offengelegten Zweckbindung konkret beantwortet. Nicht eingehalten wird jedoch der Datenschutz trotz Einhaltung der Verantwortung für die Verhältnismässigkeitsprüfung, wenn der Krankenversicherer einfach den für die Behandlung verfassten Operations- oder Austrittsbericht anfordert, unabhängig davon, ob sich damit die gestellte Frage beantworten lässt oder nicht. Die Verletzung des Datenschutzes ist darin begründet, dass der eingeschickte Operations- oder Austrittsbericht weitere Informationen enthalten kann, die zu Ungunsten des Patienten verwendet werden können.

Verantwortung des Leistungserbringers

Kernpunkt des Daten- und Persönlichkeitsschutzes ist nach Ansicht des EDÖB die fortgesetzte Pflicht des Leistungserbringers zur Verantwortung des Daten- und Persönlichkeitsschutzes. Zusatzinformationen dürfen nur auf begründetes Verlangen des Krankenversicherers übermittelt werden. Auch die Filterfunktion des Vertrauensarztes legitimiert in keiner Art und Weise zur unbegründeten Übermittlung von Berichten und Dokumentationen.

Die Verantwortung des Leistungserbringers erstreckt sich auch auf die Situation, dass der unwissende Patient vom Versicherer genötigt wird, eine Dokumentation einzureichen oder den Leistungserbringer dazu zu ermächtigen.

Wegweiser für einen Ausweg aus einem allfälligen Dilemma ist die Beziehung Anwalt-Klient. Dort ist es eine Selbstverständlichkeit, dass auf Grund des Prinzips der Zweckbindung nur die erforderlichen Angaben ohne Zusatzinformationen weitergegeben werden.

Stellungnahme des Datenschützers

Diametral entgegen der Forderung von Krankenkassen auf Herausgabe behandlungsrelevanter Dokumente aus der Krankengeschichte weist der EDÖB in seinen Merkblättern über Operations- und Austrittsberichte, über die Herausgabe von Behandlungsunterlagen im Tarmed und gerade auch über das EVG-Urteil K7/05 auf das entscheidende Kriterium hin, dass alle Bestimmungen in Tarifverträgen (SSO-Vertrag, Tarmed, Verträge zwischen Spitälern und Krankenkassen usw.) als Verträge zu Lasten Dritter, d. h. der Patienten – immer unter Einhaltung des Datenschutzes – zu verstehen seien, selbst wenn dort nicht speziell darauf hingewiesen wird.

Prinzip der Verhältnismässigkeit

Das Prinzip der Verhältnismässigkeit erlaubt nur die Weitergabe von tatsächlich erforderlichen und für den vorgesehenen Zweck geeigneten Daten. Gerade bei besonders schützenswerten Daten muss diesem Prinzip erhöhte Bedeutung beigemessen werden. Berichte und Dokumentationen sind somit niemals auf einfaches Verlangen herauszugeben. Die zunehmende stereotype Forderung von Krankenkassen, der Vertrauensarzt schaue den Fall gar nicht erst an, wenn nicht Operations- und Austrittsbericht vorlägen, weist auf eine fortgesetzte Verletzung des Datenschutzes hin. Routinemässig und unaufgefordert benötigt die Krankenkasse zunächst lediglich beispielsweise ein Zahnschadenformular mit den darauf vorgesehenen Angaben.

Prinzip der stufenweisen Datenbekanntgabe

Dieses Prinzip gilt gerade für in Verhandlungen zwischen Versicherern und Leistungserbringern zu Lasten des Patienten abgeschlossene Verträge mit dem Wortlaut, dass sämtliche Berichte/Dokumentationen dem Versicherer bzw. Vertrauensarzt des Versicherers auf Verlangen zuzustellen sind. Denn darunter ist explizit oder implizit zu verstehen, dass dabei die Bestimmungen des Datenschutzes gelten. Diese haben Vorrang vor jeder Tarifvereinbarung. Gemäss EDÖB bedeutet der Hinweis auf die Datenschutzgebung, dass Angaben auch weiterhin nicht systematisch auf Verlangen herauszugeben sind, sondern nur in begründeten Fällen.

Vom Tisch ist damit auch die Diskriminierung gegenüber „nachgereichten" Daten, eine von Kassen verwendete Wortwahl, durch die diese Daten wie in einem Kriminalverhör als „geschönt" disqualifiziert werden.

Gemäss dem Prinzip der stufenweisen Datenbekanntgabe reicht es vollkommen aus, nur diejenigen Informationen einzureichen, die für die Beurteilung der Leistungspflicht benötigt werden. Bedarf es weiterer Daten, so sind diese als mindestens so qualifiziert einzustufen wie die Erstdaten, da sie eine präzisierte Antwort auf eine gezielte Fragestellung geben (s. a. Zeitungsartikel zum Bundesgerichtsentscheid über die stufenweisen Angaben des Patienten bei einem Unfall).

Prinzip der Zweckbindung

Das Prinzip der Zweckbindung besagt, dass die Datenweitergabe nicht systematisch auf Verlangen erfolgen darf. Der Hinweis „auf Verlangen" bedeutet gemäss den Auflagen des Datenschutzes, dass die Datenweitergabe nur in begründeten Fällen notwendig sei. Der Versicherer muss erläutern, welche Informationen er zu welchem Zweck benötigt. Der Datenschutz soll insbesondere verhindern, dass für die Patientenbehandlung verfasste Dokumente vom Versicherer auf Kriterien abgesucht werden, um dem Patienten die Rückerstattung vorzuenthalten.

Datenschutz: Operations- und Austrittsberichte

Um dem Vertrauensarzt Fälle zur Beurteilung vorlegen zu können, werden von Sachbearbeiterinnen immer wieder systematisch Operations- und Austrittsberichte angefordert. Andernfalls sei eine Beurteilung durch den Vertrauensarzt nicht möglich, so dass die Rückerstattung abgelehnt werden müsse.

Beurteilung

1. Einleitung

Für den administrativen Bereich existieren genaue Verhaltensregeln. In der Humanmedizin wird diese Tradition weiterhin hochgehalten. In der Zahnmedizin fehlen den Neueinsteigern von KVG 1996 jedoch teilweise subtile Kenntnisse der traditionellen Verhaltensregeln.

2. Problematik

Mehr und mehr verlangen Krankenkassen beim behandelnden Arzt Dokumente aus der Krankengeschichte. Diese sind jedoch für die Patientenbehandlung angefertigt worden und deswegen für eine Krankenversicherung tabu.

Eine solche Anfrage wird begründet mit dem Verweis auf Art. 42 und Art. 57 KVG und dem Argument, dass die Schweigepflicht gemäss Art. 33 des allgemeinen Teils des Sozialversicherungsrechtes (ATSG) auch für das Kassenpersonal gelte. Trotz dieser Schweigepflicht ist ein Einreichen von Dokumenten aus der Krankengeschichte – auch direkt an den Vertrauensarzt – undenkbar.

3. Gesetzgebung

Der Wortlaut von Art. 42 und Art. 57 KVG lautet folgendermassen:

Der Versicherer kann eine genaue Diagnose oder zusätzliche Auskünfte medizinischer Natur verlangen.

Die Leistungserbringer müssen dem Vertrauensarzt oder der Vertrauensärztin die zur Erfüllung ihrer Aufgabe notwendigen Angaben liefern.

4. Forderung der Krankenkassen

Der Rechtsdienst oder der Datenschutzverantwortliche der Kasse schaltetet sich ein und verweist auf die einschlägige Rechtsprechung des Bundesgerichts gemäss EVG Urteil K 7/05 vom 18.05.2006. Es kann nur spekuliert werden, zu welchen Auswirkungen es geführt hätte, wenn dort der Vorbehalt „unter Einhaltung des

Datenschutzes" nicht zementiert worden wäre, wie dies der EDÖB unter Hinweis gerade auf dieses Urteil immer wieder betont.

Unter diesen Voraussetzungen gleicht das Anfordern von Dokumenten aus der Krankengeschichte dem Ansinnen, dass ein Anwalt den Gegenanwalt auffordern würde, die Aufzeichnungen über dessen Klienten auszuhändigen – dieser Vergleich macht die Absurdität des Vorgehens deutlich.

5. Angaben versus Unterlagen

Ausgangspunkt der vorliegenden Problematik ist, dass verkannt wird, dass das KVG und das Bundesgericht von Angaben und nicht von Unterlagen ausgehen. Dieser begriffliche Unterschied wurde im Rahmen der Vorbereitung des KVG intensiv verhandelt. Die letztendlich ins Gesetz aufgenommene Bezeichnung „Angaben" beschränkt die Information auf das Angeben der genauen Diagnose und auf zusätzliche Auskünfte medizinischer Natur, die der Vertrauensarzt zur Beurteilung der Leistungspflicht benötigt.

Demgegenüber beschreiben die in der Krankengeschichte für die Patientenbehandlung notwendigen Unterlagen – beispielsweise in einem Operationsbericht – zusätzliche Parameter, die das Operationsresultat gefährden könnten, wie medizinische Risiken, soziales Umfeld (Äthyl-, Medikamenten- oder Drogenabusus), mangelnde Kooperation und andere negative Faktoren. Für die Krankenkasse wäre dies geradezu das Schlüsseldokument für eine Risikoselektion.

Ein Austrittsbericht enthält oft alle Intimitäten einer Lebenssituation, angefangen vom Missbrauch der Patientin im Kindesalter durch Angehörige über berufliche Misserfolge und zwischenmenschliche Beziehungen bis hin zu vielen anderen absolut schützenswerten Daten, die keine Beziehung zur Beurteilung der Leistungspflicht haben.

6. Angaben sind leistungspflichtig

Die vom Gesetzgeber vorgesehenen Angaben zur Beurteilung der Leistungspflicht können der Krankengeschichte nicht gratis entnommen werden, sondern erfolgen in Form eines verrechenbaren Arztberichtes. Darin geht es nicht um Informationen zur Patientenbehandlung, sondern um eine für Aussenstehende bestimmte Stellungnahme zur Beurteilung der Leistungspflicht, der Rechnungsstellung, der Arbeitsfähigkeit usw. Dazu kann auch ein beispielsweise für die Codierabteilung oder den Vertrauensarzt der Krankenkasse abgefasster, auf die dafür relevanten Fakten eingeschränkter Bericht über die Operation oder den Austritt gehören.

7. Stellungnahme des Datenschützers

Diametral entgegen dem eingangs erwähnten Verständnis der zuständigen Gremien der Krankenkasse auf Herausgabe behandlungsrelevanter Dokumente aus der

Krankengeschichte weist der EDÖB in seinen Merkblättern über Operations- und Austrittsberichte, über die Herausgabe von Behandlungsunterlagen im Tarmed und über das EVG-Urteil K 7/05 auf das entscheidende Kriterium hin, dass alle Bestimmungen in Tarifverträgen (SSO-Vertrag, Tarmed, Verträge zwischen Spitälern und Krankenkassen, DRG usw.) – als Verträge zu Lasten Dritter, d. h. der Patienten – immer unter Einhaltung des Datenschutzes zu verstehen sind, selbst wenn dort nicht speziell darauf hingewiesen wird.

8. Prinzipien des Datenschutzes

Der Patientenschutz umfasst grundsätzlich folgende Prinzipien:

8.1 Prinzip der Verhältnismässigkeit

Das Prinzip der Verhältnismässigkeit erlaubt nur die Weitergabe von tatsächlich erforderlichen und für den vorgesehenen Zweck geeigneten Daten. Gerade bei besonders schützenswerten Daten muss diesem Prinzip erhöhte Bedeutung beigemessen werden. Berichte und Dokumentationen sind daher niemals auf einfaches Verlangen herauszugeben. Die zunehmende stereotype Forderung von Krankenkassen, der Vertrauensarzt schaue den Fall gar nicht erst an, wenn nicht Operationsbericht, Austrittsbericht und Röntgenbilder vorlägen, weist auf eine fortgesetzte, routinemässige Verletzung des Datenschutzes hin. Routinemässig und unaufgefordert benötigt die Krankenkasse zunächst lediglich ein Zahnschadenformular mit den darauf vorgesehenen Angaben.

8.2 Prinzip der stufenweisen Datenbekanntgabe

Das Prinzip der stufenweisen Datenbekanntgabe gilt gerade bei in Verhandlungen zwischen Versicherern und Leistungserbringern zu Lasten des Patienten abgeschlossenen Verträgen mit dem Wortlaut, dass sämtliche Berichte/Dokumentationen dem Versicherer bzw. dem Vertrauensarzt des Versicherers auf Verlangen zuzustellen sind. Denn darunter ist explizit oder implizit zu verstehen, dass dabei die Bestimmungen des Datenschutzes gelten. Diese haben Vorrang vor jeder Tarifvereinbarung. Gemäss EDÖB bedeutet der Hinweis auf die Datenschutzgebung, dass Angaben auch weiterhin nicht systematisch auf Verlangen, sondern nur in begründeten Fällen herauszugeben sind.

8.3 Prinzip der Sonderstellung von Austritts- und Operationsberichten

Hier stellt sich die Frage, um welche Art von Berichten es im EVG-Urteil K 7/05 vom 18.05.2006 eigentlich ging. Es handelte sich um eine ungewöhnliche Häufung von abgerechneten Arztberichten. Der Versicherer wollte deren Vorhandensein und ihre Zeilenzahl überprüfen. Aus Sicht des Datenschutzes kann ein solcher Anspruch durchaus als legitim gelten. Eine solche Überprüfung wäre selbst dann möglich, wenn der Inhalt unleserlich gemacht würde.

Demgegenüber besteht aus Sicht des Datenschutzes ein gravierender Unterschied zum Anspruch auf den Informationsgehalt eines Austritts- oder Operationsberichtes. Der EDÖB jedenfalls macht ausdrücklich auf diese Sonderstellung von Austritts- und Operationsbericht gegenüber einem für Aussenstehende vorgesehenen normalen Arztbericht aufmerksam.

8.4 Prinzip der Zweckbindung

Das Prinzip der Zweckbindung besagt, dass die Datenweitergabe nicht systematisch auf Verlangen erfolgen darf. Der Hinweis „auf Verlangen" bedeutet gemäss den Auflagen des Datenschutzes, dass Daten nur in begründeten Fällen weitergegeben werden dürfen. Der Versicherer muss erläutern, welche Informationen er zu welchem Zweck benötigt. Der Datenschutz soll insbesondere verhindern, dass für die Patientenbehandlung verfasste Dokumente vom Versicherer auf Kriterien abgesucht werden, um dem Patienten die Rückerstattung vorzuenthalten.

8.5 Verantwortung des Krankenversicherers

Die Verhältnismässigkeitsprüfung bei der Datenherausgabe obliegt dem Krankenversicherer. Dieser muss prüfen und begründen, welche Daten er für die Überprüfung der Leistungspflicht benötigt. Ein Krankenversicherer erfüllt das Prinzip der Zweckbindung, wenn er unter entsprechender Begründung eine konkrete Frage stellt. Der Datenschutz bleibt gewährleistet, wenn der Leistungserbringer die gestellte Frage unter Berücksichtigung der offengelegten Zweckbindung konkret beantwortet. Nicht eingehalten wird jedoch der Datenschutz trotz Einhaltung der Verantwortung für die Verhältnismässigkeitsprüfung, wenn der Krankenversicherer einfach den für die Behandlung verfassten Austritts- oder Operationsbericht anfordert, unabhängig davon, ob sich damit die gestellte Frage beantworten lässt oder nicht. Die Verletzung des Datenschutzes findet sich darin begründet, dass der eingeschickte Austritts- oder Operationsbericht weitere Informationen enthält, die zu Ungunsten des Patienten verwendet werden können.

8.6 Verantwortung des Leistungserbringers

Kernpunkt des Daten- und Persönlichkeitsschutzes ist nach Ansicht des EDÖB die fortgesetzte Pflicht des Leistungserbringers zur Verantwortung des Daten- und Persönlichkeitsschutzes. Zusatzinformationen dürfen nur auf explizites begründetes Verlangen des Krankenversicherers übermittelt werden. Auch die Filterfunktion des Vertrauensarztes legitimiert somit in keiner Weise zu einer unbegründeten Übermittlung von Berichten und Dokumentationen einfach auf Verlangen.

Die Verantwortung des Leistungserbringers erstreckt sich auch auf die Situation, dass der unwissende Patient vom Versicherer genötigt wird, eine Dokumentation einzureichen oder den Leistungserbringer dazu zu ermächtigen.

Wegweiser für einen Ausweg aus einem allfälligen Dilemma ist die Beziehung Anwalt-Klient. Dort ist es eine Selbstverständlichkeit, dass auf Grund des Prinzips der Zweckbindung nur die erforderlichen Angaben ohne Zusatzinformationen weitergegeben werden.

9. Datenschutz direkt an der Quelle

Dem Krankenversicherer obliegt zwar die Verhältnismässigkeitsprüfung bei der Datenherausgabe. Die Verantwortung für die korrekte Datenweitergabe (Art und Weise sowie Umfang) an den Versicherer trägt jedoch immer der Leistungserbringer. Höchst effizient ist der Daten- und Persönlichkeitsschutz direkt an der Quelle durch strikte Vermeidung von Zusatzinformationen in Berichten und Dokumentationen. Diese sollten ausschliesslich die erforderlichen Daten enthalten. Die für die Behandlung notwendigen Angaben in der Krankengeschichte der Arztpraxis sind vom Datenschutz her unbedenklich. Die für die Spitaladministration, die Codierung oder die Krankenkasse vorgesehenen Angaben sollten keine behandlungsrelevanten, sondern nur codierungs- und abrechnungsrelevante Daten enthalten. Dieser „Datenschutz bereits an der Quelle" liegt in der Verantwortlichkeit des Leistungserbringers.

10. Schlussfolgerung

Als Schlussfolgerung für ein korrektes Vorgehen lässt sich zusammenfassen:

1. Das Zahnschadenformular mit allen Angaben ist unaufgefordert einzureichen.
2. Von der Krankenkasse verlangte Röntgenbilder (via Patient) und ein von der Kasse verlangtes Arztzeugnis sind auf Anfrage der Krankenkasse einzureichen.
3. Alle weiteren Unterlagen wie Modelle, Fernröntgen, Fotos, Kephalometrie sind ebenfalls auf Anfrage der Kasse einzuschicken. Diese müssen – auch bei Ablehnung der Leistungspflicht der eigentlichen Behandlung – von der Kasse rückvergütet werden.
4. Arztzeugnisse für Anforderung einer Verfügung sind für eine Einsprache oder für eine Beschwerde einzureichen.
5. Wenn gemäss den Prinzipien der Verhältnismässigkeit stufenweiser Datenbekanntgabe und Zweckbindung der Bedarf für einen Operations- oder Austrittsbericht gegeben sein sollte, dürfen die Berichte – auf das notwendige Ausmass von Diagnose und erfolgten Operationsschritten beschränkt – unter Weglassung für die Zweckbindung unnötiger Zusatzinformationen der Kasse eingereicht werden.

11. Epikrise

Im heutigen Umfeld muss ein verantwortungsbewusster Leistungserbringer den Knigge für sein Verhalten gegenüber den Versicherern kennen. Dazu gehört an oberster Stelle das Einhalten des Datenschutzes. Dies ist ein Qualitätskriterium gerade auch für den vertrauensärztlichen Dienst jeder Krankenkasse.

Dauer des Spitalaufenthaltes

Nach Einreichen des vom Spital routinemässig an die Krankenkasse eingereichten Kostengutsprachegesuchs für eine Behandlung mit operativem Eingriff kommt es immer häufiger vor, dass die Krankenkasse vorschreibt, dass der Eingriff entweder ambulant oder stationär mit der Vorgabe einer bestimmten Anzahl von Spitaltagen durchzuführen sei. Die Vorgabe deckt sich oft nicht mit dem Durchschnittswert im Swiss DRG, was bereits ein gekürztes Honorar impliziert.

Beurteilung

Der Entscheid über die notwendige Dauer eines Spitalaufenthaltes unterliegt einzig und allein der ärztlichen Indikation, der Kompetenz und der Verantwortung des behandelnden Arztes. Dafür muss er eine Haftpflichtversicherung abschliessen.

Für die Beurteilung der Spitalaufenthaltsdauer ist eine Krankenkasse weder kompetent noch befähigt oder berechtigt. Dies trifft auch auf den Vertrauensarzt zu: Auch dieser kann die Verantwortung für einen solchen Entscheid nicht übernehmen. Für Folgen eines Fehlentscheids sind weder Kasse noch Vertrauensarzt haftpflichtversichert.

Deswegen gelten solche meist offensichtlich auf den Kantonsbeitrag optimierten, vom Schreibtisch aus getroffenen Entscheide nicht nur als ärztlich unethische und obsolete Einmischung in die Therapiehoheit des behandelnden Arztes, sondern sie sind auch ungesetzlich und bei Schadenfolgen einklagbar.

Dies gilt insbesondere für von Krankenkassen aufgestellte Operationslisten, die auf den Kantonsbeitrag und auf die Spitalaufenthaltsdauer optimiert sind. Die Dauer des Spitalaufenthaltes ist jedoch weitgehend unabhängig von der Art der Operation, sondern vielmehr abhängig von der Komorbidität des Patienten, dem Verlauf des operativen Eingriffs, vom unmittelbar postoperativen Verlauf und von allfällig aufgetretenen Komplikationen. Diese Faktoren kann die Krankenkasse weder beurteilen noch bereits vorgängig voraussehen.

Dysgnathien

Art. 25 KVG / Art. 27 KVG / Art. 28 KVG /

Art. 31 KVG: spez. Art. 17d 1–3, 17f 1–3 und 19a KLV

Umkehrschlüsse sind die bevorzugte Argumentation zur Ablehnung einer Leistungspflicht:

„Die Leistungspflicht für die kieferorthopädische Behandlung wird abgelehnt:

- auf Grund beispielsweise der fehlenden Anmeldung bei der IV
- auf Grund des Alters bei der Einreise in die Schweiz
- auf Grund der verstrichenen Zeit ohne Behandlung
- auf Grund fehlender Erfüllung der IV-Kriterien
- auf Grund fehlender Leistungspflicht für zahnärztliche Massnahmen usw.

Ergo stelle – wenn die Leistungspflicht für die kieferorthopädische Behandlung nicht erfüllt ist – auch die Operation der Dysgnathie keine Leistungspflicht dar."

Die Argumentation der Ablehnung erfolgt nach folgendem Muster:

„Wenn eine Chemotherapie, die künstliche Herzklappe usw. oder eben die Dysgnathie keine bedingte leistungspflichtige Zahnbehandlung auslösen, stellt auch die Behandlung der Erkrankung, also die Chemotherapie, die künstliche Herzklappe usw. oder eben die Dysgnathieoperation keine Leistungspflicht dar."

Beurteilung

Anhand einer schrittweisen Analyse müssen die vorgegebenen Ausschlusskriterien den jeweiligen Gesetzesartikeln zugeordnet werden. Was für Art. 27 KVG oder Art. 31 KVG gelten mag, muss nicht unbedingt für Art. 25 KVG Gültigkeit haben.

Die Voraussetzungen für die Leistungspflicht einer Dysgnathie hinsichtlich einer ärztlichen Massnahme (Operation), d. h. hinsichtlich der unbedingten Leistungspflicht einerseits und hinsichtlich einer zahnärztlichen Massnahme (Schiene, kieferorthopädische Behandlung), d. h. einer bedingten Leistungspflicht andererseits können durchaus unterschiedlich sein.

Im Prinzip kann von den permissiveren Gesetzesartikeln (Art. 25 KVG) zu den restriktiveren (Art. 31 KVG) oder umgekehrt vorgegangen werden. Aus didaktischen Gründen ist ein Vorgehen von den restriktiven zu den permissiven Artikeln zu bevorzugen.

1. Überprüfung der ärztlichen Massnahmen

Art. 31 KVG

Dieser Artikel besagt nichts über den ärztlichen Anteil der Leistungspflicht, sondern bezieht sich ausschliesslich auf den zahnärztlichen Anteil.

Art. 28 KVG

Leistungspflicht für einen Folgeschaden nach einem Unfall. Notwendig ist ein lückenloser Nachweis vom Unfall zum Folgeschaden. Die ärztliche Leistungspflicht unterscheidet sich nicht von der zahnärztlichen Leistungspflicht.

Art. 27 KVG

Leistungspflicht im Anschluss an eine mit dem 20. Altersjahr abgelaufene IV-Verfügung bei einem Geburtsgebrechen. Die ärztliche Leistungspflicht ist gleich wie die zahnärztliche Leistungspflicht.

Art. 25 KVG

Leistungspflicht auf Grund eines Krankheitswertes gemäss KVG: „Beeinträchtigung der körperlichen oder geistigen Gesundheit, die nicht Folge eines Unfalls ist und eine medizinische Untersuchung oder Behandlung erfordert oder eine Arbeitsunfähigkeit zur Folge hat."

Die ärztliche Leistungspflicht begründet nicht automatisch auch eine zahnärztliche Leistungspflicht.

2. Überprüfung der zahnärztlichen Massnahmen

Art. 31 KVG

Für eine Leistungspflicht der zahnärztlichen Massnahmen nach Art. 31 KVG muss ein qualifizierter Krankheitswert vorliegen, d. h. ein Krankheitswert gemäss Art. 17d 3 oder Art. 17f 1–3 KLV oder es müssen die IV-Bedingungen gemäss Art. 19a KLV erfüllt sein.

Die Leistungspflicht auf Grund von Art. 31 KVG kann bis ins hohe Alter beurteilt werden bzw. nach beliebig langer Symptomlosigkeit erst im Alter auftreten.

Die Erfüllung der IV-Bedingungen ist unabhängig von einer IV-Verfügung vor dem 20. Altersjahr.

Kann eine solche IV-Verfügung nicht mehr gefunden werden oder wurde eventuell nie eine angemeldet, ist es empfehlenswert, eine solche zu veranlassen, auch wenn der Patient über 20-jährig ist und deswegen die Verfügung nicht mehr unter IV durchgeführt werden kann, sondern unter das KVG fällt.

Art. 28 KVG

Die Unfallfolgen müssen lückenlos auf einen Unfall zurückgeführt werden können. Wichtig ist zu beachten, dass gemäss Art. 36 UVG bei einer vorbestehenden Schädigung keine Kürzung der Leistungspflicht statthaft ist.

Art. 27 KVG

Hier muss eine Anmeldung bei der IV vor dem 20. Altersjahr nachgewiesen sein. Damit ist eine Leistungspflicht gewährleistet, ausdrücklich auch ohne Krankheitswert. Unüblich langes Zuwarten bis zur Behandlung muss begründet werden. Allenfalls war es der Patient, der die Durchführung der Behandlung vor dem 20. Altersjahr abgelehnt hatte.

Art. 25 KVG

Für den ärztlichen Anteil einer Dysgnathie-Behandlung, beispielsweise für eine Operation, genügt auch ein unqualifizierter Krankheitswert gemäss KVG.

Der zahnärztliche Anteil unter Art. 25 KVG ist die einzige Situation, bei der abzuklären ist, ob die zahnärztliche Behandlung bei einem operativen Eingriff leistungspflichtig ist oder nicht.

Darüber entscheidet die Zielsetzung. Bei zahnärztlicher Zielsetzung und beispielsweise prä- oder postoperativer kieferorthopädischer Behandlung mit fixer Apparatur besteht – auch wenn sie perioperativ für die intermaxilläre Fixation notwendig ist – keine Leistungspflicht.

Bei ärztlicher Zielsetzung wie beispielsweise einer perioperativen chirurgischen Schiene und intermaxillären Fixation (sogenannte Prothesenschiene im Tarmed) resultiert daraus eine Leistungspflicht.

Dysgnathie-Patienten mit Kiefergelenksbeschwerden

Bei einem Dysgnathie-Patienten mit Kiefergelenksbeschwerden fanden sich radiologisch dysplastische Kiefergelenke. Es bestand eine massive Verkürzung des Köpfchenhalses und eine Abflachung der Kondylen. Beidseits fanden sich Ansätze einer Rabenschnabeldeformität. Die Kortikalisierung war stellenweise unterbrochen. Die Spongiosa-Struktur war verwischt und erschien zusammengesintert, vor allem rechts. Der Substanzverlust im Bereich der Kiefergelenke hatte dazu geführt, dass die Kondylen nicht mehr in der Gelenkpfanne lokalisiert waren. Dies konnte nur durch eine Osteotomie korrigiert werden.

Der Vertrauensarzt der Krankenkasse argumentierte, dass es keine wissenschaftliche Evidenz gebe, dass die Korrektur einer Dysgnathie (z. B. sagittale Spaltung) eine wirksame Behandlung von Kiefergelenkspathologien sei (Discusverlagerung, Arthrose); dabei könne das Kiefergelenk in diesen Fällen nicht als Argument für eine Pflichtleistung der Osteotomien herhalten. Umgekehrt sei jedoch die Korrektur einer Dysgnathie – die als Folge einer Kiefergelenksarthrose aufgetreten sei (z. B. offener Biss als Folge einer Kiefergelenksarthrose oder Kieferköpfchenresorption) – als zahnärztliche Massnahme und Pflichtleistung unter Art. 17d 1 zu betrachten. Die Korrektur einer Dysgnathie durch Kieferosteotomie stelle gemäss Bundesgericht eine zahnärztliche Massnahme dar (und nicht eine ärztliche, wie die GPK behaupte), entsprechend Art. 19a KLV. Bei ärztlicher therapeutischer Zielsetzung stellen dann jedoch Kieferosteotomien eine ärztliche Behandlung unter Art. 25 KVG dar. Auf Grund dieser Argumentation lehnte der Vertrauensarzt die Kostenübernahme durch die Krankenkasse ab.

Beurteilung

1. Um welche Artikel geht es?

Bei der Beurteilung hat sich ein pragmatisches systematisches Vorgehen bewährt. Um welchen oder um welche Artikel handelt es sich überhaupt? Was fällt dabei unter die Leistungspflicht? Die Beurteilung beginnt bei IV und UVG, wo alles inklusive Reiseweg und Lohnausfall bezahlt wird, und verläuft über die verschiedenen KVG-Artikel, bei denen auch der zahnärztliche Anteil kassenpflichtig ist, bis zu Art. 25 KVG, wo es nur um den ärztlichen Anteil geht. Somit ist beispielsweise entscheidend, ob der Fall unter Art. 31 KVG oder unter Art. 25 KVG läuft.

Der vorliegende Fall kann folgendermassen eingestuft werden:

IV:	Geburtsgebrechen?	Nein, nach 20. Altersjahr
UVG:	Unfallfolgen?	Nein, kein Unfall als Ursache
KVG:	Art. 27 KVG?	Nein, IV-Bedingungen nicht erfüllt
KVG:	Art. 31 KVG, spez. Art. 19a KLV?	Nein, Voraussetzungen nicht gegeben
KVG:	Art. 31 KVG, spez. Art. 17f KLV?	Nein, Voraussetzungen nicht gegeben
KVG:	Art. 31 KVG, spez. Art. 17d KLV	Ja, Voraussetzungen erfüllt
KVG:	Art. 25 KVG	Ja, Voraussetzungen erfüllt

Damit wird deutlich, dass im vorliegenden Fall Art. 31 KVG, spez. Art. 17d KLV, insbesondere Art. 17d 1 KLV, auszuleuchten ist. Dies ist wichtig, weil bei Art. 31 KVG, im Gegensatz zu Art. 25 KVG, die zahnärztliche Zielsetzung und der zahnärztlich-therapeutische Ansatz immer zur Leistungspflicht gehören.

Im vorliegenden Fall wäre auch Art. 25 KVG erfüllt, wobei dort die Leistungspflicht nur für eine ärztliche Zielsetzung und einen ärztlich-therapeutischen Ansatz gegeben wäre.

Im vorliegenden Fall steht nicht die Behandlung der Dysgnathie im Vordergrund, sondern die Behandlung der krankheitswertigen Arthropathie des Kiefergelenks, die durch die behandlungsnotwendige dysgnathe Fehlstellung des bimaxillären Komplexes bedingt ist. Daraus ergibt sich zwangsläufig ein Leistungsanspruch für die Umstellungsosteotomie nach Art. 31 KVG, spez. Art. 17d 1 KLV:

- Therapeutischer Ansatz: ausserhalb des Kausystems (BGE 120 V 194 E. 2b; BGE 124 V 185).
- Therapeutische Zielsetzung: Bei diagnostisch/therapeutischen Massnahmen, die nicht primär die Verbesserung der Funktion der Zähne bezwecken, liegt eine ärztliche Behandlung vor (EVG K 172/00).
- Die Rechtsprechung zur dysgnathiebedingten Kiefergelenksproblematik findet sich unter EVG K 62/99 und EVG K 172/00.

Dabei muss die hierarchische Rangordnung in der Relevanz der verschiedenen Entscheidungsträger von KVG- und KLV-Gesetzgebung über die Rechtsprechung des Bundesgerichts bis zu Entscheiden der GPK und der Vertrauensärzte hervorgehoben werden:

Die KVG- und KLV-Gesetzgebung wurde zwischen Experten der Leistungserbringer und den Versicherern als Leistungsträger ausgehandelt. Die Gesetzgebung ist grundsätzlicher Natur. Auf das vorliegende Beispiel bezogen, wurde im Beisein der entsprechenden Experten (hier Mäglin/Sailer/Schmoker) evaluiert – hier auch unter Berücksichtigung wissenschaftlicher Evidenz –, welche Kiefergelenkserkrankungen auch eine zahnärztlich-therapeutische Zielsetzung und Ansatzstelle bzw. somit eine zahnärztliche Leistungspflicht beinhalten und welche nicht. Dabei wurde entschieden, dass Kiefergelenksarthrose, Ankylose sowie Kondylus- und Discusluxation eine zahnärztlich-therapeutische Zielsetzung und Ansatzstelle haben, eine Myoarthropathie jedoch beispielsweise nicht. Entsprechend wurden erstere drei Diagnosen als Art. 17d 1–3 dem Art. 31 KVG zugeordnet, letztere dem Art. 25 KVG.

Die Rechtsprechung des Bundesgerichts beurteilt die Gesetzgebung anhand von Einzelfällen. Nur bei Grundsatzurteilen, beispielsweise zu den Weisheitszähnen (vom 19.09.2001), werden Fachexperten beigezogen und die Richter entscheiden in einem Fünfergremium. Nur solche Grundsatzentscheide können die Gesetzgebung im grundsätzlichen Bereich ergänzen. Normalen Bundesgerichtsentscheiden über immer wieder unterschiedliche Einzelfälle kommt keine grundsätzliche Bedeutung zu. Demnach ist es missbräuchlich, wenn versichererseitig alle für die Patienten negativen Bundesgerichtsentscheide herausgesucht und aufgelistet, die für die Versicherer negativen Entscheide jedoch verschwiegen werden. Auch der Summe von positiven BVG-Entscheiden kommt keine grundsätzlichere Bedeutung zu als jedem einzelnen Entscheid, sei er positiv oder negativ.

GPK-Entscheide sind in die KVG- und KLV-Gesetzgebung und die Rechtsprechung eingebettet. Sie garantieren dank dem anonymisierten Verfahren höchste Neutralität. Sie unterliegen keinen finanziellen Interessen und entsprechen der höchstmöglichen Summe an Wissen über Tarife, Tarifregeln inkl. deren Entstehung und Anwendung, über die Leistungspflicht, die Rechtsprechung dazu und über vertrauensärztliche Entscheide.

Vertrauensärztliche Entscheide unterliegen ebenfalls der KVG- und KLV-Gesetzgebung und der Rechtsprechung. Sie sind nicht anonymisiert; finanzielle Interessen sind nicht ausgeschlossen. Sie basieren auf dem Wissen eines Einzelnen. Gemäss kritischer Hinterfragung im Manual der Schweizer Vertrauensärzte besteht die Gefahr, dass bei gewissen Vertrauensärzten die Kasseninteressen im Vordergrund stehen (www.vertrauensaerzte.ch/Manual/Kapitel 32).

2. Vertrauensärztliche Argumentation

Die vertrauensärztliche Argumentation ist oft widersprüchlich und nicht nachvollziehbar. Einerseits werden Folgen einer Kiefergelenkserkrankung – unter anderem eine Dysgnathie auf Grund von Gelenksveränderungen – als Pflichtleistungen gemäss Art. 17d 1 KLV anerkannt. Andererseits werden genau diese im vorliegenden Fall zutreffenden Folgeerscheinungen aberkannt, ohne dass für diese Inkonsequenz eine Begründung angeführt wird.

Weiter wird die fehlende Evidenz für die Durchführung einer KVG-Behandlung und für die Indikationsstellung ins Spiel gebracht. In diesem Zusammenhang entsprechen Evidenzüberlegungen einer vertrauensärztlichen Eigenerfindung. Jedenfalls ist es nicht Sache des Vertrauensarztes, der KVG- und KLV-Gesetzgebung in Art. 31 KVG die zahnärztlich-therapeutische Zielsetzung und Ansatzstelle abzusprechen.

3. Ärztliche vs. zahnärztliche Zielsetzung

Bei der Beurteilung der Leistungspflicht überwiegt die therapeutische Zielsetzung einer Behandlung (ärztlich oder zahnärztlich) über den therapeutischen Ansatz einer Behandlung (extra-odontoparodontal oder odontoparodontal bzw. innerhalb oder ausserhalb des Kausystems). Per definitionem sind diese Überlegungen auf Art. 25 KVG einschränkt, weil in allen übrigen Situationen – von IV über UVG und KVG, von Art. 27 KVG bis Art. 31 KVG mit den entsprechenden KLV-Artikeln 19a, 17f und 17d KLV – die zahnärztliche Zielsetzung ausdrücklich zur Leistungspflicht gehört.

Demnach widerspricht es dem Willen des Gesetzgebers, die Leistungspflicht eines Gesetzesartikels auf Grund einer zahnärztlichen Zielsetzung abzulehnen, wenn die zahnärztliche Zielsetzung im Gesetzesartikel implizit enthalten ist. Im vorliegenden Fall Art. 17d 1 KLV sind somit Diskussionen über die zahnärztliche Zielsetzung nicht zulässig.

Wie sieht es bei der Ausnahmesituation von Art. 25 KVG aus? Wenn unter Art. 25 KVG eine ärztliche Zielsetzung begründet oder mitbegründet werden kann, ist die Behandlung kassenpflichtig. Bei einer Myoarthropathiebehandlung beispielsweise genügt die ärztliche Zielsetzung einer Behandlung von Kiefergelenk und Kiefermuskulatur für die Leistungspflicht, unbesehen der gleichzeitigen zahnärztlichen Zielsetzung einer Vermeidung von okklusaler Überlastung oder Bruxismusschäden an den Zähnen. Die gleichzeitig vorliegende zahnärztliche Zielsetzung kann also die ärztliche Leistungspflicht nicht beeinträchtigen – gerade deswegen wurde ja die differenzierte Aufschlüsselung erstellt.

Um die Leistungspflicht eines ärztlich-therapeutischen Ansatzes wie beispielsweise einer Osteotomie zu annulieren, bedarf es einer ausschliesslich zahnärztlichen Zielsetzung wie beispielsweise der Korrektur einer Zahnstellungsanomalie (z. B. Aufbeissen extrudierter Frontzähne des Unterkiefers auf den Gaumen).

Demgegenüber kann jedoch beispielsweise eine Behandlung mit bereits vorliegender ärztlicher Zielsetzung einer Kiefergelenksbehandlung gemäss Art. 25 KVG nicht auf Grund eines gleichzeitigen Aufbeissens der Unterkieferfrontzähne auf den Gaumen zur Nichtpflichtleistung erklärt werden. Ob dieses Aufbeissen gleichzeitig korrigiert, unbeeinflusst belassen oder sogar noch verstärkt wird (Letzteres selbstverständlich eine Sorgfaltspflichtverletzung), ist unerheblich. Auch ob das Aufbeissen mitverantwortlich für die Myoarthropathie ist (auf Grund von Muskelverspannungen) oder ob die Myoarthropathie im Zusammenhang mit dem Aufbeissen auf den Gaumen steht, ist nicht von Bedeutung.

Eine solche möglicherweise bestehende zahnärztliche Relevanz wird von Krankenkassen jedoch oft vorgeschoben, um den Behandler aufzufordern, Unterlagen aus der Krankengeschichte einzureichen, in der Hoffnung, darin solche möglichen gleichzeitigen Zielsetzungen ausfindig zu machen und diese dazu zu verwenden, um die Leistungspflicht der Kiefergelenksbehandlung im Interesse der Versicherung und zu Lasten des Versicherten in Frage zu stellen. Im Kieferbereich lässt sich für jede ärztliche Zielsetzung auch eine gleichzeitige zahnärztliche Zielsetzung finden. Wenn

Letztere die Leistungspflicht der ärztlichen Zielsetzung aufheben könnte, gäbe es im Kieferbereich unter Art. 25 KVG gar keine Leistungspflicht mehr. Art. 31 KVG ist ja per definitionem vor derartigen missbräuchlichen Konstruktionen zahnärztlicher Zielsetzungen geschützt, weil Art. 31 KVG zahnärztliche Zielsetzungen enthalten darf.

Wenn es mit der gleichzeitigen zahnärztlichen Zielsetzung nicht gelingt, versuchen es findige Krankenkassen auch mit einer gleichzeitigen ästhetischen Zielsetzung. Denn bei jeder funktionellen Korrektur eines Krankheitsgeschehens im maxillofazialen Bereich spielt auch eine ästhetische Komponente mit, die es nicht zu vernachlässigen gilt.

Sobald also eine ärztliche Zielsetzung wie beispielsweise eine Myoarthropathie vorliegt, kann eine gleichzeitige zahnärztliche oder ästhetische Zielsetzung – ob unbewusst auftretend oder bewusst mitverfolgt – die Leistungspflicht nicht schmälern. Wenn bei einer ärztlichen Zielsetzung mit einem ärztlichen oder zahnärztlich-therapeutischen Ansatz eine gleichzeitig vorliegende zahnärztliche Zielsetzung nicht mitberücksichtigt, vernachlässigt oder ihr sogar entgegengearbeitet würde (beispielsweise durch einen Behandler ohne Doppelapprobation), käme dies einer Verletzung der Sorgfaltspflicht gleich. Dies gilt auch für eine ästhetische Verschlechterung nach durchgeführter Behandlung. Die Leistungspflicht von Massnahmen sowohl mit ärztlich-therapeutischem Ansatz (z. B. von Physiotherapie bis zu chirurgischen Massnahmen) als auch mit zahnärztlich-therapeutischem Ansatz (z. B. Schienenbehandlung) kann bei Vorliegen einer ärztlichen Zielsetzung als solche nicht beeinträchtigt werden, weder unter Art. 25 KVG noch – und schon gar nicht – unter allen anderen Artikeln, die Zahnbehandlungen beinhalten.

4. Evidenz

Bei einer Beurteilung der Leistungspflicht eines Einzelfalls entsprechen Argumentationen zur Ablehnung einer Leistungspflicht, die sich auf eine angebliche Evidenz – also den empirischen Nachweis des Nutzens einer Behandlung – stützen, einem vertrauensärztlichen Missbrauch. In der Gesetzgebung von IV, UVG und KVG kommt nämlich der Begriff Evidenz nicht vor. Die Leistungspflicht im KVG ist gegeben bei Krankheit, Unfall (soweit dafür keine Unfallversicherung aufkommt) und Mutterschaft. Krankheit ist jede Beeinträchtigung der körperlichen oder geistigen Gesundheit, die nicht Folge eines Unfalls ist und eine medizinische Untersuchung oder Behandlung erfordert oder eine Arbeitsunfähigkeit zur Folge hat.

Auch in der Rechtsprechung hat Evidenz keinen Platz. Es zählt die Usanz, die gängige oder landesübliche Art der Behandlung, die in der Regel und lege artis durchgeführte Behandlung usw.

Fehlende Evidenz für die Wirksamkeit einer Behandlung bedeutet nämlich nicht automatisch fehlende Evidenz für deren Unwirksamkeit. Wenn keine Evidenz für die Bedeutung der Behandlung von Okklusion für Kiefergelenkspathologien vorliegt, dann liegt auch keine Evidenz dafür vor, dass nicht doch eine solche Bedeutung bestehen könnte.

Sobald ein Vertrauensarzt im Zusammenhang mit der Ablehnung einer Leistungspflicht von Evidenz spricht, ist offengelegt, wessen Interesse er vertritt.

5. WZW-Kriterien

Auch bei WZW-Kriterien hat die Evidenz keine Bedeutung.

5.1 Wirksamkeit

Die Wirksamkeit beschreibt eine medizinische Leistung, sofern sie objektiv geeignet ist, auf den angestrebten diagnostischen, therapeutischen oder pflegerischen Nutzen hinzuwirken. Wirksamkeit basiert auf einer kausalen Verknüpfung von Ursache (medizinische Massnahme) und Wirkung (medizinischer Erfolg).

Wirksame Leistungen bei Kiefergelenkserkrankungen sind Medikamente, Physiotherapie, Schienenbehandlung und Chirurgie. Bei den chirurgischen Massnahmen kommen in der Regel und lege artis solche zur Anwendung, die direkt am Kiefergelenk ansetzen (z. B. arthroskopische Chirurgie, Discusreposition und Discusfixation, Discoplastik), gegenüber solchen, die ausserhalb des Gelenks vorgenommen werden (wie Verriegelungsplastik, Eingriffe am Kondylus, Ramus ascendens, Kieferwinkel und kieferorthopädische Eingriffe).

5.2 Zweckmässigkeit

Das Kriterium der Zweckmässigkeit setzt Wirksamkeit voraus. Zweckmässigkeit ist ein Kriterium für die Auswahl unter wirksamen Alternativen und hat einen komparativen Charakter: Durch Vergleich entscheidet sich, welche Leistung den besten Nutzen ausweist.

Eingriffe direkt am Kiefergelenk lassen in 75 % eine Schmerzreduktion und in 50–60 % eine Schmerzfreiheit erwarten. In bis zu 5 % kann jedoch eine Verschlechterung auftreten. Bei Funktionsstörungen des Kiefergelenks und gleichzeitigem Vorliegen einer Dysgnathie ist die kieferorthopädische Chirurgie die Behandlung der Wahl. Dies bedingt eine kombinierte kieferorthopädisch/chirurgische Behandlung, also einen bezüglich Ansatz und Zielsetzung rein zahnärztlich/kieferorthopädischen Anteil. Genau darauf beruht Art. 31 KVG mit der KLV-Gesetzgebung.

Wegen der verbesserten und dynamischen Beziehung des Kondylus-Discus-Fossa-Komplexes im Kiefergelenk ist die langdauernde Prognose besser und das Risiko einer Verschlechterung geringer als bei der direkten Kiefergelenkschirurgie.

Deswegen ist die kieferorthopädische Chirurgie der direkten Kiefergelenkschirurgie bezüglich Zweckmässigkeit vorzuziehen.

Die KLV-Gesetzgebung mit Anerkennung der Leistungspflicht der zahnärztlichen Zielsetzung versucht hier bewusst den Patienten davor zu schützen, dass aus Gründen der Kostenübernahme durch den Vertrauensarzt die direkte Chirurgie am Kiefergelenk durchgeführt wird, obschon die Methode der Wahl ein kieferorthopädischer Eingriff wäre.

5. 3 Wirtschaftlichkeit

Die Wirtschaftlichkeit ist ein Kriterium für die Auswahl unter zweckmässigen Behandlungen. Sie bezweckt ein optimales Kosten-Nutzen-Verhältnis. Die Beurteilung der Wirtschaftlichkeit erfolgt analog der Zweckmässigkeit vergleichend. Voraussetzung ist eine identische medizinische Indikation. Vorzuziehen ist bei identischer medizinischer Indikation und bei vergleichbarer medizinischer Zweckmässigkeit die Variante mit besserer Wirtschaftlichkeit.

Wenn die obengenannten Voraussetzungen gegeben sind, entscheidet also nicht die Evidenz, sondern die Wirtschaftlichkeit, und das auch nicht endgültig, sondern lediglich darüber, welche Behandlung zuerst anzuwenden ist. Wenn sich die wirtschaftlichste Behandlung im Einzelfall als unwirksam erweist, werden auch andere, weniger wirtschaftliche Behandlungsmassnahmen leistungspflichtig.

Entscheidend ist demnach die praktische Wirksamkeit im Einzelfall, nicht die theoretische, wissenschaftliche, evidenzbasierte Vorstellung über die Wirtschaftlichkeit. Es zählt, was ist – nicht, was sein sollte!

Dysgnathie nach dem 20. Altersjahr

Welche Kriterien gilt es für die Kassenpflicht einer Dysgnathie nach dem 20. Altersjahr zu beachten, beispielsweise bezüglich Krankheitswert, IV-pflichtigen kephalometrischen Werten, IV-Anmeldung und Behandlung vor dem 20. Altersjahr usw.?

Beurteilung

Art. 27 KVG

Ein unter IV laufendes Geburtsgebrechen wird nach dem 20. Altersjahr subsidiär unter Art. 27 KVG weitergeführt.

Art. 25 KVG

Bei einer Dysgnathie ist für die Behandlung des ärztlichen, operativen Anteils eine ärztliche Zielsetzung Voraussetzung für eine Leistungspflicht gemäss Art. 25 KVG. Massgebend ist dabei der allgemeine Krankheitswert gemäss KVG.

Art. 31 KVG, speziell Art. 17f KLV

Falls zusätzlich auch der qualifizierte Krankheitswert gemäss Art. 17f 1–3 KLV erfüllt ist, besteht eine Leistungspflicht gemäss Art. 31 KVG auch für den zahnärztlichen, beispielsweise kieferorthopädischen Anteil einer Kassenpflicht:

Art. 17f	Dysgnathien, die zu folgenden Störungen mit Krankheitswert führen:
Art. 17f 1	Schlafapnoe-Syndrom
Art. 17f 2	Schwere Störungen des Schluckens
Art. 17f 3	Schwere Schädel-Gesichts-Asymmetrien

Art. 31 KVG, speziell Art. 19a KLV

Der kieferorthopädische Anteil einer Dysgnathie-Behandlung wird gemäss Art. 31 KVG ebenfalls übernommen, wenn die IV-Voraussetzungen erfüllt sind:

Art. 19a KLV Geburtsgebrechen

Die Versicherung übernimmt die Kosten der zahnärztlichen Behandlung bei Geburtsgebrechen, wenn die Behandlung

a) nach dem 20. Lebensjahr notwendig ist,
b) vor dem 20. Lebensjahr bei einer nach dem KVG versicherten, aber nicht bei der IV versicherten Person notwendig ist.

Kommentar

Dabei gilt es einige Besonderheiten zu beachten, die nachfolgend diskutiert werden. Zu deren Verständnis sind einige Voraussetzungen zu erklären.

Typisch für eine Dysgnathie mit erfüllten kephalometrischen IV-Werten vor dem 20. Altersjahr ist die klinische Erfahrung, dass für die Patienten häufig kein Krankheitswert vorliegt, weil die Patienten sich an das Geburtsgebrechen gewöhnt haben und es nichts anders kennen.

Die Dysgnathien sind in der IV bis zum 20. Altersjahr als Leistungspflicht aufgeführt, um durch eine Behandlung vor dem 20. Altersjahr das Auftreten von Spätfolgen solcher Dysgnathien prophylaktisch zu verhindern. Die Behandlung soll erfolgen, bevor sich Krankheitswerte manifestieren. Deswegen richtet sich die IV-Pflicht nach kephalometrischen Winkeln und nicht nach dem Krankheitswert.

Das Gleiche gilt für die subsidiäre Leistungspflicht gemäss Art. 27 KVG für IV-pflichtige Leiden, die vor dem 20. Altersjahr angemeldet wurden und bei denen mit der Behandlung begonnen worden ist (Art. 27 KVG). Sind diese beiden Voraussetzungen nicht erfüllt, kann nicht von einer subsidiären Übernahme der Leistungspflicht nach dem 20. Altersjahr gemäss Art. 27 KVG gesprochen werden.

Dysgnathiefälle, die nicht vor dem 20. Altersjahr angemeldet wurden – weil sie nie Beschwerden verursacht oder aber die IV-Kriterien damals nicht erfüllt haben – kommen oft erst mit 30- oder 40-jährigen Patienten zur Behandlung, wenn sich ein Krankheitswert, beispielsweise Kiefergelenksbeschwerden, manifestiert. Die Leistungspflicht richtet sich dann nach dem allgemeinen ärztlichen Krankheitswert und der ärztlichen Zielsetzung gemäss Art. 25 KVG.

Dabei gilt es zu entscheiden, ob jenseits der ärztlichen Zielsetzung auch die zum operativen Eingriff zugehörigen zahnärztlichen Massnahmen zur Kassenpflicht gehören. Darüber entscheidet der qualifizierte Krankheitswert gemäss Art. 31 KVG, speziell Art. 19a KLV.

Diese in Art. 19a 1–53 aufgeführten Erkrankungen mit erfülltem qualifiziertem Krankheitswert beruhen ebenfalls auf den Voraussetzungen für die IV-Pflicht. Die IV-Kriterien spielen somit im KVG gemäss Art. 31 die Rolle des qualifizierten Krankheitswertes für die Anerkennung als schwere Erkrankung und damit für die Kassenpflicht der notwendigen zahnärztlichen Massnahmen. Zur Erfüllung von Art. 31 KVG ist – im Gegensatz zu Art. 27 KVG mit subsidiärer Leistungspflicht – keine erfolgte IV-Anmeldung und keine begonnene IV-Behandlung als Voraussetzung notwendig.

Bei einer auf Grund eines ärztlichen Krankheitswertes und einer ärztlichen Zielsetzung nach Art. 25 KVG leistungspflichtigen Dysgnathie-Operation wird somit die dazugehörige kieferorthopädische Behandlung mit zahnärztlicher Zielsetzung ebenfalls als Leistungspflicht anerkannt, wenn die IV-pflichtigen Kriterien gemäss Art. 31 KVG, speziell Art. 19a 1–53 KLV erfüllt sind. Andernfalls beschränkt sich die Leistungspflicht auf Art. 25 KVG für die Operation; die kieferorthopädische Behandlung dagegen geht zu Lasten des Patienten.

Zahnärztliche Massnahmen können auch kassenpflichtig werden, wenn die Dysgnathie kausal zu einer Kiefergelenkserkrankung gemäss Art. 25 KVG geführt hat, sofern diese die Kriterien einer schweren Kausystemerkrankung gemäss Art. 31 KVG, speziell Art. 17d 3 KLV, erfüllt.

Missverständnisse

Die meisten Missverständnisse beruhen auf einer unzulässigen Vermischung der Voraussetzungen für die verschiedenen Gesetzesartikel. Diese gilt es jedoch fachärztlich streng zu unterscheiden:

- Art. 25 KVG: ärztliche Behandlung bei allgemeinem Krankheitswert und ärztlicher Zielsetzung
- Art. 27 KVG: subsidiäre KVG-Pflicht wie bei erfolgter IV-Anmeldung und begonnener Behandlung vor dem 20. Altersjahr
- Art. 31 KVG, speziell Art. 19a 1–53 KLV: KVG-pflichtige Behandlung bei qualifiziertem Krankheitswert gemäss den IV-Kriterien, unabhängig von einer IV-Anmeldung oder Behandlung vor dem 20. Altersjahr
- Art. 31 KVG, speziell Art. 17f 1–3 KLV: KVG-pflichtige Behandlung einer Dysgnathie mit qualifiziertem Krankheitswert, unabhängig von den IV-Kriterien

Es ist demnach nicht stichhaltig, eine Anmeldung gemäss Art. 31 KVG, beispielsweise speziell Art. 19a 21 Mordex apertus, mit einer Begründung für Art. 27 KVG wie für eine subsidiäre KVG-Behandlung abzulehnen mit der Begründung, der Fall sei nicht bei der IV angemeldet gewesen und die Behandlung nicht vor dem 20. Altersjahr begonnen worden. Eine solche Vermischung von Argumenten verrät eine fehlende Übersicht über die verschiedenen Gesetzesartikel.

Dysgnathie: IV-Fall nach dem 20. Altersjahr

Bei einem IV-Fall einer Progenie, der mit dem 20. Altersjahr nicht abgeschlossen werden konnte, verweigert die Krankenkasse die Übernahme der Leistungspflicht für die weitere Behandlung.

Beurteilung

Die Beurteilung ist unter „Dysgnathien" im Entscheidungsbaum bereits vorgegeben. Ein IV-Fall läuft nach Abschluss des 20. Altersjahres unter Art. 27 KVG. Der qualifizierte Krankheitswert ist mit den erfüllten IV-Kriterien bereits gegeben. Es muss kein weiterer Krankheitswert wie beispielsweise unter Art. 31 KVG oder Art. 25 KVG nachgewiesen werden; die erfüllten IV-Kriterien reichen aus. Die Leistungspflicht der Krankenkasse ist somit gegeben.

Eröffnung der Kieferhöhle (MAV)

Ein Patient wird vom Zahnarzt nach Entfernungsversuch eines verlagerten Weisheitszahnes 18 notfallmässig überwiesen mit dem Hinweis auf eine eröffnete Kieferhöhle sowie auf einen fehlenden, wahrscheinlich in die Kieferhöhle luxierten palatinalen Wurzelrest.

Bei der Untersuchung zeigt sich, dass die Gingiva über der Alveole breit offen ist und lädierte Ränder aufweist, so dass eine einfache Adaptation keine Aussicht auf Erfolg hätte.

Die beiden bukkalen Alveolen sind gegen die Kieferhöhle offen. Auch die palatinale Alveole ist offen. Der Wurzelrest ist in die Kieferhöhle luxiert, jedoch von der Alveole her sichtbar.

Die Öffnung der palatinalen Alveole zur Kieferhöhle wird durch Osteotomie vorsichtig erweitert, bis der an der Schleimhaut hängende Wurzelrest mit einer feinen Klemme erfasst und entfernt werden kann. Die Kieferhöhle ist nun bukkal und palatinal in einer Dimension von ca. 8 mm offen.

Der Kieferhöhlenverschluss erfolgt zweischichtig durch Mobilisieren des Bichat'schen Fettpfropfes und durch Umschneiden und Verlagern eines Vestibulumlappens.

Die Krankenkasse verweigert die Rückerstattung mit der Begründung, es handle sich um eine akzidentelle Eröffnung der gesunden Kieferhöhle anlässlich einer Zahnextraktion. Dies stelle keine Erkrankung, sondern eine Komplikation dar. Somit bestehe keine Leistungspflicht zu Lasten der obligatorischen Krankenpflegeversicherung (OKP).

Beurteilung

Jede Komplikation ausserhalb des Zahns und Zahnhalteapparates (Odontoparodont) ist per definitionem eine Erkrankung (Ostitis, Osteomyelitis, Residualzyste, Ermüdungsfraktur, Kieferhöhleneröffnung, Wurzeln in der Kieferhöhle, Sinusitis maxillaris, Abszess usw.).

Dabei spielt es keine Rolle, ob es sich um eine dentogene Ursache bzw. um die Folge einer Zahnbehandlung handelt oder nicht. Immer geht es um eine Behandlung ausserhalb des Odontoparodonts, d. h. um eine ärztliche bzw. arztäquivalente Behandlung (Art. 25 KVG). Die Zielsetzung ist nicht zahnärztlich, sondern ärztlich (Art. 25 KVG), und die Erkrankung ist durch den Patienten nicht vermeidbar.

Die Erfahrung zeigt, dass eine kleinste Eröffnung der Kieferhöhle bei Auffüllen der Alveole mit Ersatzmaterial und einfacher Adaptation der Gingiva, allenfalls mit zusätzlichem Wundverband, problemlos ausheilen kann. Dies sollte jedoch auf Grund eines erhöhten sekundären Infektionsrisikos nach Möglichkeit vermieden werden.

Die Erfahrung zeigt auch, dass beim Vorhandensein gewisser Kriterien das obgenannte Vorgehen keine Chancen auf Ausheilung hat und mit Sicherheit in einer oroantralen Fistel endet. Auch wenn diese noch so klein ist, resultiert daraus immer eine chronische Sinusitis maxillaris.

Für folgende Kriterien besteht die Indikation für einen nach Möglichkeit sofortigen operativen Kieferhöhlenverschluss:

- Fehlende und eventuell zusätzlich traumatisierte Gingiva über der Alveole
- Ein in die Kieferhöhle luxierter Wurzelrest, auch wenn er noch im Bereich des Kieferhöhlenbodens liegt und noch keine Sinusitis ausgelöst hat
- Eine Eröffnung der Kieferhöhle in der Dimension von 5 Millimetern und mehr, trotz fehlender lokaler Entzündungszeichen
- Fehlender Knochen an einem Nachbarzahn
- Reaktive lokale Ostitis unabhängig von der MAV-Ausdehnung
- Dentogene chronische Sinusitis maxillaris unabhängig von der MAV-Ausdehnung

Eine Verbindung zwischen kontaminierter Mundhöhle und steriler Kieferhöhle kann in kürzester Zeit zu einer akuten Kieferhöhlenvereiterung führen. Bei einem akut entzündlichen Geschehen muss mit dem operativen Kieferhöhlenverschluss abgewartet werden, bis die geeigneten lokalen (z. B. KH-Spülung) und medikamentösen Massnahmen (z. B. abschwellende Nasentropfen, Antibiotika) zu einer Chronifizierung des eingetretenen Krankheitsprozesses geführt haben. Der operative Kieferhöhlenverschluss stellt eine rein ärztliche bzw. arztäquivalente Massnahme mit rein ärztlicher und ohne jede zahnärztliche Zielsetzung gemäss Art. 25 KVG dar. Wie das Loch entstanden ist – ob durch die nichtpflichtige Extraktion eines kariösen Zahnes oder durch die pflichtige operative Entfernung eines verlagerten Zahnes mit Krankheitswert –, spielt für die Leistungspflicht des Kieferhöhlenverschlusses keine Rolle. Dafür müssen auch nicht die Kriterien von Art. 31 KVG herangezogen werden.

Der Defekt der Kieferhöhlenwand kann in seltenen Fällen bis unmittelbar an den angrenzenden Zahn heranreichen. Dann ist ein operativer Verschluss nicht möglich, denn ein Gingiva- oder Mukoperiostlappen kann nicht an der Zahnhartsubstanz angenäht oder anders fixiert werden. Es käme immer zu einem Rezidiv entlang der Zahnoberfläche. In solchen seltenen Fällen muss der unmittelbar angrenzende Zahn extrahiert werden. Diese Zahnextraktion und der spätere Zahnersatz würden eine zahnärztliche Massnahme mit zahnärztlicher Zielsetzung, im Grunde genommen also eine zahnärztliche Nichtpflichtleistung darstellen.

Nur für diesen Sonderfall muss Art. 31 KVG, speziell Art. 17 e.2. KLV herangezogen werden. Die Zahnbehandlung ist hier die Folge einer Erkrankung, nämlich der offenen Kieferhöhle, bzw. resultiert aus der Notwendigkeit eines operativen Kieferhöhlenverschlusses.

Der Operateur, der für den Kieferhöhlenverschluss den Nachbarzahn opfern muss, ist verpflichtet, dies per Zahnschadenformular anzumelden, damit die Leistungspflicht des später notwendigen Zahnersatzes gewährleistet ist.

Aber auch der Zahnarzt, der den Zahn ersetzt, muss erkennen oder sich darüber informieren lassen, dass der Zahn zur Realisierung des Kieferhöhlenverschlusses geopfert werden musste. Dies gilt auch bei kariöser oder parodontaler Vorschädigung des betroffenen Zahnes.

Streng davon abzugrenzen ist die Nichtpflichtleistung für den Ersatz des Zahnes, der ursprünglich anlässlich der Entfernung zu einer Kieferhöhleneröffnung geführt hatte.

Nirgendwo sonst wie am Beispiel der Kieferhöhleneröffnung kommt die Schwierigkeit für Nichtspezialisten zum Ausdruck, die Logik der durch eine Erkrankung bedingten Leistungspflicht für eine Zahnbehandlung zu verstehen.

Eröffnung der Kieferhöhle als akzidentelle Komplikation

gemäss Art. 25 KVG versus Art. 31, spez. Art. 17e 2 KLV

Bei der Eröffnung der Kieferhöhle als akzidentelle Komplikation bei einer Zahnextraktion verweigern die Krankenkassen nicht selten per Umkehrschluss eine Leistungspflicht für den Verschluss der Mund-Antrum-Verbindung. Die Argumente dazu lauten:

- Es handle sich um die Komplikation einer nichtpflichtigen Zahnbehandlung und bleibe daher eine Nichtpflichtleistung.
- Es handle sich nicht um eine länger bestehende, epithelisierte Verbindung, also nicht um eine Fistel.
- Es habe kein Nachbarzahn geopfert werden müssen.
- Bei der akzidentellen Eröffnung einer gesunden Kieferhöhle handle es sich nicht um eine Erkrankung bzw. es fehle ein Krankheitswert.
- Bei der Eröffnung einer Kieferhöhle mit bereits bestehender Sinusitis dürfe gar kein Kieferhöhlenverschluss durchgeführt werden.
- Es handle sich um einen Primäreingriff; rückerstattet werde nur ein Sekundäreingriff.

Der Umkehrschluss der Krankenkassen lautet, dass auf Grund dieser Argumente die Voraussetzungen für Art. 31 KVG, speziell Art. 17e 2 KLV, nicht erfüllt seien und es sich somit beim Kieferhöhlenverschluss nicht um eine kassenpflichtige Leistung handle.

Beurteilung

Es sind die unterschiedlichsten Ausgangslagen denkbar, die zu einer Mund-Antrum-Verbindung und zur Notwendigkeit eines Kieferhöhlenverschlusses Anlass geben können.

Die Kieferhöhleneröffnung kann einige Zeit zurückliegen, so dass sich eine eptihelisierte Verbindung im Sinne einer oroantralen Fistel ausbilden konnte.

Die Kieferhöhle mag steril, d. h. gesund oder infiziert, d. h. krank sein.

Der Patient mit eröffneter Kieferhöhle wird zugewiesen oder es handelt sich um einen eigenen Patienten. Der Patient wurde zur Zahnextraktion überwiesen, weil die Wurzeln des Zahnes in die Kieferhöhle ragen.

Dies entspricht einer wichtigen Indikation zur Überweisung an den Spezialisten, weil eine akzidentelle Eröffnung der Kieferhöhle mit der Notwendigkeit eines Kieferhöhlenverschlusses absehbar ist.

Diese Ausgangslage und diese Umstände sowie die Diskussion, ob die Voraussetzungen für Art. 31 KVG, speziell Art. 17e 2 KLV erfüllt sind oder nicht, spielen nur in den seltenen Fällen eine Rolle, wo der Nachbarzahn wegen einer denudierten Approximalfläche für einen Kieferhöhlenverschluss geopfert und nach Abheilung des Kieferhöhlenverschlusses ersetzt werden muss.

Für den operativen Verschluss einer Mund-Antrum-Verbindung spielt Art. 31 KVG, speziell Art. 17e 2 KLV, keine Rolle, weil es sich um einen Eingriff am Extraodontoparodont mit ärztlicher Zielsetzung gemäss Art. 25 KVG handelt.

Im Gegensatz zu einer odontoparodontalen Komplikation mit zahnärztlicher Zielsetzung, die immer eine zahnärztliche Nichtpflichtleistung darstellt, bedeutet eine extraodontoparodontale Komplikation mit ärztlicher Zielsetzung eine Erkrankung und damit eine ärztliche Pflichtleistung (wie Ostitis, Osteomyelitis, Residualzyste, Ermüdungsfraktur, Kieferhöhleneröffnung, Wurzeln in der Kieferhöhle, Sinusitis maxillaris, Abszess usw.).

Dabei spielt es keine Rolle, ob es sich um eine dentogene Ursache bzw. um die Folge einer Zahnbehandlung handelt oder nicht.

Immer geht es um eine Behandlung ausserhalb des Odontoparodonts, d. h. um eine ärztliche bzw. arztäquivalente Behandlung (Art. 25 KVG). Immer ist die Zielsetzung nicht zahnärztlich, sondern ärztlich (Art. 25 KVG).

Die Verweigerung einer Rückerstattung beruht nicht selten auf der Argumentation mit der bei Pos. 4393 „plastische Deckung einer dentogenen oroantralen Fistel" verfassten Formulierung: *„Als Sekundäreingriff nicht gleichzeitig mit der operativen Entfernung des Zahnes anwendbar".*

Dies entspricht einer offensichtlichen Fehlinterpretation, weil sich dieser Vermerk im Tarif auf die Abrechenbarkeit der Pos. 4393 bezieht und nicht auf die Leistungspflicht.

Pos. 4393 ist somit nur abrechenbar, wenn sowohl der Zugang als auch das Umschneiden und Ablösen einer Fistel geleistet werden muss.

Wegen dieser erhöhten Schwierigkeit ist der Eingriff auch im Kapitel Kieferchirurgie aufgelistet, und zwar auf Grund der dentogenen Ätiologie im Kapitel Kieferchirurgie des SSO-Tarifs.

Im Gegensatz zur Fistel in Pos. 4393 handelt es sich bei Pos. 4267 und Pos. 4268 um eine Verbindung. Hier erfolgt der Verschluss primär. Auf Grund der Zahnentfernung ist der Zugang bereits gegeben. Es besteht keine Notwendigkeit einer Umschneidung mit Ablösung einer Fistel, weil es sich eben um eine Verbindung und nicht um eine Fistel handelt.

Es erfolgt ein „plastischer Verschluss einer Mund-Antrum-Verbindung", bei Pos. 4267 mit vestibulärem, bei Pos. 4268 mit palatinalem Lappen, unter Auflistung im Kapitel Oralchirurgie.

Wenn dies primär und nicht sekundär erfolgt und wenn dabei keine Fistel umschnitten und abgelöst werden muss, hat dies keine Auswirkung auf die Leistungspflicht, sondern bedeutet lediglich, dass nicht die Pos. 4393 aus dem Kapitel Kieferchirurgie abgerechnet werden darf.

Alle derartigen Vermerke im Tarif beziehen sich immer nur auf die Abrechenbarkeit der betreffenden Position, nie auf die Leistungspflicht.

Auch das Fehlen einer dentogenen Ätiologie hat keinen Einfluss auf die Leistungspflicht. Es bedeutet lediglich, dass derartige Positionen mit *„plastischem Verschluss einer oroantralen Fistel"* im Tarmed aufgeführt sind, nämlich Pos. 10.0880 als alleinige Leistung und Pos. +10.0890 als Zuschlagsleistung.

Bei fünf Positionen für vermeintlich ein- und denselben Eingriff ist die Versuchung für einen Missbrauch von Ziff. 3 des PIK-Entscheids 05051-B offenbar nahezu unwiderstehlich und die Fehlerquote bei der Möglichkeit von fünf Gegenrechnungen schier unermesslich. Allein auf Grund der unterschiedlich gewählten Nomenklatur „dentogene oroantrale Fistel" versus „Mund-Antrum-Verbindung" versus „oroantrale Fistel" mit und ohne Zugang ist eine Differenzierung zwischen Tarmed und SSO-Tarif und den entsprechenden Tarifpositionen eigentlich unmissverständlich.

Fehlinterpretation PIK-Entscheid

Im SLK (Spitalleistungskatalog) gab es Überschneidungen zwischen Arzttarif und dem bis 1994 im SLK integrierten, ab 1995 selbständigen Zahnarzttarif. Diese beschränkten sich auf die **allgemeinen** Leistungen. Damit bei den im stationären Bereich im KVG bereits im SLK kantonal unterschiedlichen Taxpunktwerten ein doppelapprobierter Kieferchirurg nicht vom jeweils besseren Tarif profitieren könne, wurde von diesbezüglich besorgten Versicherern die Regel aufgestellt, dass bei Überschneidungen im Spital mit Erbringung sowohl zahnärztlicher als auch ärztlicher Leistungen die allgemeinen Leistungen ausschliesslich auf der Basis der allgemeinen ärztlichen Leistungen des SLK abzurechnen bzw. die wirtschaftlichere Variante zu wählen sei. Es ging also nicht um die speziellen, sondern nur um die allgemeinen Leistungen, die sich überschneiden konnten.

Anlässlich der Erarbeitung des Tarmed war eine von Versichererseite verlangte und von H. H. Brunner rigoros durchgesetzte Bedingung, dass alle Überschneidungen zwischen Arzt- und Zahnarzttarif auszumerzen seien. Um dies zu garantieren, wurde das Kapitel VI „Kieferchirurgie" mit den Leistungen gemäss Pos. 4300 ff. vorübergehend so lange ausser Kraft gesetzt, bis diese Forderung erfüllt war.

Am meisten zu diskutieren waren dabei erneut die allgemeinen Leistungen (beispielsweise die kieferchirurgische Befunderhebung) sowie die Vermeidung einer Kumulation solcher Leistungen.

Damit auch hier keine Überschneidung resultieren konnte, wurde im Tarmed – trotz fundierter diesbezüglicher Kostenerhebungen unsererseits – kein kieferchirurgischer Behandlungsraum mit zahnärztlichem Unit zugelassen, sondern lediglich ein allgemein-chirurgischer Untersuchungs-/Behandlungsraum (UBR).

Ein zahnärztliches Untersuchungs- und Behandlungszimmer oder ein zahnärztlicher OP kommt somit ausschliesslich im SSO-Tarif vor. Im Tarmed sind nur ein UBR Chirurgie, ein Praxis-OP sowie OP I und II hinterlegt.

Es existieren – sorgfältig nachgeprüft – keine Überschneidungen zwischen SSO-Tarif und Tarmed. Wegen der unterschiedlichen Infrastruktur nicht einmal mehr bei den allgemeinen Leistungen, und schon gar nicht wegen der unterschiedlichen qualitativen Dignität und der Assistenz. Vorkommen können nämlich einerseits alle nicht okklusionsbezogenen Eingriffe am Gesichtsschädel für ORL, Plastische und Wiederherstellende Chirurgie sowie Mund-, Kiefer- und Gesichtschirurgie im Tarmed und andererseits alle okklusionsbezogenen Eingriffe der Zahnärzte (dentoalveoläre Chirurgie) und der Mund-, Kiefer- und Gesichtschirurgie (maxillofaziale Chirurgie) im SSO-Tarif. Bei Tarmed inklusive, beim SSO-Tarif exklusive Assistenz. Im Tarmed in einer die gesamte Leistung umfassenden Art von Pauschale, im SSO-Tarif in Form separater Bausteine als Einzelleistungen.

Erst nachdem dies von allen Seiten kontrolliert und bestätigt worden war, wurde das Kapitel VI „Kieferchirurgie" wieder in Kraft gesetzt.

Falls folgende Voraussetzungen kumulativ erfüllt sind,

1. dass es um eine Kombination von SSO-Leistungen mit Tarmed-Leistungen geht (oft geht es nur um SSO- oder nur um Tarmed-Leistungen),

2. dass diese Leistungen in Narkose erfolgt sind (oft werden sie in Lokalanästhesie oder unter Prämedikation erbracht),

3. dass sie im Operationssaal I erbracht worden sind (oft werden sie entweder im OP II/Praxis-OP oder im zahnärztlichen OP erbracht)

4. und dass sie sowohl im SSO-Tarif als auch im Tarmed aufgeführt werden (eine Voraussetzung, die definitiv nicht mehr erfüllt sein kann), wurde für einen derartigen hypothetischen Fall in den PIK-Entscheiden die Regel belassen, dass dann die wirtschaftlichere Variante zu wählen ist.

Weil dies theoretisch nie mehr der Fall sein kann, wurden für die Situation, dass die übrigen obgenannten Voraussetzungen erfüllt sind, folgende PIK-Grundregeln aufgestellt:

1. Die zahnärztlichen Leistungen werden mit Tarifziffern des SSO-Tarifs abgerechnet.
2. Die Tarmed-Leistungen werden mit den Tarifziffern des Tarmed abgerechnet.

Dabei sind zahnärztliche Leistungen definitionsgemäss diejenigen Leistungen, die im SSO-Tarif genannt werden; ärztliche Leistungen hingegen diejenigen Leistungen, die im Tarmed aufgeführt sind.

Dies bedeutet, dass der doppelapprobierte Kieferchirurg, anders als der einfach approbierte Arzt oder Zahnarzt, bei einer Abrechnung sowohl mit dem SSO-Tarif als auch mit dem Tarmed nicht nur abrechnen darf, sondern abrechnen muss. Die Doppelapprobation erweitert demnach die Abrechnungsvariabilität und darf sie keinesfalls einschränken. Eine Doppelapprobation ist kein Grund für eine einseitige Diskriminierung. Der einfach approbierte Zahnarzt rechnet mit dem SSO-Tarif und der einfach approbierte Arzt mit dem Tarmed ab. Der Doppelapprobierte hat Leistungen aus dem SSO-Tarif mit dem SSO-Tarif und Leistungen aus dem Tarmed mit dem Tarmed abzurechnen.

Bei Berücksichtigung aller Belange – beispielsweise auch hinsichtlich zielorientierter, okklusionsbezogener, dignitätsspezifischer, assistenzbezüglicher oder infrastrukturabhängiger Kriterien – kann es sich überschneidende Leistungen nicht mehr geben.

Sowieso missbräuchlich ist der Hinweis auf sich überschneidende Leistungen bei nicht erfüllten Voraussetzungen (sowohl SSO- als auch Tarmed-Leistungen / in Narkose / im OP I / sich überschneidende Leistungen).

Es kann nicht sein, dass der Zahnarzt okklusionsbezogene und der ORL nicht okklusionsbezogene Leistungen erbringen und abrechnen darf, der doppelapprobierte Mund-, Kiefer- und Gesichtschirurg jedoch nicht.

Unverhältnismässig wäre es, dass bei der Voraussetzung einer Kombination von SSO- und Tarmed-Leistungen die aus einer solchen Regelung mit Meistbegünstigung der Krankenkasse resultierenden vier Abrechnungsvarianten (Tarmed + Tarmed / SSO + SSO / Tarmed + SSO / SSO + Tarmed) zunächst alle ausgerechnet werden müssten, um dann die kostengünstigste herauszufinden. Das Resultat wäre zudem kantonal unterschiedlich, da der Tarmed dank Kostenneutralität kantonal immer noch stark differiert.

Ausserhalb von allgemeinen Leistungen und ausserhalb von kantonalen Unterschieden im Taxpunktwert (TPW) des Tarmed waren die PIK-Entscheide bisher noch nie ein Thema. Erst ein Vertrauens-Kieferchirurg, der die Voraussetzungen für den PIK-Entscheid sowie dessen Zusammenhänge nicht kennt bzw. sie im Interesse der Kasse, die er vertritt, bewusst übergeht oder zu Gunsten der Kasse interpretiert und solche Fehlinterpretationen des PIK-Entscheids propagiert, beweist, dass er das Vertrauen der Ärzteschaft hintergeht und verspielt hat. Damit solche administrativen Fehlinterpretationen aufhören, haben die Gesundheitspolitische Kommission (GPK) und die Gesellschaftsversammlung (GV) der SGMKG einem die demokratisch gewählten Gremien unserer Fachgesellschaft nicht anerkennenden Vertrauens-Kieferchirurgen mit derartigen unserem Fach schadenden Ansichten das Vertrauen entzogen.

Weiter muss die SGMKG eine verständlichere, präzisere Formulierung des PIK-Entscheids verlangen. Dessen heutige Fassung ist überholt und irreführend. Dabei muss jeder Hinweis auf mögliche Überschneidungen von speziellen Leistungen entfallen, weil solche Überschneidungen zwischen SSO-Tarif und Tarmed beseitigt worden sind.

Es genügt die Regel, dass spezielle Leistungen aus dem Tarmed mit dem Tarmed und Leistungen aus dem SSO-Tarif mit dem SSO-Tarif abzurechnen sind.

Andernfalls wäre es nämlich sinnlos, im Tarmed die besonders schwierigen maxillofazialen Leistungen – z. B. Zahndystopie, Osteosynthese-Materialentfernung (OSME) maxillofazial – aufzuführen, die für den ORL, den Plastischen und Wiederherstellenden Chirurgen oder den doppelapprobierten Kieferchirurgen vorgesehen sind und nur von diesen erbracht werden dürfen, wenn dann gerade der doppelapprobierte Kieferchirurg – mit Hinweis auf den SSO-Tarif – diese schwierigen zusammen mit den einfachen, dentoalveolären Leistungen (z. B. Zahnverlagerung, OSME dentoalveolär) nicht in Rechnung stellen dürfte.

Diesbezüglich lassen die Fehlinterpretationen des Fachbereichs „Fachspezialistin Zahnmedizin" mehrerer Krankenkassen jede tarifrechtlichen Grundkenntnisse – speziell im Tarmed – vermissen. Aus Sicht der zahnärztlichen Sachbearbeiterin werden die Parameter, die im Tarmed jede Leistung genau umschreiben, einfach negiert. Ein einziges übereinstimmendes Wort (z. B. Metallentfernung) genügt, um eine Überschneidung von Tarmed und SSO-Tarif zu konstruieren. Diesem Wort sind jedoch ganz unterschiedliche Parameter hinterlegt.

Im Folgenden soll auf einige Beispiele solcher Fehlinterpretationen eingegangen werden:

„Bezahnte Dysgnathien werden auf Grund des Okklusionsbezugs mit dem SSO-Tarif abgerechnet. Deswegen muss auch die Entfernung des Osteosynthesematerials konsequenterweise mit dem SSO-Tarif abgerechnet werden."

Einerseits wären bei Abrechnung der Dysgnathie-Operation nach Tarmed gemäss Argumentation der Kasse die Voraussetzungen für die Abrechnung der OSME ebenfalls nach Tarmed erfüllt und müssten nicht mehr hinterlegt werden. Andererseits trifft der Okklusionsbezug nur auf die Dysgnathie-Operation zu und sicher nicht auf die Osteosynthese-Materialentfernung.

Die Argumentation, die OSME beim Bezahnten müsse konsequenterweise mit dem SSO-Tarif abgerechnet werden, trifft nicht zu. Die Abrechnung einer Dysgnathie auf Grund der Okklusionsbezogenheit mit dem SSO-Tarif bezieht sich auf einen Eingriff mit Osteotomie, Schienung, Einstellung der Okklusion, intermaxillärer Fixation, Osteosynthese, Entfernung der intermaxillären Fixation, Kontrolle der Okklusion, eventueller Nachkorrektur der Okklusion usw. Der gesamte Eingriff ist von Anfang an okklusionsbezogen und kann deshalb korrekterweise nur mit dem SSO-Tarif abgebildet werden. Im überholten Denken vor der Zeit der Doppelapprobation wäre der Anteil des Chirurgen mit dem Arzttarif und der Anteil des Zahnarztes mit dem Zahnarzttarif abgerechnet worden. Demnach wäre eine Abrechnungsalternative eine Aufteilung in Tarmed und SSO. Definitiv nicht möglich ist die Abrechnung eines okklusionsbezogenen Eingriffs allein mit dem Tarmed.

Anders ist dies bei einer Metallentfernung nach einem solchen Eingriff. Hier kann keine Okklusionsbezogenheit ausgemacht werden. Bei einer Metallentfernung ist die Okklusion irrelevant. Der Eingriff kann, ob im bezahnten oder im unbezahnten Bereich, ohne weiteres und lege artis vom ORL durchgeführt werden.

„Für die Osteosynthesematerialentfernung gibt es sowohl im Tarmed als auch im SSO-Tarif eine Abrechnungsposition. Somit können theoretisch beide Positionen abgerechnet werden. Nun besagt aber der PIK-Entscheid ganz klar und unzweideutig, dass in einem solchen Fall die günstigere Tarifvariante, d. h. der SSO-Tarif, zu wählen ist."

Eine solche Auffassung des PIK-Entscheids entspricht einer Fehlinterpretation. Die Metallentfernung nach Osteosynthese von Frakturen, Tumorresektionen, Dysgnathie-Operationen usw. wurde gerade deswegen ausdrücklich im Tarmed aufgeführt, weil sie im SSO-Tarif fehlt –natürlich auch, weil diese Metallentfernungen auch vom ORL und vom Plastischen und Wiederherstellenden Chirurgen durchgeführt und abgerechnet werden müssen. Im SSO geht es um Metallentfernungen nach Osteosynthesen im Alveolarfortsatz, nach Fixation von Knochenspänen, nach Distraktion im Alveolarfortsatz usw. Wenn jede Metallentfernung, gleich welcher Art, sowohl im Tarmed als auch im SSO-Tarif gleichwertig wäre und nur die günstigere SSO-Variante abgerechnet werden dürfte, hätte man sich das Aufführen der Metallentfernung im Tarmed sparen können.

Grundlegende Voraussetzung für das Abrechnen einer Tarmed-Leistung ist beispielsweise die FMH-Dignität oder die bereits integrierte Assistenz. Diese Voraussetzung gilt nicht für den SSO-Tarif. Bereits darin unterscheiden sich die Tarmed-Leistungen von den SSO-Leistungen. Es gibt somit keinen einzigen Fall, in dem sich eine Tarmed-Leistung nicht in mehreren Belangen von der entsprechenden Leistung im SSO unterscheidet.

„Gewisse Leistungen im Tarmed können nur abgerechnet werden, wenn sie in der von den Tarmed-Bestimmungen geforderten Infrastruktur (OP Sparte I/II) durchgeführt werden. Der Tarif (Tarmed) bestimmt, in welcher Infrastruktur die Leistung erbracht werden muss, damit sie abgerechnet werden kann."

Dies entspricht einer Fehlinterpretation. Unter der Voraussetzung, dass die FMH-Dignität und die Assistenz erfüllt sind, kann eine Tarmed-Leistung sehr wohl mit einer niedrigeren Sparte als im Tarif aufgeführt erbracht und auch abgerechnet werden, jedoch nur mit derjenigen Infrastruktur, die effektiv erbracht worden ist. Der Facharzt FMH für Mund-, Kiefer- und Gesichtschirurgie, für ORL oder für Plastische und Wiederherstellende Chirurgie kann eine im OP II aufgeführte Leistung sehr wohl im OP I oder Praxis-OP erbringen und auch nach Tarmed abrechnen, bei der Infrastruktur dann nicht gemäss OP II, sondern gemäss OP I bzw. Praxis-OP.

Dass der Tarmed bestimmen soll, in welcher Infrastruktur die Leistung erbracht werden muss, damit sie abgerechnet werden darf, entspricht ebenfalls einer Fehlinterpretation. In den Expertengesprächen wurde immer darauf hingewiesen, dass solche Fehlinterpretationen die Kosten künstlich in die Höhe treiben würden, was nicht im Interesse der Versicherer sein kann. Die Sparten stellen eben gerade keine therapeutische oder abrechnungstechnische Voraussetzung dar. Es sind Parameter, die den Charakter der Leistung definieren und sie gegenüber anderen, ähnlichen Leistungen abgrenzen sollen.

Ohne die Voraussetzung der FMH-Dignität kann eine Leistung auf Verantwortung des betreffenden Operateurs zwar erbracht werden (beispielsweise Entfernung einer Zahndystopie durch einen Oralchirurgen). Der Eingriff kann jedoch nicht nach Tarmed abgerechnet werden, sondern nach dem SSO-Tarif.

„Der Tarmed bestimmt, in welcher Infrastruktur die Leistung erbracht werden muss."

Eben nicht! Die im Tarmed bei jedem Eingriff aufgeführte Sparte hat keine Auswirkung auf die Therapiefreiheit. In einem OP II können ohne weiteres auch kleinere Eingriffe durchgeführt werden. Wenn dazu kein OP II notwendig ist, kann selbstverständlich nur – entsprechend der erbrachten Leistung – OP I oder Praxis-OP abgerechnet werden.

Umgekehrt kann eine OP-II-Operation je nach Patient auf Verantwortung des Operateurs auch im OP I oder Praxis-OP durchgeführt werden, selbstverständlich unter Abrechnung lediglich mit OP I oder Praxis-OP. Bei für maxillofaziale Operationen typischen kombinierten Eingriffen muss nicht für jeden Eingriff entsprechend der Sparte der Operationssaal gewechselt werden.

Grundsätzlich gelten folgende Tarifregeln:

1. Höhere als geforderte Voraussetzungen (z. B. bezüglich FMH-Dignität oder Sparte) können erbracht und abgerechnet werden, jedoch nur gemäss erbrachter Dignität bzw. Sparte (z. B. Oralchirurg gemäss SSO-Tarif, ORL, Plastischer und Wiederherstellender Chirurg
oder Mund-, Kiefer- und Gesichtschirurg gemäss Tarmed und Operationssaal gemäss angewendeter Sparte).
2. Tiefere Voraussetzungen als die im Tarmed geforderten können in Verantwortung des Operateurs erbracht, jedoch nur zu den effektiv erbrachten Voraussetzungen abgerechnet werden. Ein Oralchirurg darf einen in der Praxis entfernten dystopen Weisheitszahn nur mit dem ihm zustehenden SSO-Tarif abrechnen. Ein Facharzt für Mund-, Kiefer- und Gesichtschirurgie, der einen dystopen Weisheitszahn oder eine Metallentfernung nach Dysgnathie-Operation in der Praxis im Praxis-OP oder im OP I vornehmen will, darf dies durchführen und auch nach Tarmed abrechnen, wobei er nur den Praxis-OP bzw. den OP I in Rechnung stellen darf. Wenn keine Assistenz erbracht wurde, kann nicht im Tarmed, sondern nur mit dem SSO-Tarif abgerechnet werden.
3. Alle Fehlinterpretationen, mit denen die Krankenkasse Vorschriften erlassen will, um die medizinische Indikation oder die therapeutische Freiheit einzuschränken, sind null und nichtig. Dies gilt insbesondere für sowohl im SSO-Tarif als auch im Tarmed angeblich gleichwertig abgebildete Leistungen (Fehlinterpretationen des PIK-Entscheids), die sich jedoch in Wahrheit immer zumindest in der FMH-Dignität, der Assistenz oder der Sparte grundlegend unterscheiden oder bei denen schon nur die vier Voraussetzungen für die Anwendung des PIK-Entscheids nicht erfüllt sind.

Wichtigste Unterscheidungen zwischen Tarmed- und SSO-Tarif-Voraussetzungen:

Folgende Voraussetzungen müssen kumulativ erfüllt sein, damit der PIK-Entscheid Anwendung findet:

1. Es geht um eine Kombination von SSO- mit Tarmed-Leistungen,
2. die Leistungen werden in Narkose erbracht,
3. sie werden in der Sparte OP I erbracht und
4. sie sind sowohl im SSO-Tarif als auch im Tarmed aufgeführt.

Diese zu Recht restriktiven Voraussetzungen grenzen das Feld möglicher Überschneidungen stark ein. Eine einzelne Leistung kann nie für die Anwendung des PIK-Entscheids zur Diskussion stehen.

Regeln:

Tarmed	SSO-Tarif
FMH-Dignität für MKG für PLWC für ORL	SSO-Dignität für MKG für Oralchirurgie für Zaz
alle Leistungen in ca. 200 Pauschalen inkl. zugehörige Assistenz	alle Leistungen als Bausteine in Einzelleistungen aufgeführt, Assistenz separat aufgeführt
nicht okklusionsbezogen für ärztliche und doppelapprobierte Dignität (oder SSO exkl.)	okklusionsbezogen für zahnärztliche und doppelapprobierte Dignität
Sparte UBR Chirurgie/Praxis-OP/OP I/OP II	Saalbenützung bei operativen Eingriffen Assistenz Bettenbenützung

Beispiele:

Tarmed	SSO-TARIF
Zahndystopie ausserhalb Alveolarfortsatz 2 Assistenzen	Zahnextraktion, Zahn innerhalb Alveolarfortsatz
Kieferhöhlenoperationen osteoplast. transoral oder endoskopisch, 1 Assistenz	Verschluss dentogener oroantraler Fistel mit oder ohne Zahnextraktion Fremdkörperentfernung aus Kieferhöhle
Kürettage eines osteomyelitischen Herdes im MKG-Bereich durch ORL oder MKG, 1 Assistenz	Osteomyelitischer Herd im dentoalveolären Bereich durch Zahnarzt, Oralchirurg oder MKG
Osteomyelitis oder Radioosteomyelitis im MKG-Bereich, 2 Assistenzen	Osteomyelitis oder Radioosteomyelitis im dentoalveolären Bereich durch Zaz, Oralchirurg oder MKG
Zystenoperation im Knochen ausserhalb des Alveolarfortsatzes oder in Weichteilen der Mundhöhle durch MKG, 2 Assistenzen	Zysten verschiedener Ausdehnung im dentoalveolären Bereich durch Zaz, Oralchirurg oder MKG Zystenoperationen im dentoalveolären Bereich zur Nasen- oder Kieferhöhle oder ausgedehnte Unterkieferzyste, mit Übergreifen auf Ramus ascendens oder Corpus mandibulae durch Zaz, Oralchirurg oder MKG
Nicht okklusionsbezogene Frakturen, Tumoren, Osteotomien, Osteosynthesen im Gesichtsschädelbereich, MKG, ORL, PLWC, 2 Assistenzen (Falls okklusionsbezogen, kann zusätzlich zahnärztliche Schienung, Okklusionseinstellung und IMF usw. mit SSO-Tarif abgerechnet werden, oder alles SSO)	Okklusionsbezogene Frakturen, Tumoren, Osteotomien, Osteosynthesen im Gesichtsschädelbereich inkl. zahnärztliche Schienung, Okklusionseinstellung, intermaxilläre Fixation usw. durch Zaz, Oralchirurg, MKG
OSME im maxillofazialen Bereich (nach Gesichtsschädelfrakturen, nach Tumor-Rekonstruktionen, nach Schussverletzungen, nach Dysgnathie-Operationen) durch ORL, PLWC, MKG, 2 Assistenzen	Fibromentfernung Osteotomie mit Osteosynthese im Alveolarfortsatzbereich im OK/UK durch Zaz, Oralchirurg, MKG OSME nach dentoalveolären Eingriffen durch Zaz, Oralchirurg oder MKG

Epikrise

Im komplexen multidisziplinären Gesichtsschädelbereich sind auf Grund des von Versichererseite in unfertigem Zustand eingeführten Tarmed zwangsläufig Fehlanwendungen nachvollziehbar. Diese müssen auf Grund fachspezifischer Kriterien korrigiert werden.

Unzulässig sind auf einer Fehlinterpretation des PIK-Entscheids basierende, auf hypothetische, nicht mehr vorkommende Überschneidungen abgestützte, nicht auf die restriktiven Voraussetzungen für die Anwendung des PIK-Entscheids eingeschränkte, rein wirtschaftliche Meistbegünstigungsansprüche zahnärztlicher Kassengremien mit fachlicher Diskriminierung der doppelapprobierten Mund-, Kiefer- und Gesichtschirurgen. Es geht um die Festlegung der fachlich korrekten Anwendung der Tarife und nicht um ein alle fachlichen Gesichtspunkte negierendes Heraussuchen der kostengünstigsten Variante zur Diskriminierung der ganz wenigen in freier Praxis tätigen Vertreter unseres Fachbereichs.

Fehlinterpretationen (Merkblatt)

Fehlinterpretationen beruhen auf fehlendem Wissen bzw. Unkenntnis. Hier sollen die am häufigsten vorkommenden versichererseitigen Fehlinterpretationen richtiggestellt werden. Besonders betroffen sind folgende Kapitel:

- Kostenvoranschlag, Datenschutz, Akteneinsicht
- Abrechnen gemäss SSO-Vertrag
- Abklärungskosten
- Ärztliche Leistungen gemäss Art. 25 KVG
- Leistungspflicht

Kostenvoranschlag, Datenschutz, Akteneinsicht

Kostenvoranschlag

Zur Beurteilung der WZW-Kriterien bei einer zahnärztlichen Behandlung – beispielsweise ob für eine festsitzende oder abnehmbare Versorgung – benötigt der Vertrauenszahnarzt unter anderem einen Kostenvoranschlag. Diese grundsätzliche Voraussetzung für eine Kostenübernahme durch die Versicherer ist in Art. 7 des Vertrags SSO-sas geregelt: *„Die Zahnärztin oder der Zahnarzt hat dem zuständigen Versicherer vor Aufnahme der Behandlung einen in der Regel nach Tarifziffern detaillierten Kostenvoranschlag einzureichen".*

Demgegenüber geht es bei chirurgischen sowohl ärztlichen als auch arztäquivalenten Eingriffen um notfallmässige oder dringliche Massnahmen. Medizinisch indiziert richtet sich die durchzuführende Behandlung nach dem Verlauf des operativen Eingriffs und der postoperativen Heilung. Ein Kostenvoranschlag und das Abwarten des Entscheids vom Versicherer sind deshalb gar nicht möglich. Deshalb ist dies – als Ausnahme von der Regel und aus chirurgischer Sicht als Hauptzweck von Art. 7 im Vertrag SSO-sas ausdrücklich festgehalten: *„Für kieferorthopädische oder kieferchirurgische Behandlungen genügt die Einreichung eines Behandlungsplans mit Angabe der vorgesehenen Kosten".*

Dies bezieht sich vor allem auf eine kieferorthopädische Behandlung. Bei einem operativen Eingriff ist oft selbst das nicht möglich. Deswegen sollte bei Verweis auf Art. 7 SSO-sas im Zusammenhang mit einem chirurgischen Eingriff darauf hingewiesen werden, dass gerade kein Kostenvoranschlag notwendig sei oder erstellt werden könne.

Angaben versus Unterlagen

Gemäss Art. 42 KVG ist der Datenschutz im KVG genau geregelt. Der Versicherer kann eine genaue Diagnose oder zusätzliche Auskünfte medizinischer Natur verlangen.

Dabei handelt es sich nicht um Unterlagen, sondern um Angaben in Form eines honorarberechtigten Arztzeugnisses.

Originalunterlagen

Im Rahmen der Aushandlung im Vorfeld der KVG-Revision hat die Ärztedelegation nachhaltig dafür gekämpft, dass als Resultat im KVG von „Angaben" und ausdrücklich nicht von „Unterlagen" die Rede ist. Die Versichererseite wollte Gratisberichte aus der Krankengeschichte (Operationsbericht, Austrittsbericht, Laborbericht usw.). Wir beharrten hingegen auf Angaben in Form eines honorarpflichtigen Arztberichtes (nach Tarmed bzw. WiKo im Internum SSO 1/2013 mit Ziffer 4043) und konnten uns durchsetzen. Deshalb ist es uns unverständlich, dass beinahe täglich eine Sachbearbeiterin eines Zahnteams der Krankenkasse anruft und explizit auf solchen Gratisunterlagen beharrt.

Operationsbericht

Im Datenschutz des KVG kommt dem Operationsbericht eine Sonderstellung zu. Darauf hat auch der Eidgenössische Datenschutzbeauftragte (EDÖP) wiederholt hingewiesen (www.fmch.ch/Dienstleistungen/Datenschutz).

Operationsberichte werden speziell für die Patientenbehandlung geschrieben. Deswegen wird darin auf Folgendes hingewiesen:

- erschwerende Faktoren,
- Risikoverhalten des Patienten,
- mangelnde Mitarbeit des Patienten,
- vorgekommene Fehler während des Eingriffs,
- zu erwartende Komplikationen,
- mögliche Folgeschäden,
- Auswirkungen auf frühere oder gegenwärtige Erkrankungen usw.

Diese Angaben benötigt der Vertrauensarzt für die Beurteilung der Leistungspflicht nicht. Für den Patienten können diese Angaben jedoch nachteilig sein. So ist es bereits vorgekommen, dass Patienten auf Grund solcher Unterlagen von der Leistungspflicht der Zusatzversicherung ausgeschlossen wurden, weil sie die in den Unterlagen erwähnte Erkrankung bei Versicherungsabschluss nicht angegeben hatten. Dies konnten sie auch nicht, wenn die Erkrankung nur im Dossier des Hausarztes aufgeführt ist und von dort in den Operationsbericht einfloss; die Patienten wussten daher nichts von der Erkrankung. Der Ausschluss erfolgte, obschon die Erkrankung nichts mit der durchgeführten Operation zu tun hatte.

Deshalb ist es unzulässig, einen üblichen Operationsbericht einzureichen. Zulässig sind auf Anfrage des Vertrauensarztes lediglich die Angabe der genauen Diagnose sowie der durchgeführten Operation inklusive Beantwortung von Fragen medizinischer Natur.

Röntgenbilder einreichen

Röntgenbilder stellen Unterlagen aus der Krankengeschichte dar. Unterlagen werden grundsätzlich nicht an Versicherer eingereicht.

Bei Röntgenbildern existieren jedoch Ausnahmen:

- An die SUVA werden Röntgenbilder eingereicht, da diese zum Vorteil der Patienten bei der SUVA 30 Jahre archiviert werden. Das Einreichen von Röntgenbildern bei Unfällen ist demnach auf die SUVA beschränkt und gilt nicht generell für UVG-Versicherer oder Krankenkassen.
- An die IV müssen im Zusammenhang mit der Abklärung eines Geburtsgebrechens für die Kephalometrie standardisierte Fernröntgenbilder eingereicht werden. Im Zusammenhang mit Art. 27 KVG ist eine Kephalometrie und damit das Einreichen von Fernröntgenbildern nur notwendig, wenn noch keine IV-Verfügung vorliegt.
- An eine Krankenkasse sind Zahnröntgenbilder einzureichen, wenn es um die WZW-Kriterien unterschiedlich aufwendiger Zahnersatzmassnahmen geht oder um das OPT, wenn Zahnverlagerungen vorliegen.

Zusammenfassend lässt sich sagen, dass es nie um das routinemässige Anfordern von Röntgenbildern ins Blaue hinein gehen darf, sondern immer nur um spezielle Fälle (SUVA/IV/Zahnröntgen Art. 31 KVG) auf gezielte Anfrage des Vertrauenszahnarztes. Röntgenbilder, die von der Kasse angefordert werden, sind kassenpflichtig. Deswegen werden sie idealerweise vom Patienten selbst eingereicht.

Vertrauensarzt: Bekanntgabe von Name und Adresse

Die Krankenkasse ist verpflichtet, auf Anfrage dem Leistungserbringer Name und Adresse des Vertrauensarztes/Zahnarztes bekanntzugeben. Diese Verpflichtung beruht gemäss Art. 42 KVG darauf, dass der Leistungserbringer in begründeten Fällen berechtigt und auf Verlangen der versicherten Person in jedem Fall verpflichtet ist, medizinische Angaben nur dem Vertrauensarzt/-zahnarzt oder der Vertrauensärztin/-zahnärztin des Versicherers nach Art. 57 KVG bekanntzugeben. Damit dies gewährleistet ist, müssen Name und Adresse der Vertrauensärzte bekanntgegeben werden.

Übermittelt der Leistungserbringer medizinische Angaben an den Vertrauensarzt des Versicherers, so ist es nicht Aufgabe des Versicherers, quasi vorgelagert zu entscheiden, ob die medizinischen Angaben tatsächlich zum Vertrauensarzt gelangen dürfen oder nicht.

Vertrauenszahnarzt: Bekanntgabe von Name und Adresse

Wird eine Sachbearbeiterin des vertrauensärztlichen Teams Medizin um Angabe von Name und Adresse des Vertrauensarztes gebeten, gibt sie sofort Auskunft und schickt sogar ein frankiertes Kuvert mit Name und Adresse des betreffenden Vertrauensarztes. Die gleiche Frage beim Team Zahnmedizin nach Name und Adresse eines Vertrauenszahnarztes resultiert in einer Verweigerung jeglicher Angaben, trotz Hinweis einer Verpflichtung gemäss Art. 42 KVG. Die kieferchirurgischen Vertrauensärzte werden dabei gleich gehandhabt wie die Vertrauenszahnärzte. Dabei geht es selbstverständlich nicht um die Praxis- oder gar Privatadresse des Vertrauenszahnarztes, sondern insbesondere um dessen Namen und die Adresse des vertrauensärztlichen Dienstes, damit er die Angaben überhaupt erhält und Anfragen bzw. Gesuche nicht in eigener Regie von den Sachbearbeiterinnen des Teams Zahnmedizin beantwortet werden.

Übermittelt der Leistungserbringer medizinische Angaben an den Vertrauenszahnarzt des Versicherers, so ist es nicht Aufgabe des Versicherers, quasi vorgelagert zu entscheiden, ob die medizinischen Angaben tatsächlich zum Vertrauenszahnarzt gelangen sollen oder nicht.

Angaben, die notwendig sind

Die Leistungserbringer müssen gemäss Art. 57 KVG den Vertrauensärzten und Vertrauensärztinnen die zur Erfüllung ihrer Aufgaben bei der Beurteilung der Leistungspflicht notwendigen Angaben liefern. Keineswegs vorgesehen ist das Anfordern und Einreichen von Unterlagen aus der Krankengeschichte, aus denen dann der Vertrauensarzt im Interesse der Krankenkassen liegende Angaben heraussucht, sondern vielmehr die Beantwortung gezielter vertrauensärztlicher Anfragen durch den Behandler. Welche Angaben der Vertrauensarzt zur Beurteilung der Leistungspflicht benötigt, muss in einer gezielten Anfrage formuliert sein.

Verhaltensregeln innerhalb versus ausserhalb von Kap. V/VI

In der Humanmedizin befolgen die vertrauensärztlichen Teams die ärztlichen Vorgaben des KVG bezüglich Datenschutz und Therapiehoheit. Weder werden Gratisunterlagen verlangt noch Behandlungsvorschriften aufgestellt, da die Art der Behandlung durch die medizinische Indikation vorgegeben ist. Ratschläge im Sinne eines Klinikchefs an einen Assistenten sind undenkbar.

In der Zahnmedizin beschäftigt sich das Team Zahnmedizin vor allem mit zahnärztlichen Verhaltensregeln zu WZW-Kriterien zahnärztlicher Behandlungen. Es geht darum, ob die Kasse beispielsweise eine festsitzende Versorgung übernimmt oder lediglich einen Äquivalenzbetrag für eine abnehmbare Lösung auszahlt und der Patient sich entscheiden muss, ob er den Restbetrag aufzahlen will. Die Behandlungsart ist durch die medizinische Indikation nicht vorgegeben.

Für seinen Entscheid benötigt der Vertrauenszahnarzt über die restriktiven Regeln des KVG hinausgehende Informationen wie beispielsweise ein Zahnröntgenbild, einen nach Tarifziffern detaillierten Kostenvoranschlag, eine auch das Material berücksichtigende Offerte des Zahntechnikers usw.

Problematisch wird es, wenn solche – ausdrücklich zahnärztlichen Massnahmen vorbehaltenen – zahnärztlichen Verhaltensregeln unbedarft auf ärztliche oder arztäquivalente Behandlungen übertragen werden, wo die medizinische Indikation den WZW-Kriterien vorangeht, wo sich die Behandlung nach dem Verlauf von Operation und Heilung zu richten hat und der Datenschutz und die Behandlungshoheit des Behandlers gemäss den KVG-Richtlinien gelten.

Welchen Knigge das vertrauensärztliche Team Zahnmedizin zu befolgen hat, ist in Art. 7 des Vertrags SSO-sas festgehalten:

- Für zahnärztliche Massnahmen gelten die zahnärztlichen Verhaltensregeln.
- Für kieferorthopädische (Kapitel XI) und chirurgische (Kapitel V und VI) Massnahmen gelten ärztliche bzw. arztäquivalente Verhaltensregeln.

Unser Fachbereich mitsamt Vertrauensarzt für Kieferchirurgie befolgt des ärztlichen Knigges. Die Krankenkasse und die Sachbearbeiterinnen müssen streng darauf achten, ob sie sich innerhalb der Verhaltensregeln der Kapitel V und VI bewegen oder ausserhalb davon.

KVG-Formular

Das KVG-Formular der SSO stellt ein detailliert ausgearbeitetes formatiertes Zeugnis zum Informationsfluss bzw. Datenschutz im KVG dar.

Wenn es, wie vorgesehen, vollständig ausgefüllt ist, wird genau die Information übermittelt, die in allen Fällen zur Beurteilung der Leistungspflicht benötigt wird. Damit wird, wenn nur die auf dem KVG-Formular geforderten Informationen geliefert werden, der Datenschutz eingehalten.

Das Wichtigste, was das KVG-Formular zur Vermeidung von Fehlinterpretationen beitragen kann, ist die Rubrik mit der Angabe des KVG-Artikels, unter dem die Leistungspflicht laufen soll. Voraussetzung ist ein korrektes Ausfüllen durch den Leistungserbringer.

Das KVG-Formular ist – mit Ausnahme von Behandlungen gemäss Art. 25 KVG – in allen vorkommenden Fällen notwendig, insbesondere gemäss Art. 31 KVG. Im KVG-

Formular geht es um eine genaue Diagnose, den Krankheitswert, die Art der Leistungspflicht und die Art der Behandlung.

Bei Massnahmen ausserhalb von Kap. V, VI und XI sind ein nach Tarifziffern detaillierter Kostenvoranschlag und Unterlagen zur Beurteilung der WZW-Kriterien erforderlich (z. B. Offerte des Zahntechnikers, Zahnröntgen).

Für Art. 27 KVG zusätzlich notwendig sind alle Angaben und Unterlagen, die bei einem IV-Fall auch der IV einzureichen sind, d. h. entweder eine IV-Verfügung (auch von früher) oder, wenn diese nicht vorhanden ist, Kephalometrie, FSR, OPT und Modelle, wie sie für das Ausstellen einer IV-Verfügung notwendig sind.

Für Art. 28 KVG benötigt es zusätzlich alle Angaben und Unterlagen, die bei einem UVG-Fall auch der SUVA eingereicht werden müssten, um für Unfallfolgen den Kausalzusammenhang mit dem Unfall herstellen zu können.

Nahezu unendlich ist der Spielraum für Fehlinterpretationen bei Krankenkassen, die sich nicht darüber Rechenschaft abgeben, in welchem KVG-Artikel (25, 27, 28, 31 KVG) oder in welchem Tarifbereich (innerhalb oder ausserhalb von Kapitel V, VI oder XI) sie sich im konkreten Einzelfall bewegen.

Wenig falsch gemacht werden kann bei Art. 27 KVG, bei Art. 28 KVG und bei Art. 31 KVG ausserhalb Kap. V, VI und XI.

Einsehbar, aber bei Sachbearbeiterinnen infolge mangelnder Kenntnisse häufig unbekannt sind die rigiden, rein KVG-bezogenen Regeln bezüglich Datenschutz und Nichteinmischung in die Therapiefreiheit unter Art. 25 KVG.

Leicht verständlich sind die Fehlinterpretationen, wenn für Fälle unter KVG 25 die Voraussetzungen für Art. 27 KVG oder Art. 28 KVG angefordert werden (IV-Verfügung, Kephalometrie, Fernröntgen, Modelle, Anamnese und Verlauf), wie sie gerade bei Fällen von Art. 25 KVG nicht notwendig sind, weil die Fälle sonst unter Art. 27 KVG oder Art. 28 KVG laufen würden.

Häufigste und schwierig einsehbare, deshalb im Internum SSO 1/2013 aufgeführte Fehlinterpretationen sind das Beharren auf einem Zahnschadenformular, auf einem Kostenvoranschlag, auf der Abrechnung nach Tarmed und auf Gratisunterlagen unter Umgehung des Datenschutzes. Empfohlen wird im Internum SSO das Einhalten des Arztgeheimnisses durch einen Arztbericht, verrechnet mit Pos. 4043.

Häufig verletzt werden die Verhaltensregeln bei Kap. V und VI in Art. 31 KVG, weil die Überprüfung innerhalb der Kasse vonseiten des Zahnteams und des Vertrauenszahnarztes erfolgt, jedoch dabei die Verhaltensregeln wie für Art. 25 KVG zu berücksichtigen sind. Das Hauptproblem liegt darin, dass diesen Gremien die Verhaltensregeln unter Art. 25 KVG und die dabei gemachten Fehlinterpretationen nicht bekannt sind, obschon sie immer wieder im Internum SSO erwähnt werden. Korrekt und einziger Zusatz zu Art. 25 KVG ist die Forderung nach einem vollständig ausgefüllten KVG-Formular. Nicht korrekt ist jedoch das Beharren auf einem detaillierten Kostenvoranschlag, auf Gratisunterlagen aus der Krankengeschichte unter Umgehung des Datenschutzes, das Verweigern von Name und Adresse des Vertrauenszahnarztes und das Beharren auf Forderungen, wie sie in Art. 27, Art. 28 und Art. 31 KVG ausserhalb von Kap. V, VI und XI zulässig sind, wie beispielsweise das Zuwarten mit dem Beginnen der Behandlung. All diese Fehlinterpretationen führen zu einem gespannten Verhältnis zwischen Krankenkassen und Leistungserbringern, und zwar auf Grund von fehlendem Wissen auf Krankenkassenseite.

Rückfragen von Versicherungen

Immer häufiger verlangen Versicherungen nach Einreichen eines Zahnschadenformulars Zusatzinformationen. Bei Beantworten der Fragen ist darauf zu achten, dass das Arztgeheimnis nicht verletzt wird (d. h. die Fragen sind in Form eines Arztzeugnisses zu beantworten, aber es sind keine Unterlagen einzureichen). Zudem empfiehlt die WiKo im Internum 1/2013, für diesen administrativen Aufwand die Ziffer 4043 zu verrechnen und der Versicherung direkt mit dem Bericht die Honorarnote zukommen zu lassen.

Mitwirkung beim Vollzug

Wer Versicherungsleistungen beansprucht, muss gemäss Art. 28 ATSG unentgeltlich alle Auskünfte erteilen, die zur Abklärung des Anspruchs und zur Festsetzung der Versicherungsleistungen erforderlich sind. Die Personen, die Versicherungsleistungen beanspruchen, haben alle Personen und Stellen – namentlich Arbeitgeber, Ärztinnen und Ärzte, Versicherungen sowie Amtsstellen – im Einzelfall zu ermächtigen, die Auskünfte zu erteilen, die für die Abklärung von Leistungsansprüchen erforderlich sind. Diese Personen und Stellen sind zur Auskunft verpflichtet.

Die Verpflichtung zur Mitwirkung bezieht sich demnach primär auf den Patienten. Bei der Mitwirkung des Behandlers stehen wiederum das Arztgeheimnis bzw. der Datenschutz im Vordergrund, indem es um Auskünfte geht und nicht um das Einreichen von Unterlagen aus der Krankengeschichte.

Akteneinsicht

Für die Beurteilung einer Verfügung und den Entscheid für oder gegen eine Einsprache ist es zweckmässig, den Entscheid des Vertrauensarztes zu kennen. Dazu muss gemäss Art. 47 ATSG Akteneinsicht beantragt werden.

Sofern überwiegende Privatinteressen gewahrt bleiben, steht die Akteneinsicht zu:
a) der versicherten Person für die sie betreffenden Daten,
b) den Parteien für die Daten, die sie benötigen, um einen Anspruch oder eine Verpflichtung nach einem Sozialversicherungsgesetz zu wahren oder zu erfüllen oder um ein Rechtsmittel gegen eine auf Grund desselben Gesetzes erlassene Verfügung geltend zu machen.

Beschwerderecht

Wenn sich die Kasse weigert, entgegen dem Begehren des Patienten eine Verfügung und Akteneinsicht mit Offenlegung der Stellungnahme des Vertrauensarztes zu gewähren, kann der Patient direkt – ohne Umweg über Verfügung und Einsprache – eine Beschwerde gemäss Art. 56 ATSG an das kantonale Verwaltungsgericht einreichen. Dieses wird der Krankenkasse für die Akteneinsicht bzw. Verfügung eine Frist setzen.

Behandlungsbeginn

Routinemässig verlangt wird das Zuwarten mit einer Behandlung, bis die Kostengutsprache des Versicherers vorliegt. Obsolet ist eine solche Forderung bei notfallmässigen oder dringlichen Massnahmen.

Nicht zur Diskussion steht die Forderung auch bei Fällen gemäss Art. 25, Art. 27 und Art. 28 KVG.

Aufgehoben ist die Forderung bei Fällen gemäss Art. 31 KVG Kap. V und VI ab dem 10. Tag nach Einreichen des KVG-Formulars, da hier die medizinische Indikation die Art der Behandlung bereits eindeutig präjudiziert und nicht von einem Kostenvoranschlag abhängig ist.

Ein Abwarten mit einer Behandlung bis zum Vorliegen einer Kostengutsprache ist einzig und allein berechtigt bei Fällen gemäss Art. 31 KVG ausserhalb Kap. V und VI, weil die Art der Behandlung von WZW-Kriterien und damit von der Krankenkasse bzw. darüber hinaus vom Entscheid des Patienten abhängig ist.

Hinfällig ist das Abwarten jedoch, wenn der Patient die Kostenübernahme unabhängig von der Höhe der Vergütung durch die Krankenkasse zusagt.

Abrechnen gemäss SSO-Vertrag

Arztäquivalente Leistungen gemäss Art. 25 KVG

Arztäquivalente Leistungen haben einen ärztlichen Ansatzpunkt oder eine ärztliche Zielsetzung. Anders als für die zahnärztlichen Leistungen nach Art. 17–19 sowie 19a ist keine Kostengutsprache nötig. Zur Vermeidung von Missverständnissen sollte kein KVG-Formular eingesendet werden.

Auf der Rechnung wird der Diagnosecode, Hauptcode Q9 angegeben.

Die Abrechnung erfolgt nach dem Zahnarzttarif.

Tiers payant versus Tiers garant

Erfolgt auf ein Kostengutsprachegesuch ohne Kostenvoranschlag innerhalb von 10 Arbeitstagen eine Kostengutsprache, kann die Abrechnung gemäss SSO-Vertrag nach Tiers payant direkt an die Krankenkasse adressiert werden. Liegt innerhalb von 10 Arbeitstagen keine Kostengutsprache vor oder wird ein Kostenvoranschlag verlangt, der bei ärztlichen Massnahmen nicht möglich ist, da sich die Leistungen nach dem Eingriff und dem Heilungsverlauf zu richten haben, wird die Abrechnung wie beim Arzt nach Tiers garant unter Beifügung eines Rückerstattungsbelegs direkt an den Patienten gerichtet.

Tiers payant

Die Pflicht zum Tiers payant zwischen Leistungserbringer und Versicherer hängt also davon ab, ob sie von Versichererseite durch eine Kostengutsprache innerhalb von 10 Tagen ausgelöst wird oder nicht. Eine Kostengutsprache innerhalb von 10 Tagen verpflichtet beide Parteien zum Tiers payant.

Bei einer Kostengutsprache später als 10 Tage ist die Verpflichtung zum Tiers payant geplatzt. Freiwillig kann sie immer noch wahrgenommen werden. Entscheidungsträger sind dann auch der Patient und der Leistungserbringer.

Unabhängig vom Vertrag zwischen Leistungserbringer und Versicherer kann der Patient durch Kostenzusage in einem Vertrag zwischen Patient und Behandler sofort einen Behandlungsbeginn auslösen und dabei Tiers garant vereinbaren.

Bei einer Behandlung ausserhalb von Art. 25, Art. 27, Art. 28 und Art. 31 KVG Kapitel V und VI muss der Patient darauf aufmerksam gemacht werden, dass der Versicherer gemäss WZW-Kriterien allenfalls einen Teil der Behandlung übernimmt. Weiter muss er wissen, dass die Krankenkasse auch die gesamte Behandlung als Nichtpflichtleistung ablehnen kann.

Ein Beharren des Leistungserbringers auf Tiers payant (beispielsweise mit dem Nachteil, dass die Behandlung entgegen dem Wunsch des Patienten nicht begonnen werden könnte), entspräche dem Durchsetzen eines Vertrags zu Lasten Dritter, nämlich der Patienten, und wäre deshalb nichtig.

Ein Vertrag zwischen Patient und Arzt nach Tiers garant hat Vorrang vor einem Vertrag nach Tiers payant zwischen Leistungserbringer und Versicherer. Denn der Leistungserbringer kann nach erfolgter Behandlung und abgewickeltem Tiers garant jederzeit freiwillig den Tiers payant erfüllen, d. h. das überwiesene Geld des Versicherers an den Patienten weiterleiten.

Ein Beharren des Versicherers länger als 10 Tage ist selbst bei einem Fall mit Pflicht zur Einreichung eines Kostenvoranschlag sinnlos, da der Entscheid zum Tiers payant vom Versicherer mangels Vertragserfüllung aus der Hand gegeben wurde. Nichts ändert auch das routinemässig verschickte Standardschreiben der Krankenkasse, dass 10 Tage für eine Beurteilung der Leistungspflicht nicht genügen würden.

Zusätzliche Entschädigung

Vorbehalten bleibt ausdrücklich der Honoraranspruch der Zahnärztin oder des Zahnarztes gegenüber dem Versicherten aus der Behandlung von Vorzuständen, soweit diese nicht zu Lasten der Versicherer gehen, sowie für Leistungen, die auf besonderen Wunsch des Patienten von der Zahnärztin oder vom Zahnarzt erbracht werden (z. B. Versorgung ausserhalb des Bereichs der wirtschaftlichen und zweckmässigen Behandlung, d. h. besonders aufwendige, teure oder kosmetische Behandlungen). Allfällige Aufwendungen für die Extraleistungen werden dem Patienten vom Zahnarzt direkt in Rechnung gestellt; die anteilmässige Vergütung dieser Kosten durch den Krankenversicherer ist zwischen diesem und dem Patienten direkt zu regeln.

Für die privaten Zusatzversicherungen für Zahnbehandlungen, die häufig von Krankenversicherungen angeboten werden, bestehen keine vertraglichen Tarifvorgaben, und für die Abrechnung zahnärztlicher Leistung gegenüber dem Patienten gilt der Privatpatiententarif.

Kosten der Abklärung

Abklärungskosten gemäss Art. 45 ATSG

Der Versicherungsträger übernimmt gemäss Art. 45 ATSG die Kosten der Abklärung, soweit er die Massnahmen angeordnet hat. Hat er keine Massnahmen angeordnet, so übernimmt er deren Kosten dennoch, wenn die Massnahmen für die Beurteilung des Anspruchs unerlässlich waren oder Bestandteil nachträglich zugesprochener Leistungen bilden.

KVG-Formular, Röntgenbilder, Erstuntersuchung

Über das Abrechnen von KVG-Formular, Röntgenbildern und Erstuntersuchung gibt das Internum 6/2004 Auskunft. Grundsätzlich sind die Kosten für das KVG-Formular Pos. 4040 vom Krankenversicherer dem Zahnarzt auch dann zu vergüten, wenn die Kostenübernahme für die Behandlung abgelehnt wird. Voraussetzung für die Vergütung der Tarifposition ist, dass das Formular vollständig und leserlich ausgefüllt ist.

Verlangt der Krankenversicherer weitere Angaben, Röntgenbilder oder weitere Leistungen zur Beurteilung der Leistungspflicht, hat er die Kosten für die Untersuchung, die Röntgenbilder und die weiteren Leistungen zu übernehmen.

Ärztliche Leistungen gemäss Art. 25 KVG

Ärztliche Leistungspflicht gemäss Art. 25 KVG

Das EVG hat in einem Leitentscheid zur Definition ärztlicher und zahnärztlicher Behandlung festgehalten, dass sich die Definition in erster Linie nach dem übergeordneten Behandlungsziel und nachgeordnet nach dem Behandlungsort richtet. Als ärztliche Behandlungen in der Mundhöhle gelten alle medizinischen Massnahmen, die nicht die Verbesserung der Zähne bezüglich Funktion und Aussehen bezwecken.

Beispiele:

- Die Behandlung eines **MAP-Syndroms** u. a. mittels einer Aufbissschiene ist eine in der Regel vom Zahnarzt durchgeführte ärztliche Behandlung, weil das Behandlungsziel (Entlastung des Kiefergelenks und der Kaumuskulatur) ausserhalb des Gebisses liegt.
- Die Behandlung eines submukösen, von der periapikalen Region eines Zahnes ausgehenden **Abszesses** durch Inzision und Drainage gilt ebenfalls als ärztliche Behandlung, weil keine Behandlung/Veränderung am Zahn erfolgt.
- Die gleiche Argumentation gilt für den Verschluss einer **oroantralen Verbindung**.

Der für Art. 25 KVG vom EVG festgehaltene Krankheitsbegriff ist aus der Praxis des EVG abgeleitet und wurde negativ wie folgt definiert: *„Krankheit ist jede Beeinträchtigung der körperlichen oder geistigen Gesundheit, die nicht Folge eines Unfalls ist und die eine medizinische Untersuchung oder Behandlung erfordert oder eine Arbeitsunfähigkeit zur Folge hat".*

Narkosekosten

Zu den Narkosekosten wurde im Internum 1/2012 Stellung bezogen. Voraussetzung für die Erstattung ist, dass ein Eingriff wegen einer schweren geistigen oder körperlichen Behinderung ohne Narkose nicht möglich ist. Vom behandelnden Arzt wird diagnostiziert und festgehalten, dass die Narkose infolge dieser Krankheit indiziert ist, nicht wegen der Karies.

Ob die zahnärztliche Behandlung auch zu Lasten der obligatorischen Krankenversicherung erfolgt, hängt von der Art der Behinderung ab und richtet sich nach Art. 31 KVG und Art. 17–19 KLV.

Leistungspflicht

Zusammentreffen verschiedener Schadensursachen

Die Pflegeleistungen und Kostenvergütungen werden gemäss Art. 26 UVG nicht gekürzt, wenn die Gesundheitsschädigung nur teilweise Folge eines Unfalls ist.

Prämedikation

Stellung zur Prämedikation nahm die SUVA am 22.08.2000:

- Prämedikation durch Injektion in den Oberarm: 1 x Pos. 4025
- Zuschlag zum Listenpreis 7,5 %
- Zuschlag Lagerhaltungskosten 20 %
- Die Indikation der Prämedikation fällt in den Zuständigkeitsbereich des Behandlers.

Knochenersatzmaterial

Intraoperativ eingesetzte, nicht wiederverwendbare Materialien und Medikamente sind grundsätzlich kassenpflichtig. Ausgenommen davon sind im Tarmed Produkte unterhalb eines Maximalbetrags von Fr. 3.- und im SSO-Tarif odontoparodontale Produkte bei zahnärztlicher Lokalisation bzw. Zielsetzung.

Produkte wie beispielsweise Spongostan, Tabotamp usw. werden deshalb von zahnärztlichen Sachbearbeiterinnen routinemässig herausgestrichen, weil sie dort auf einer Negativliste aufgeführt sind. Hingegen werden die gleichen Produkte in ärztlichen Fachdisziplinen (z. B. Allgemeinchirurgie, Orthopädie usw.) zugelassen. Daher gilt es streng nach Zielsetzung zu differenzieren. Spongostan beispielsweise stellt bei zahnärztlicher Zielsetzung (z. B. Auffüllen einer Alveole) ein in der Zahnextraktion eingeschlossenes Produkt dar.

Anders verhält es sich bei einer ärztlichen bzw. arztäquivalenten Leistung wie beispielsweise bei einem Knochenaufbau, sei es gleichzeitig mit einer Implantatinsertion oder bei einem selbständigen Eingriff, bei einer Zystenoperation, bei einem Konturaufbau usw. Dabei sind die für den Knochenaufbau, die Hämostase usw. verwendeten Produkte zusätzlich abrechenbar.

Folgeschäden / Schulunfallversicherung

Patientin, 35-jährig, erlitt mit 7 Jahren einen Zahnunfall. Die Schulunfallversicherung hat die Erstbehandlung übernommen.

Im weiteren Verlauf, nun als erwachsene Person, entwickelte sich eine Entzündung. Der behandelnde Zahnarzt hat eine Wurzelbehandlung und eine Wurzelspitzenresektion durchgeführt – ohne Erfolg, der Zahn musste extrahiert werden.

Der grosse Defekt und die Lücke sollen nun mittels Kammaufbau und implantatgetragener Krone geschlossen werden.

Die Schulunfallversicherung ist nicht mehr für auftretende Spätfolgen verantwortlich. Auch die aktuelle Unfallversicherung muss diese Leistung nicht übernehmen.

Begründung: (Zitat aus der Interpellation 11.3474)

„Leistungen gemäss dem UVG werden nur für Unfälle, deren Rückfälle und Spätfolgen gewährt, wenn zum Zeitpunkt des Unfalls eine Deckung gemäss UVG bestanden hat ..."

Die Folgekosten sind von der aktuellen Krankenkasse der versicherten Person zu übernehmen.

„Alle Personen, die nicht gemäss UVG gegen Unfälle versichert sind (z. B. Kinder, ein nicht unselbständig erwerbstätiger Student oder eine Hausfrau) haben eine Unfalldeckung bei der Krankenkasse. Gemäss Art. 1a Abs. 2b des Bundesgesetzes über die Krankenversicherung (KVG; SR832.10) gewährt die soziale Krankenversicherung Leistungen bei Unfall, soweit dafür keine Unfallversicherung aufkommt. Auch die Kosten infolge von Rückfällen oder Spätfolgen fallen zu Lasten der obligatorischen Krankenpflegeversicherung an und dies auch bei jenen Versicherten, welche bei ihrer Krankenkasse die Unfalldeckung sistiert haben, weil sie wegen der Annahme einer unselbständigen Erwerbstätigkeit nach dem UVG obligatorisch für das Unfallrisiko voll gedeckt sind (vergleiche Art. 8 Abs. 3 KVG). Gemäss einem Grundsatz des KVG ist für diese Folgekosten die aktuelle Krankenkasse der versicherten Person im Zeitpunkt der neuen Behandlungen leistungspflichtig und nicht mehr eine allfällige vormalige Krankenkasse, welche die Unfallkosten übernommen hat." (Zitat aus der bundesrätlichen Antwort vom 31.8.2011 auf eine Interpellation vom 31.05.2011: „Unfallversicherung greift nicht bei Rückfällen nach einer früheren Verletzung".

Ansonsten gilt:

Bei Eintritt eines Schadens während der Zeit mit Deckung durch eine Unfallversicherung erlischt die Versicherungsleistungspflicht nicht und geht an die aktuelle Versicherungsgesellschaft über (Art. 21, Abs. 1 lit. b UVG und Art. 11 UVV).

Und:

Art. 28 KVG: „Die obligatorische Krankenpflegeversicherung übernimmt bei Unfällen nach Artikel 1 Absatz 2 Buchstabe b die Kosten für die gleichen Leistungen wie bei Krankheit."

Hämorrhagische Diathese – Art. 18a 5 KLV

Entfernung von drei Weisheitszähnen wegen Dentitio difficilis bei einer 16-jährigen Patientin mit thrombozytärer Dysfunktion gemäss Art. 31 KVG, speziell Art. 18a 5 KLV „Hämorrhagische Diathese". Das Kostengutsprachegesuch wurde von der Krankenkasse bezüglich Weisheitszähnen abgelehnt, bezüglich 18a 5 befürwortet. Auf Grund einer Abklärung am Spital (Medizinische Klinik und Anästhesie) wurde ein stationäres Vorgehen im Tagesbett über 24 Stunden unter Überwachung auf der Medizinischen Klinik in Allgemeinnarkose unter Cyclocapron-Medikation und Antibiotika durchgeführt, das komplikationslos verlief. Offenbar wegen des komplikationslosen Verlaufs lehnte die Krankenkasse nach erfolgter Behandlung nicht nur die Weisheitszahnentfernung, sondern auch die Narkose- und Spitalkosten ab. Statt gegen die Krankenkasse vorzugehen, beanstandeten die Eltern der Patientin, dass sie vom Spital und vom Behandler ungenügend über die hohen Kosten von Fr. 5000,– für den stationären Aufenthalt aufgeklärt worden seien. Das Spital reduzierte dann die Rechnung auf Fr. 1550,– für ein Tagesbett unter 24 Stunden und drohte, in einem zukünftigen Fall diese Kosten dem Behandler zu verrechnen.

Beurteilung

Es handelte sich um die Entfernung von drei Weisheitszähnen bei einer thrombozytären Dysfunktion. Die medizinische Indikation für die Art der Behandlung erfolgte interdisziplinär vom Hausarzt, vom Hämatologen und vom Anästhesisten am Spital sowie vom behandelnden Kieferchirurgen. Es handelte sich somit um die klassische Situation einer Leistungspflicht gemäss Art. 31 KVG, speziell Art. 18a 5 KLV „Hämorrhagische Diathese".

Dies bedeutet eine Leistungspflicht für:

- Diagnostische Massnahmen
- Allgemein medizinische Abklärung, Gerinnungsstatus, hämatologische Kontrollen
- Medikamentöse Behandlung
- Behandlung des Grundleidens, Ersatz von Gerinnungsfaktoren usw.
- Operative Behandlung
- Blutstillung durch Tamponade, Gewebekleber, Koagulation usw.
- Perioperative Behandlung
- Systemische Antibiose, Prämedikation, Ersatz von Gerinnungsfaktoren, ärztliche Überwachung, Allgemeinnarkose, allfällige ärztliche Assistenz, Spitalaufenthalt, postoperative Überwachung usw.
- Behandlung der Begleitpathologie
- Abschirmung mit systemischer Antibiose, Ersatz von Gerinnungsfaktoren usw.
- Behandlung von Komplikationen
- Allfällige Transfusion bei stärkerer Blutung
- Andere Massnahmen

- Alle weiteren mit der Erkrankung im Zusammenhang stehenden Behandlungsmassnahmen
- Zahnbehandlung, z. B. Anfertigen einer Verbandplatte

Da der Eingriff in Allgemeinnarkose und deswegen auch unter nachfolgender medizinischer Überwachung erfolgte, ist davon auszugehen, dass auch dafür eine ärztliche Indikation vorlag. Gemäss SSO-Internum 1/2012 wurden die Krankenversicherer mit der Ergänzung der Krankenpflege-Leistungsverordnung (KLV) verpflichtet, die Kosten der allgemeinen Narkose zur Ermöglichung von diagnostischen und therapeutischen Eingriffen (inkl. zahnmedizinischer Eingriffe) zu übernehmen.

Die eigentliche Zahnbehandlung – hier die Entfernung von drei Weisheitszähnen – stellt eine Nichtpflichtleistung dar, wenn die Voraussetzungen gemäss Art. 17a 2 KLV nicht erfüllt sind.

Die Krankenkasse leistete im vorliegenden Fall auf Anfrage offenbar korrekt Kostengutsprache für Art. 18a 5 KLV und für die Narkose inkl. Nachbehandlung. Bis und mit durchgeführter und komplikationsloser Behandlung verlief offenbar alles korrekt.

Bei der Abrechnung folgte dann das Chaos: Die Krankenkasse widerruft, offenbar wegen Ausbleibens von Komplikationen, unrechtmässig ihre Leistungspflicht, die sie vor dem Eingriff noch per Kostengutsprache bestätigt hatte. Die Eltern, statt über Anforderung von Akteneinsicht und einsprachefähiger Verfügung mit einer Einsprache und Beschwerde gegen die Kasse vorzugehen (unter Support vom Spital inkl. interdisziplinärem Ärztegremium), beschweren sich über mangelnde Aufklärung über die Höhe der Spitalkosten. Das Spital reduziert die Rechnung von über 24 Stunden stationär auf unter 24 Stunden ambulant und droht dem Behandler mit einer Rückforderung. Selbstverständlich kann das Ganze als provisorischer Unrechtszustand angesehen werden, der beweist, was passiert, wenn sich eine Patientin nicht wehrt oder sich nicht zu wehren weiss. Eine nachträgliche Korrektur der unbefriedigenden Situation ist jederzeit noch möglich.

Zusammenfassung

Der Rückzug einer Kostengutsprache ist, wenn er nicht absolut zwingend begründet werden kann, in höchstem Masse ungesetzlich.

Mit der erfolgten Ergänzung der Krankenpflege-Leistungsverordnung (KLV) besteht eine Leistungspflicht für eine medizinisch indizierte Narkose zur Ermöglichung eines zahnmedizinischen Eingriffs, auch wenn es sich dabei um eine Nichtpflichtleistung handelt.

Die Leistungspflicht gemäss Art. 31 KVG, speziell Art. 18a 5 KLV „Hämorrhagische Diathese", bleibt gegeben, auch wenn sich das Risiko für eine Nachblutungskomplikation im Einzelfall nicht verwirklicht.

Herdsanierung bei Gefässprothesen- oder Herzklappenersatz gemäss Art. KLV 19a KLV

Eine Patientin erlitt eine subakute Aortendissektion von der Aortenwurzel über den Aortenbogen bis in die Aorta descendens sowie eine schwere Aortenstenose. In einem extrem schwierigen herz- und gefässchirurgischen Eingriff musste ein künstlicher Aortenbogen mit Anschluss aller abgehenden Gefässe und eine künstliche Aortenklappe eingesetzt werden.

Vor dem herz- und gefässchirurgischen Eingriff war an eine Sanierung von Kieferherden nicht zu denken. Postoperativ bestand dafür vonseiten der Herzchirurgen und der Kardiologen eine strikte Kontraindikation für die Dauer eines Jahres. Die Überweisung des behandelnden Zahnarztes erfolgte genau nach der vorgeschriebenen Latenzfrist von einem Jahr. Die Herdsanierung konnte dann durchgeführt werden. Die Krankenkasse verweigerte jedoch die Kostengutsprache trotz mehreren Wiedererwägungsgesuchen mit folgenden Argumenten:

„Bei den aufgeführten Zähnen handelt es sich um potentielle Herde. Allerdings ist es überwiegend wahrscheinlich, dass mit einer guten Mundhygiene die bestehenden Zahnschäden vermeidbar gewesen wären. Ist ein Zahnherd mit einer adäquaten Mundhygiene vermeidbar, muss eine Kostenübernahme aus der obligatorischen Krankenpflegeversicherung abgelehnt werden. Zum Zeitpunkt der ärztlichen Behandlung ist das Gebiss saniert gewesen (sei es durch die Herdbehandlung oder wenn keine durchgeführt worden ist weil es nicht notwendig war, d. h. das Gebiss als saniert galt). Weitere Zahnherde sind daher in der Regel vermeidbar. Eine ärztliche Behandlung, in Art. 19a KLV aufgezählt, verursacht keine Zahnschäden. Aus diesem Grund lehnen wir die Kosten aus der Grundversicherung ab."

„In der Krankenpflege-Leistungsverordnung (KLV) sind die Leistungen abschliessend aufgeführt, die die Krankenversicherer aus der Grundversicherung bezahlen. Es ist richtig, dass aus Art. 19a KLV auch vermeidbare Zahnherde aus der Grundversicherung übernommen werden. Allerdings kommt dieser Artikel für die Herdsanierung vor, während oder unmittelbar nach einer ärztlichen Behandlung zum Zug. Bei der Patientin fand die Operation im November 2013 statt. Die Behandlung vermeidbarer Schäden, die zum Beispiel nach einer Herzoperation eintreten oder eine zahnärztliche Herdsanierung zur Endokarditisprophylaxe sind nicht kassenpflichtig. Art. 19a KLV umfasst lediglich die Übernahme der Kosten der zahnärztlichen Behandlung, die zur Unterstützung und Sicherstellung einer ärztlichen Behandlung der darin aufgelisteten schweren Allgemeinerkrankungen, deren erfolgreiche Therapie unter Umständen eine zahnärztliche Behandlung voraussetzt. Für die ausnahmsweise vorgesehene Übernahme der Kosten einer solchen zahnärztlichen Behandlung muss jedoch eine behandlungsbedürftige Endokarditis vorliegen oder sich zumindest in Form erster Anzeichen konkret anbahnen. Eine Endokarditis kann laut den uns vorliegenden Unterlagen ausgeschlossen werden."

„Wie schon erwähnt, ist die Herdsanierung nur vor, während oder unmittelbar nach einer solchen Operation eine Pflichtleistung."

Beurteilung

Der Rechtsdienst der Krankenkasse erfindet hier laufend neue Ausreden, um sich vor der klar gegebenen Rückerstattungspflicht zu drücken. Es liegt gerade im Wesen von Art. 31 KVG bzw. Art. 17–19 KLV, dass die Mundhygiene darin überhaupt keine Rolle spielt.

Ob ein verlagerter Weisheitszahn, eine offene Kieferhöhle, ein Kiefertumor, ein Herzklappenersatz – alle durch eine schwere Erkrankung versursachten Zahnbehandlungen sind kassenpflichtig, unbesehen der Mundhygiene.

Ein Gefässprothesen- oder Herzklappenersatz gefährdet weder Zähne noch Zahnherde. Es ist gerade umgekehrt, dass Zahnherde die Herzklappe und die Gefässprothese gefährden, und zwar vor, während und nach der Operation – unabhängig davon, ob der Zahnherd vermeidbar wäre oder nicht. Es geht ja nicht um einen Zahnersatz, sondern um die Entfernung eines pathologischen Geschehens zum Schutz der Gefässprothesen- oder Herzklappenoperation.

Auch auf die Vermeidbarkeit kommt es nicht an. Bei Art. 19a KLV sind beispielsweise gerade auch die vermeidbaren Zahnherde kassenpflichtig. Trotz prinzipieller Vermeidbarkeit dürfen bei Gefässprothesen- und Herzklappenersatz solche Zahnherde – beispielsweise wegen fehlender finanzieller Voraussetzungen – keinesfalls unbehandelt bleiben. Kieferherde können, wie im vorliegenden Fall, auch unvermeidbar sein, beispielsweise durch ausgeprägte Abrasionen und Überlastung mit Devitalisierung, Lockerung und apikaler Osteolyse.

Vor Auswirkungen solcher Kieferherde muss der Gefässprothesen- bzw. Herzklappenersatz bzw. der Patient bzw. die Solidargemeinschaft Krankenkasse bzw. die Allgemeinheit geschützt werden. Denn solche eigentlich behandelbaren Kieferherde können zu unnötigen lebensbedrohlichen Komplikationen führen. Die Behandlung solcher Kieferherde ist kostengünstiger als nur ein Tag Intensivstation unter Beatmung. Genau diese Überlegungen bilden den Hintergrund für die Kassenpflicht von Kieferherden in Art. 19a KLV.

Die Argumentation, es müsse eine behandlungsbedürftige Endokarditis vorliegen oder sich zumindest in Form erster Anzeichen konkret anbahnen, gilt für Art. 19d „Endokarditis" und nicht für Art. 19a „Gefässprothesen- und Herzklappenersatz". Es geht auch nicht um ein bakterielles, sondern um ein thromboembolisches Geschehen. Verhindert werden soll, dass im Zusammenhang mit einem von einem Kieferherd ausgehenden potenziellen Logenabszess die Antikoagulation reduziert werden muss, was ein lebensgefährliches Risiko für den Gefässprothesen- oder Herzklappenersatz bedeuten würde. Für Art. 19a KLV genügt das einfache Vorhandensein eines künstlichen Gefässprothesenersatzes oder einer künstlichen Herzklappe. Für Art. 19d KLV bedarf es einer behandlungsbedürftigen Endokarditis oder zumindest erster Anzeichen dafür.

Nicht stichhaltig ist auch die Argumentation, die Herdsanierung stelle nur vor, während oder unmittelbar nach einer solchen Operation eine Pflichtleistung dar. Gerade weil solche Fehlinterpretationen bereits 1996 bei Inkraftsetzung des KVG im Umlauf waren, erfolgte am 07.09.1998 eine Textrevision. Darin wurde ausdrücklich darauf hingewiesen, dass es bei Art. 19a KLV gerade um die langfristigen, postoperativen zahnärztlichen Massnahmen geht, die den Zweck haben, die durchgeführten ärztlichen Massnahmen wie Gefässprothesenimplantation oder Herzklappenersatz sicherzustellen. Wie hätte beispielsweise im vorliegenden Fall bei einem dissezierenden Aortenaneurysma vor, während oder kurz nach dem dringend notwendigen Eingriff noch eine Herdsanierung durchgeführt werden sollen? Abgesehen von der akuten Gefährdung der Patientin wäre dies auch rein ökonomisch gesehen absolut sinnlos.

Dagegen spricht auch die Therapiefreiheit der beteiligten Behandler. Es ist nicht Sache der Krankenkasse, vom Schreibtisch aus den Zeitpunkt einer Behandlung zu bestimmen. Dies liegt einzig und allein in der Verantwortung der behandelnden Ärzte.

Implantatverlust UVG/KVG

Nach einem Implantatverlust weigert sich der Versicherer, die Kosten einer erneuten Implantation zu übernehmen, und begründet dies damit, dass keine Unfallkausalität mehr vorliege. Es sei Usus, dass in solchen Fällen der Implantologe die Implantate in Kulanz ersetze.

Beurteilung

Die Forderung der Versicherung, dass bei einem Implantatverlust die Folgekosten der Behandler zu übernehmen habe, ist nicht haltbar. Ein Implantatverlust auf Grund einer Komplikation ist auch im engeren Sinn ein Folgeschaden. Der zeitliche Eintritt spielt dabei keine Rolle. Die Versicherung ist auch nach Jahren für allfällig auftretende Folgeschäden – sei dies auch ein Implantatverlust – vollumfänglich kostenpflichtig (Internum SSO 3/2012 und BGE www.bger.ch Aktenzeichen 19 C 707/2011).

IV-Verfügung gültig ab OP-Datum

Für eine Gesichtsasymmetrie GgV Ziff. 125 wird eine positive IV-Verfügung erteilt. Diese ist jedoch erst ab dem Operationsdatum gültig. Die Krankenkasse argumentiert, der Passus, dass bei einer Gesichtsasymmetrie erst ab Operation bezahlt werden soll, sei von der IV deshalb eingeführt worden, damit leichte Asymmetrien, die ohne Operation behandelt werden können, nicht unter diese Ziffer fallen. Man habe mit missbräuchlichen Anmeldungen gerechnet, die eine Operationsnotwendigkeit bestätigten, auch wenn dies nicht ohne weiteres voraussehbar war, nur um eine IV-Gutsprache zu ergattern. Man könne ja am Schluss einer konservativen Behandlung immer noch sagen, zum Glück habe es schlussendlich keine Operation gebraucht.

Der Antragsteller fragt sich nun, wer für die Kosten der Operationsplanung und der präoperativen kieferorthopädischen Behandlung aufkommt bzw. wie diese in Rechnung gestellt werden sollen.

Beurteilung

Zunächst stellt sich die Frage, ob es im Kompetenzbereich der IV liegt, die IV-Verfügung bei einer Gesichtsasymmetrie von der Art der Behandlung, nämlich unter der Voraussetzung einer Operation, abhängig zu erklären und eine nichtoperative Behandlung von der IV-Pflicht auszuschliessen.

Vollends bezweifelt werden muss die Kompetenz, die IV-Verfügung erst ab dem Operationsdatum in Kraft zu setzen. Dies bedeutet gegenüber einer IV-Verfügung unter der Voraussetzung, dass eine operative Behandlung erfolgt, eine weitere, kaum mehr zumutbare Hürde für Patient und Behandler.

Unter der Voraussetzung, dass keine Kompetenzüberschreitung vorliegt, gilt es den gegebenen Vorgaben Rechnung zu tragen. Dabei hilft ein Vergleich mit der Situation, in der eine IV-Verfügung, gültig ab Operationsdatum, durchaus legal ist, nämlich bei der Makroglossie. Dort soll die Regelung ebenfalls verhindern, dass mit dem Hinweis auf die Notwendigkeit einer Operation eine IV-Verfügung erwirkt und dann lediglich eine kieferorthopädische Behandlung durchgeführt wird. Die Regelung der IV soll hier also verhindern, dass die auf Grund der Makroglossie bedingte kieferorthopädische Folgebehandlung von der IV doppelt bezahlt werden müsste: nämlich einmal vor der Zungenoperation, wenn die Eltern auf den Versuch einer Behandlung ohne Operation drängen, und ein zweites Mal nach der Zungenoperation, wenn auf Grund des Misserfolgs oder nach eingetretenem Rezidiv die Zungenreduktionsplastik dann doch durchgeführt und die gesamte kieferorthopädische Behandlung wiederholt werden muss.

Der Vergleich hinkt insofern, als es bei einer Makroglossieoperation – im Gegensatz zu einer Operation bei Gesichtsasymmetrie – eben gerade keiner zur Operation zugehörigen, unabdingbar IV-pflichtigen präoperativen kieferorthopädischen Behandlung bedarf. Aber auch hier geht es um die Kosten einer Voruntersuchung, einer Abklärung der Operabilität, einer Laboruntersuchung, um allfällige Konsilien und um die Aufklärung über die Operation und deren Risiken usw.

Beim Beispiel der Makroglossie wird unterschieden zwischen den Kosten für die Vorabklärung und denjenigen im Zusammenhang mit der Operation.

Die Kosten für die Vorabklärung werden mit der Rechnungsstellung für die IV-Abklärung verrechnet. Bei der Gesichtsasymmetrie wären dies die Kosten für die Erstuntersuchung, für Fernröntgen und Kephalometrie, für das Orthopantomogramm, für den Fotostatus, für die Kiefermodelle und die Abklärung der Operationsmöglichkeit durch eine Operationsplanung.

Die Kosten im Zusammenhang mit der Operation werden bei der Makroglossie mit dem Datum der Operation in Rechnung gestellt. Bei der Gesichtsasymmetrie kämen aber noch die Kosten für die präoperative kieferorthopädische Behandlung dazu.

Daran, dass diese IV-pflichtig sein müssen, besteht sicher kein Zweifel. Als kieferorthopädische Massnahmen bedürfen sie, wie der kieferchirurgische Eingriff, auch nicht eines detaillierten Kostenvoranschlags, weder im KVG und sowieso nicht unter IV.

Um jedoch bei der Abrechnung der mit der Operation bedingten und in direktem Zusammenhang stehenden präoperativen kieferorthopädischen Behandlung per Operationsdatum keine Schwierigkeiten zu riskieren, wäre es allenfalls empfehlenswert, wenn der kieferorthopädische Kollege bei Eintreffen einer erst ab dem Operationsdatum gültigen IV-Verfügung für seine Behandlung noch vor Behandlungsbeginn seinerseits eine IV-Anmeldung einreicht. Dies entspricht dem Gesuch für eine bedingte IV-Verfügung, abhängig von der IV-Verfügung ab Operationsdatum, also nur gültig unter der Bedingung einer erfolgten Operation, so wie dies auch für den postoperativen Teil der kieferorthopädischen Behandlung gilt, der ebenfalls von der Operation abhängt, normalerweise jedoch durch die Auflistung auf der Durchführungsstelle garantiert ist.

Wenn die IV die Operationsindikation auf Grund der Unterlagen bejahen muss, steht sie in der Pflicht, auch die präoperative kieferorthopädische Behandlung mit einer bedingten IV-Verfügung zu bewilligen, damit die Behandlung in Angriff genommen werden kann. Der kieferorthopädische Kollege ist damit vor unangenehmen Überraschungen geschützt.

Schwierig wird das Vorgehen bei einer Überweisung kurz vor Vollendung des 20. Altersjahres. Erfahrungsgemäss bedarf es hier einer telefonischen Rücksprache mit der IV, um den Vorgang zu beschleunigen. Aber auch hier gilt als oberste Maxime, niemals mit einem Datum vor dem Gültigkeitsdatum der IV-Verfügung abzurechnen, auch nicht bei mündlicher Zusage, selbst unter zurückgefaxtem Telefonprotokoll. Bei verspätetem Eintreffen der zugesagten Verfügung wird eine Rechnung vor dem Datum der IV-Verfügung bis vor das Bundesgericht konsequent abgeblockt. Es wird auch kein Form- oder Verfahrensfehler zugebilligt.

Wenn auf Grund von Gutgläubigkeit ein derartiger Härtefall eintrifft, bleibt dem Patienten zwar noch die Vorleistungspflicht der Krankenkasse als Rettung, allerdings mit einem enormen administrativen Aufwand für den Behandler.

Karies distal der Zähne 37 und 47 bei verlagerten und teilretinierten Zähnen 38 und 48

Bei dem vorliegenden Fall geht es um die Frage des Krankheitswertes, der im Urteil des Eidgenössischen Versicherungsgerichtes vom 19. September 2001 diskutiert wird.

Im Auftrag des Gerichtes wurde eine Expertengruppe zur Bedeutung des Krankheitswertes bei verlagerten und überzähligen Zähnen und Zahnkeimen befragt (Art. 17 lit. A Ziff. 2 KLV). Diese Expertengruppe hält fest:

- Es wird zwischen schweren Erkrankungen (mit Krankheitswert) und übrigen Erkrankungen unterschieden.
- Der qualifizierte Krankheitswert muss bei der Dentition in Entwicklung (bis zum 18. Altersjahr) und der bleibenden Dentition differenziert betrachtet werden.
- Bei der Dentition-Entwicklung besteht der Krankheitswert in der Behinderung der Gebissentwicklung.
- Bei der bleibenden Dentition beschränkt sich der Krankheitswert auf ein pathologisches Geschehen.
- Von einem pathologischen Geschehen im Zusammenhang mit der Verlagerung oder Überzahl von Zähnen kann in folgenden Situationen gesprochen werden:
  o Das pathologische Geschehen kann durch prophylaktische Massnahmen nicht verhindert werden
  o Es führt zu erheblichen Schäden an benachbarten Zähnen, am Kieferknochen oder an benachbarten Weichteilen (Abszess, Zyste).
  o Es führt zu Resorption oder Verdrängung benachbarter Zähne.
  o Es führt zu parodontaler Taschenbildung an Nachbarzähnen
  o Es besteht in einer chronisch rezidivierenden Perikoronitis.
  o Es besteht die Gefahr der Abszessbildung infolge nicht vermeidbarer Karies (betrifft Weisheitszähne mit Verbindung zur Mundhöhle).

Die Expertengruppe hält weiter fest:

Die Pflichtleistung umfasst die Übernahme der Kosten zur Behebung oder Minderung der Entwicklungsstörung oder des pathologischen Geschehens.

Bei verlagerten Weisheitszähnen mit pathologischem Geschehen beinhaltet die Pflichtleistung die Entfernung (der Weisheitszähne) und die Behandlung der Begleitpathologie

Bezugnehmend auf den obenerwähnten Fall besteht demnach eine Pflichtleistung der Krankenkasse für die Entfernung der Weisheitszähne (qualifizierter Krankheitswert) und die Behandlung der Begleitpathologie (Versorgung der kariösen Läsion distal bei 47 und 37).

Zusammenfassung

1. Kriterium 1: Verlagerung bei 38 und 48 (BGE: K89/98, K23/00, K93/01)
2. Kriterium 2: Qualifizierter Krankheitswert (BGE: K89/98, K8/01, K86/02 K48/02)
   a. Pathologie des verlagerten Weisheitszahnes (unvermeidbar) (K93/01) ist manifest und führt ohne Eingriff zu weiteren Komplikationen (K86/02, K48/02, K93/01).
   b. Ursächliche Schädigung von Zahn 37 und 47 durch den verlagerten Weisheitszahn ist manifest.
3. Kriterium 3: Qualifizierter chirurgischer Schwierigkeitsgrad (K73/93), SAC Klasse A = Advanced

Kassenpflicht für Zahnschadenformular, Röntgenbild, Arztzeugnis, Erstkonsultation

Das Zahnschadenformular geht immer zu Lasten der Krankenkasse, unabhängig davon, ob die Behandlung von der Kasse – zu Recht oder zu Unrecht – als kassenpflichtig anerkannt oder abgelehnt wird. Dies gilt auch für die Röntgenaufnahmen, Fotos oder ein Arztzeugnis, falls diese für die Beurteilung der Leistungspflicht eingefordert wurden.

Falls es sich um die differenzialdiagnostische Abklärung möglicher ärztlicher Diagnosen handelt, stellt auch die Erstkonsultation – analog wie bei einem Facharzt HNO usw. – eine Pflichtleistung dar, selbst wenn die Abklärung zu einer zahnärztlichen Diagnose oder einer Überweisung an den Zahnarzt führt.

Knochenaugmentation Pos. 4261 / 4262 / 4360 / 4361

Die Knochenentnahme entspricht der Position 4360.
Wann wird dazu Pos. 4361, wann Pos. 4261 bzw. Pos. 4262 abgerechnet?

Beurteilung

Pos. 4261 Knochenaugmentation bei gleichzeitigem Setzen eines Implantates

- zum Setzen des Implantates vgl. Ziff. 4250 ff.
- inkl. Legen und Fixieren einer Membran
- exkl. Füllmaterial
- allf. Knochenentnahme Pos. 4360

Pos. 4262 Knochenaugmentation als selbständiger Eingriff

- inkl. Legen und Fixieren einer Membran
- exkl. Füllmaterial
- allf. Knochenentnahme Pos. 4360

Pos. 4360 Knochen- und Knorpelentnahme zur Transplantation

- für homo-, hetero- und alloplastisches Material wird der Selbstkostenpreis (Einstandspreis + 10 %) vergütet

Pos. 4361 Konturaufbau inkl. Formung des Knochenlagers und des Transplantates

Die Pos. 4361 ist für einen Konturaufbau vorbehalten. Diese Wortwahl soll darauf hinweisen, dass der Knochendefekt so ausgedehnt ist, dass nicht nur ein Hohlraum aufgefüllt, sondern die Kontur wiederhergestellt werden muss. Dies erfolgt meist im Zusammenhang mit einer Formung des Knochenlagers und des Transplantates sowie mit einer Stabilisierung durch eine Osteosynthese.

Für Knochenaugmentationen im Zusammenhang mit einer Implantatinsertion sind die Positionen 4261 und 4262 vorgesehen. Dabei ist in Pos. 4261 berücksichtigt, dass der Zugang bereits besteht.

Bei Knochenaugmentationen unabhängig von einer Implantatinsertion, jedoch im Zusammenhang mit einer anderen Operation bei einem Knochendefekt versuchen die Krankenkassen teilweise sowohl Pos. 4261 (kein gleichzeitiges Implantat) als auch Pos. 4262 (gleicher Zugang) abzulehnen. Dies kann ein Grund sein, dass dann auf Pos. 4361 (Konturaufbau) oder Pos. 4389 (Aufbauen der Kammplastik durch Transplantation von Knochen und Fremdmaterial) ausgewichen wird. Falls es sich nicht um einen Konturaufbau oder um eine Kammplastik handelt, ist dies nicht zulässig.

Für eine Knochenaugmentation im Zusammenhang mit einem bereits bestehenden Zugang ist eigentlich Pos. 4261 vorgesehen, auch unabhängig von einer gleichzeitigen Implantatinsertion.

Geschaffen wurde Pos. 4261 ursprünglich für eine Knochenaugmentation bei bereits bestehendem Zugang, Pos. 4262 hingegen für eine Knochenaugmentation ohne bereits bestehenden Zugang, d. h. als selbständiger Eingriff. Weil die Knochenaugmentation bei bereits bestehendem Zugang am häufigsten im Zusammenhang mit GTR-Chirurgie bei einer Implantatinsertion erbracht wird, wurde Pos. 4261 mit dem Kommentar „bei gleichzeitigem Setzen eines Implantates" versehen. Pos. 4261 gilt jedoch für alle Knochenaugmentationen bei vorbestehendem Zugang, wo ein Knochendefekt nicht so ausgedehnt ist, dass ein Konturaufbau durchgeführt werden muss.

Knochenersatzmaterial

Intraoperativ eingesetzte, nicht wiederverwendbare Materialien und Medikamente sind grundsätzlich kassenpflichtig. Ausgenommen davon sind im Tarmed Produkte unterhalb eines Maximalbetrags von Fr. 3,– und im SSO-Tarif odontoparodontale Produkte bei zahnärztlicher Lokalisation bzw. Zielsetzung.

Produkte wie beispielsweise Spongostan, Tabotamp usw. werden deshalb von zahnärztlichen Sachbearbeiterinnen routinemässig herausgestrichen, weil sie dort auf einer Negativliste aufgeführt sind. Hingegen werden die gleichen Produkte in ärztlichen Fachdisziplinen (z. B. Allgemeinchirurgie, Orthopädie usw.) zugelassen. Daher gilt es streng nach Zielsetzung zu differenzieren. Spongostan beispielsweise stellt bei zahnärztlicher Zielsetzung (z. B. Auffüllen einer Alveole) ein in der Zahnextraktion eingeschlossenes Produkt dar.

Anders verhält es sich bei einer ärztlichen bzw. arztäquivalenten Leistung wie beispielsweise einem Knochenaufbau, sei es gleichzeitig mit einer Implantatinsertion oder bei einem selbständigen Eingriff, bei einer Zystenoperation, einem Konturaufbau usw. Dabei sind die für den Knochenaufbau, die Hämostase usw. verwendeten Produkte zusätzlich abrechenbar.

Knochenverlust Cawood-Klasse VI

Die multiplen möglichen ätiologischen Ursachen für den Knochenverlust einerseits und die Verringerung der Knochendichte des Kiefers oder gar der Wirbelkörper bzw. des Oberschenkels andererseits spielen für den Schweregrad der Erkrankung und damit für die Leistungspflicht keine Rolle.

Ausser der Feststellung der Cawood-Klasse VI besteht aus zahnärztlicher Sicht kein Anlass für weitergehende internistische Abklärungen des Knochenstoffwechsels.

Nur eine postmenopausale Cawood-Klasse VI stellt eine Kassenpflicht dar (K 113/99 E. 3; 9C 50/2007 E. 5.2; 9C 58).

Kombiniert kieferchirurgisch/zahnärztliche Leistungen

Entfernung einer Zyste ausserhalb des Alveolarfortsatzes (z. B. Nasopalatinalzyste) bzw. Tumorresektion, Wurzelbehandlung (WB) / Wurzelspitzenresektion (WSR) / Zahnextraktion / Brückendurchtrennung usw.: In diesem Zusammenhang wird Bezug auf den PIK-Entscheid 05051-B genommen, der u. a. aussagt, dass die wirtschaftlichere Variante zu wählen ist, falls Leistungen oder Teilleistungen sowohl im SSO als auch im Tarmed aufgeführt sind. Infolgedessen sollte die Rechnung (WSR und Zystenoperation) gemäss dem Tarif SSO ausgestellt werden.

Tarmed-Leistungen wurden konzipiert als dem doppelapprobierten oder ärztlichen Leistungserbringer vorbehaltene kieferchirurgische Ergänzungsleistungen (z. B. Zyste ausserhalb des Alveolarfortsatzes) gegenüber dem vom Zahnarzt oder Oralchirurgen erbrachten Leistungskatalog (z. B. Zysten ausgehend vom Odontoparodont). Dabei wurde sorgfältig darauf geachtet, dass keine Überschneidungen entstehen, also beispielsweise nicht okklusionsbezogene Leistungen beim unbezahnten Patienten (z. B. primäre Spaltchirurgie beim Säugling) versus okklusionsbezogene Leistungen beim bezahnten Patienten (z. B. sekundäre Spaltchirurgie).

Die Leistungen sind dafür vorgesehen, in Kombination miteinander abgerechnet zu werden, beispielsweise okklusionsbezogene kieferchirurgische (nach SSO-Tarif) oder nicht okklusionsbezogene (nach Tarmed) kombiniert mit zahnärztlichen Leistungen. Dabei wird im Fall einer Zystenoperation im Zusammenhang mit dem Odontoparodont (abgerechnet nach SSO-Tarif) die WB oder WSR üblicherweise als NP-Leistung herausgestrichen, in Kombination mit einer Nasopalatinalzyste (abgerechnet nach Tarmed) jedoch belassen, um den PIK-Entscheid 05051-B zur Anwendung bringen zu können.

Entgegen dem bedenklicherweise nahezu flächendeckenden Fehlinterpretationen hat der PIK-Entscheid 05051-B jedoch keinen kieferchirurgischen, sondern einen anästhesiologischen Hintergrund. Er kommt somit nur bei Leistungen in Allgemeinnarkose zur Anwendung, und das auch nur im seit OKP, APDRG oder Swiss DRG äusserst seltenen Fall, dass der Anästhesiearzt die Tarmed-Leistung nach Zeit, die SSO-Leistung zu 50 % vom Operateur abrechnen möchte. Dies wäre gar nicht realisierbar, weil die SSO-Leistung zeitlich nicht definiert ist. Damit lässt sich nicht eruieren, wann die Tarmed-Leistung beginnt und wann sie endet. Nur in einem solchen hypothetischen Fall würde der PIK-Entscheid 05051-B überhaupt gelten.

In der vorliegenden Konstellation ohne Allgemeinnarkose, bei klar voneinander abgegrenzten Leistungen, demnach wie bei bisher allen beurteilten Fällen, besteht nicht im Entferntesten Anlass, an den PIK-Entscheid 05051-B auch nur zu denken.

Abgesehen davon existiert im SSO-Tarif keine identische Leistung zur Operation einer Zyste ausserhalb des Alveolarfortsatzes gemäss Tarmed, so dass selbst in Allgemeinnarkose nach Tarmed abgerechnet werden müsste, im Hinblick auf den Anästhesiearzt allenfalls ohne WB oder WSR, die dann präoperativ durchgeführt werden müssten.

Im vorliegenden Fall sind folgende Voraussetzungen nicht erfüllt:

- Allgemeinnarkose
- Identische Leistung in Tarmed und SSO

Kompetenz für Art. 25 KVG / Therapiefreiheit

Eine Patientin wurde wegen Beschwerden einer chronisch rezidivierenden Sinusitis maxillaris rechts, weswegen ein Jahr zuvor eine Kieferhöhlenoperation durchgeführt worden war, behandelt. Bei einer Röntgenaufnahme nach 6 Monaten zeigt sich noch eine deutliche Verschattung mit verdickten Schleimhautpolstern. Nach etwas mehr als einem Jahr kam die Patientin erneut mit Beschwerden im Gesichtsbereich rechts. Deswegen wurde eine Kostengutsprache für eine Volumentomografie gemäss Art. 25 KVG eingereicht. Dies wurde vom Vertrauenszahnarzt als nichtpflichtige Zahnbehandlung abgelehnt. In einem Wiedererwägungsgesuch wurde darauf aufmerksam gemacht, dass eine Kieferhöhlenbehandlung weder eine Zahnbehandlung darstelle noch in den Kompetenzbereich eines Vertrauenszahnarztes falle. Die Kasse beauftragte nun ihren Vertrauensarzt. Dieser lehnt eine Volumen-Computer-Tomographie weiter ab, bewilligt jedoch ein konventionelles CT. Eine telefonische Rückfrage liess erkennen, dass er das Volumen-CT weder kennt noch weiss, dass es weniger strahlenbelastend und kostengünstiger ist als ein konventionelles CT.

Beurteilung

Kompetenz zur Beurteilung von Art. 25 KVG

Die operative Behandlung von Erkrankungen der Kieferhöhle wie odontogene chronische Sinusitiden erfordert eine fachärztliche Kompetenz wie MKG oder ORL.

Die operative Behandlung von Erkrankungen der Kieferhöhle fällt nicht in die Kompetenz des Zahnarztes, deren Beurteilung nicht in die Kompetenz des Vertrauenszahnarztes.

Der Vertrauenszahnarzt ist nicht kompetent für die Leistungspflicht gemäss Art. 25 KVG.

Therapiefreiheit

Es ist obsolet, als Vertrauensarzt vom Schreibtisch aus in die Therapiefreiheit des Behandlers einzugreifen, selbst als Fachspezialist und noch mehr als Hausarzt wie in diesem Fall. Ein Vertrauensarzt darf keinesfalls die Therapiefreiheit des Behandlers nach persönlichen oder von der Kasse angeordneten Grundsätzen beeinflussen oder gar einschränken.

Diese Therapiefreiheit ist selbstverständlich abhängig vom Kontrahierungszwang und wäre bei Vertragsfreiheit gefährdet. Solche Machtansprüche der Kassen per Vertragsabschluss wurden bisher glücklicherweise an allen Abstimmungen erkannt und verworfen.

Fazit

Die Leistungspflicht gemäss Art. 25 KVG ist ausgewiesen.

Die Diskussion DVT versus CT ist obsolet.

Das DVT ist im Röntgentarif abgebildet.

Beide Verfahren haben ihre spezifischen Vorteile. Deren Abwägung ist eine Angelegenheit des Behandlers im Rahmen seiner Therapiefreiheit und keinesfalls des Vertrauensarztes oder des Versicherers.

Komplikationen

Nach Operation einer kassenpflichtigen Zyste trat ein Rezidiv mit Fistelung ins Vestibulum auf. Die Kostenübernahme wurde mit der Begründung abgelehnt, dass alle Massnahmen an den Zähnen nicht aus der OKP übernommen werden könnten.

Beurteilung

Die Beurteilung folgt einer korrekten Argumentationskette. Initial hat die Zyste Krankheitswert erreicht, so dass die Entfernung gemäss Art. 25 KVG abgerechnet werden konnte. Nun ist ein Rezidiv bzw. eine Komplikation aufgetreten. Beim Rezidiv bzw. der Komplikation geht es nicht darum, den ursprünglich beschriebenen Krankheitswert zu erreichen, sondern allein die Tatsache, dass eine Komplikation aufgetreten ist, ist bestimmend für den Pflichtleistungscharakter. Grundsätzlich könnte es sich beim Zysten-Rezidiv bzw. bei der Komplikation auch um eine andere Diagnose handeln, weshalb allein schon aus diagnostischer Sicht ein Pflichtleistungscharakter gemäss Art. 25 KVG besteht. Andererseits ist es korrekt, dass die Wurzelspitzenresektion mit retrograder Füllung zulasten des Patienten verrechnet werden muss.

Komplikation nach Weisheitszahnentfernung

Es besteht ein Zustand nach operativer Extraktion 38. Im Verlauf kommt es zu einer Komplikation mit Frakturierung des Kieferwinkels regio 38. Der Fall wurde in Intubationsnarkose ambulant durchgeführt und nach dem SSO-Tarif abgerechnet. Bei der Abrechnung wurden von der Krankenkasse folgende Positionen bemängelt bzw. gestrichen: 4332 (Reposition bei Distraktion oder Stufenbildung) und 4337 (Zuschlag für Zugang pro Seite).

Beurteilung

Die Pos. 4332 darf bei offener Frakturversorgung nicht verrechnet werden, da diese in der Osteosynthese ausdrücklich inbegriffen ist. Sie ist nur bei geschlossener Frakturreposition vorgesehen. Somit ist die Ablehnung durch die Krankenkasse korrekt.

Die Pos. 4337 (Zuschlag für Zugang pro Seite bei offener Frakturbehandlung) hingegen ist leistungspflichtig (siehe dazu das Positionspapier mit der Stellungnahme der GPK auf der Homepage der SGMKG).

Kostenvoranschlag

Zur Beurteilung der WZW-Kriterien bei einer zahnärztlichen Behandlung – beispielsweise ob festsitzende oder abnehmbare Versorgung – benötigt der Vertrauenszahnarzt einen Kostenvoranschlag. Diese grundsätzliche Voraussetzung für eine Kostenübernahme durch die Versicherer ist in Art. 7 des Vertrags SSO-sas geregelt: „Die Zahnärztin oder der Zahnarzt hat dem zuständigen Versicherer vor Aufnahme der Behandlung einen in der Regel nach Tarifziffern detaillierten Kostenvoranschlag einzureichen".

Demgegenüber geht es bei chirurgischen sowohl ärztlichen als auch arztäquivalenten Eingriffen um notfallmässige oder dringliche Massnahmen. Medizinisch indiziert richtet sich die durchzuführende Behandlung nach dem Verlauf des operativen Eingriffs und der postoperativen Heilung. Ein Kostenvoranschlag und das Abwarten des Entscheids vom Versicherer sind deshalb gar nicht möglich.

Deshalb ist dies als Ausnahme von der Regel und aus chirurgischer Sicht als Hauptzweck von Art. 7 SSO-sas ausdrücklich festgehalten: „Für kieferorthopädische oder kieferchirurgische Behandlungen genügt die Einreichung eines Behandlungsplans mit Angabe der vorgesehenen Kosten".

Dies bezieht sich vor allem auf eine kieferorthopädische Behandlung. Bei einem operativen Eingriff ist oft selbst das nicht möglich. Deswegen sollte bei Verweis auf Art. 7 SSO-sas im Zusammenhang mit einem chirurgischen Eingriff stets darauf hingewiesen werden, dass gerade kein Kostenvoranschlag notwendig ist, damit nicht paradoxerweise darauf hingewiesen werden soll, dass bei einer Zahnbehandlung – selbstverständlich – der übliche Kostenvoranschlag einzureichen ist.

KVG-Formular

Das KVG-Formular der SSO stellt ein detailliert ausgearbeitetes formatiertes Zeugnis zum Informationsfluss bzw. Datenschutz im KVG dar.

Wenn es, wie vorgesehen, vollständig ausgefüllt ist, wird genau die Information übermittelt, die in allen Fällen zur Beurteilung der Leistungspflicht benötigt wird. Umgekehrt wird, wenn nur die auf dem KVG-Formular geforderten Informationen geliefert werden, der Datenschutz eingehalten.

Das Wichtigste, was das KVG-Formular zur Vermeidung von Fehlinterpretationen beitragen kann, ist die Rubrik mit der Angabe des KVG-Artikels, unter dem die Leistungspflicht laufen soll. Voraussetzung ist ein korrektes Ausfüllen durch den Leistungserbringer.

Das KVG-Formular ist – mit Ausnahme von Behandlungen gemäss Art. 25 KVG – in allen vorkommenden Fällen notwendig, insbesondere gemäss Art. 31 KVG. Im KVG-Formular geht es um eine genaue Diagnose, den Krankheitswert, die Art der Leistungspflicht und die Art der Behandlung.

Bei Massnahmen ausserhalb von Kap. V, VI und XI sind ein nach Tarifziffern detaillierter Kostenvoranschlag und Unterlagen zur Beurteilung der WZW-Kriterien erforderlich (z. B. Offerte des Zahntechnikers, Zahnröntgen).

Für Art. 27 KVG zusätzlich notwendig sind alle Angaben und Unterlagen, die bei einem IV-Fall auch der IV einzureichen sind, d. h. entweder eine IV-Verfügung (auch von früher) oder, wenn diese nicht vorhanden ist, Kephalometrie, FSR, OPT und Modelle, wie sie für das Ausstellen einer IV-Verfügung notwendig sind.

Für Art. 28 KVG benötigt es zusätzlich alle Angaben und Unterlagen, die bei einem UVG-Fall auch der SUVA eingereicht werden müssten, um für Unfallfolgen den Kausalzusammenhang mit dem Unfall herstellen zu können.

Nahezu unendlich ist der Spielraum für Fehlinterpretationen bei Krankenkassen, die sich nicht darüber Rechenschaft abgeben, in welchem KVG-Artikel (25, 27, 28, 31 KVG) oder in welchem Tarifbereich (innerhalb oder ausserhalb von Kapitel V, VI oder XI) sie sich im konkreten Einzelfall bewegen.

Wenig falsch gemacht werden kann bei Art. 27 KVG, bei Art. 28 KVG und bei Art. 31 KVG ausserhalb Kap. V, VI und XI.

Einsehbar, aber bei Sachbearbeiterinnen infolge mangelnder Kenntnisse häufig unbekannt sind die rigiden, rein KVG-bezogenen Regeln bezüglich Datenschutz und Nichteinmischung in die Therapiefreiheit unter Art. 25 KVG.

Leicht verständlich sind die Fehlinterpretationen, wenn für Fälle unter KVG 25 die Voraussetzungen für Art. 27 KVG oder Art. 28 KVG angefordert werden (IV-Verfügung, Kephalometrie, Fernröntgen, Modelle, Anamnese und Verlauf), wie sie gerade bei Fällen von Art. 25 KVG nicht notwendig sind, weil die Fälle sonst unter Art. 27 KVG oder Art. 28 KVG laufen würden.

Häufigste und schwierig einsehbare, deshalb im Internum SSO 1/2013 aufgeführte Fehlinterpretationen sind das Beharren auf einem Zahnschadenformular, auf einem Kostenvoranschlag, auf der Abrechnung nach Tarmed und auf Gratisunterlagen unter Umgehung des Datenschutzes. Empfohlen wird im Internum SSO das Einhalten des Arztgeheimnisses durch einen Arztbericht, verrechnet mit Pos. 4043.

Häufig verletzt werden die Verhaltensregeln bei Kap. V und VI in Art. 31 KVG, weil die Überprüfung innerhalb der Kasse vonseiten des Zahnteams und des Vertrauenszahnarztes erfolgt, jedoch dabei die Verhaltensregeln wie für Art. 25 KVG zu berücksichtigen sind. Das Hauptproblem liegt darin, dass diesen Gremien die Verhaltensregeln unter Art. 25 KVG und die dabei gemachten Fehlinterpretationen nicht bekannt sind, obschon sie immer wieder im Internum SSO erwähnt werden. Korrekt und einziger Zusatz zu Art. 25 KVG ist die Forderung nach einem vollständig ausgefüllten KVG-Formular. Nicht korrekt ist jedoch das Beharren auf einem detaillierten Kostenvoranschlag, auf Gratisunterlagen aus der Krankengeschichte unter Umgehung des Datenschutzes, das Verweigern von Name und Adresse des Vertrauenszahnarztes und das Beharren auf Forderungen, wie sie in Art. 27, Art. 28 und Art. 31 KVG ausserhalb von Kap. V, VI und XI zulässig sind, wie beispielsweise das Zuwarten mit dem Beginnen der Behandlung. All diese Fehlinterpretationen führen zu einem gespannten Verhältnis zwischen Krankenkassen und Leistungserbringern, und zwar auf Grund von fehlendem Wissen auf Krankenkassenseite.

KVG-Formular, Röntgenbilder, Erstuntersuchung

Über das Abrechnen von KVG-Formular, Röntgenbildern und Erstuntersuchung gibt das Internum 6/2004 Auskunft. Grundsätzlich sind die Kosten für das KVG-Formular Pos. 4040 vom Krankenversicherer dem Zahnarzt auch dann zu vergüten, wenn die Kostenübernahme für die Behandlung abgelehnt wird. Voraussetzung für die Vergütung der Tarifposition ist, dass das Formular vollständig und leserlich ausgefüllt ist.

Verlangt der Krankenversicherer weitere Angaben, Röntgenbilder oder weitere Leistungen zur Beurteilung der Leistungspflicht, hat er die Kosten für die Untersuchung, die Röntgenbilder und die weiteren Leistungen zu übernehmen.

Publizierte Fälle der GPK

Leistungspflicht für Material und Medikamente

Mit dem Argument, eine Übernahme der Kosten aus der OKP sei nur möglich, wenn etwas in der Spezialitätenliste (SL) aufgeführt sei, wird alles abgelehnt, was dort nicht aufgeführt ist. Die Ablehnung betrifft die im Rahmen einer medizinischen Behandlung in den Körper eingebrachten, weder in der Spezialitätenliste noch in der Liste für Mittel und Gegenstände (MiGeL) aufgeführten Medikamente und Materialien (beispielsweise zur Blutstillung, zur Knochenregeneration, zur Infektbehandlung usw.) die abgegebenen oder rezeptierten Produkte (wie Spritze und Kanüle zur Spülung), Verbrauchsmaterial, Verbandmaterial sowie vom Versicherten selbst verwendete Medikamente gemäss MiGeL wie desinfizierende Spülmittel oder Kühlmittel.

Beurteilung

Dass etwas, was nicht in der Spezialitätenliste aufgeführt ist, einer Nichtpflichtleistung entsprechen soll, stellt eine Fehlinterpretation mit unzulässiger Diskriminierung der Patienten dar.

Die Spezialitätenliste ist nicht eine Negativ-, sondern eine Positiv-Liste. In der Spezialitätenliste aufgeführt heisst kassenpflichtig. Darin nicht aufgeführt bedeutet jedoch noch lange nicht eine Nichtpflichtleistung.

Bei der Leistungspflicht für Material und Medikamente sind folgende Unterschiede zu berücksichtigen:

1. Höchstvergütungsbetrag

Die Produkte bzw. deren Höchstvergütungsbetrag (HVB) entsprechen in der Regel dem Durchschnitt der auf dem Markt erhältlichen zweckmässigen Produkte.

Der HBV entspricht der Vergütung, bis zu der ein der Produktebeschreibung entsprechendes, in der Schweiz zugelassenes Produkt von der obligatorischen Krankenpflegeversicherung rückerstattet werden muss. Der versicherten Person ist es freigestellt, ein spezifisches geeignetes Produkt im Rahmen dieses HVB auszuwählen, wobei ein allfälliger Mehrbetrag zu Lasten der versicherten Person geht (Art. 24 Abs. 2 KLV). Infolgedessen sind Mittel und Gegenstände nicht im Tarifschutz eingeschlossen (Art. 44 Abs. 1 KVG). Die freie Wahl gilt unabhängig von einer medizinischen Indikation wie Überempfindlichkeit, Unverträglichkeit, Allergie, wo das medizinisch indizierte Medikament oder Material sowieso eine Pflichtleistung darstellt.

2. Material gemäss Liste für Mittel und Gegenstände (MiGeL)

Die MiGeL enthält nur Mittel und Gegenstände, die von den Versicherten direkt oder allenfalls unter Beizug von nicht beruflich an der Untersuchung oder der Behandlung mitwirkenden Personen angebracht und/oder verwendet werden können (P 100 %), z. B. desinfizierende Spüllösungen (MiGeL 99 bis HVB von Fr. 15.80 pro 350 ml) oder Kältemittel (MiGeL 16 bis HVB von Fr. 18.– resp. Fr. 22.50).

3. Material im Rahmen einer medizinischen Behandlung

In der MiGeL nicht aufgeführt sind Produkte, die im Rahmen einer medizinischen Behandlung durch einen nach Art. 35 KVG qualifizierten Leistungserbringer angewandt werden (s. a. 4–6)

4. Abgegebenes bzw. rezeptiertes Material

Gemäss Herstellpreis + 10 %:

Dem Patienten zur Behandlung nach Hause mitgegebenes oder rezeptiertes Material (P 100 %)

5. Verbrauchsmaterial

a) ärztliches (P 100 %): Verbrauchsmaterial über Fr. 3,– pro Einzelmaterial (GI 42)
b) zahnärztliches (NP): wenn in und um Zähne eingebracht, dann nicht separat verrechenbar, da in der Grundausstattung der Praxis enthalten

6. Implantiertes Material

In den Körper eingebrachtes, im Körper verbleibendes Material (P 100 %). Gilt nicht für Zähne (NP).

a) Gemäss Herstellerpreis + 10 %:

Implantationsmaterial (P 100 %): für Gelenkersatz, Blutstillung, Osteosynthese, Allenthesen usw.

b) Gemäss Herstellerpreis + 20 %:

Implantationsmaterial (P 100 %): für Implantate, die dazugehörigen Hilfsteile und Materialien zur Knochenaugmentation wie Folien, Schrauben, Knochenfüllmaterialien (Art. 6 SSO)

7. Medikamente gemäss Spezialitätenliste

Gemäss Publikumspreis:

a) Originalpräparate (P 80 %)
b) Nachahmerpräparate (P 90 %)

P = Pflichtleistung   NP = Nicht-Pflichtleistung

Materialkosten bei Anschlingung eines retinierten Zahnes

Kann das Material (Brackets mit/ohne Zugkette) bei der SSO-Position 4890 „Operative Anschlingung eines retinierten Zahnes mit geklebtem Hilfsteil" separat verrechnet werden?

Beurteilung

Im aktuellen Zahnarzt-Tarif (Version 2008) sind bei der Pos. 4890 „Operative Anschlingung eines retinierten Zahnes mit geklebtem Hilfsteil", die im Kapitel XI Kieferorthopädie aufgeführt ist, keine zusätzlichen Bemerkungen aufgeführt, die explizit eine separate Verrechnung des Materials erlauben. Insbesondere fehlt der Buchstabe M, der bei Positionen aufgeführt ist, bei denen der Materialaufwand zusätzlich verrechnet werden darf.

Demnach ist das bei der Behandlung verwendete Material (Bracket und/oder Zugkette) in der Position 4890 bereits enthalten und darf nicht zusätzlich verrechnet werden. Dies gilt auch für die Schmelzätzung und das Kleben des Brackets mit Komposit, das ebenfalls nicht separat verrechnet werden darf.

Missbrauch des PIK-Entscheids

Mit Verweis auf den PIK-Entscheid 05051-B Ziff. 3 ist der doppelapprobierte MKG-Facharzt gehalten, bei der Wahl zwischen Tarmed und SSO-Tarif den preisgünstigeren Tarif zu bevorzugen.

Beurteilung

Abhängig von der vertrauensärztlichen Betreuung wird von gewissen Krankenkassen missbräuchlich – angeblich auf Anlass des PIK-Entscheids 05051-B Ziff. 3 – gefordert, Honorarforderungen für im Tarmed und SSO-Tarif angeblich identische Leistungen auf den jeweils kostengünstigeren Tarif abzuändern, mit der Drohung auf Klage vor der PVK SSO-santésuisse.

Bei den angeblich identischen Leistungen zeigt die Überprüfung, dass es genau um unsere fachspezifischen Leistungen geht, die anlässlich der Tariferarbeitung in den Tarmed aufgenommen und auf Grund der Dignität, der Lokalisation ausserhalb des Alveolarfortsatzes, des notwendigen Materials oder der medizinisch indizierten Art der Erbringung der Leistung bezüglich Honorierung konsequenterweise entsprechend tarifiert worden sind, bewusst in Ergänzung zum SSO-Tarif.

Als Beispiel für das Grundmuster wird die medizinische Indikation für die Erbringung der Leistung in Allgemeinnarkose aufgeführt, sei es auf Grund des Schwierigkeitsgrades, auf Grund der Lokalisation ausserhalb des Alveolarfortsatzes oder auf Grund der Patientenkonstellation.

Die Allgemeinnarkose oder die überwachte Teilnarkose bedingen einen Anästhesisten, dessen Personal und einen Narkoseapparat. Die medizinische Indikation und der Platzbedarf übersteigen somit die Möglichkeiten eines Zahnarztzimmers und verlangen einen Operationssaal. Dies wiederum impliziert beispielsweise das Operationssaalpersonal mit steriler und unsteriler Instrumentistin, einen Lagerungspfleger, eine ärztliche Assistenz, längere Raumbenützungszeiten auf Grund der Narkoseeinleitung, der Lagerung und der Narkoseausleitung usw.

Alle in der SSO-Position nicht enthaltenen Zusatzleistungen wurden sorgfältig erfasst und in der Tarmed-Leistung integriert. So entstanden für eine Vielzahl von SSO-Positionen (z. B. Weisheitszähne, Zysten, Abszessinzisionen, Metallentfernungen, Tumoren) typische fachärztliche, genau definierte und somit höher tarifierte Tarmed-Positionen.

Durch missbräuchliche routinemässige Berufung auf den PIK-Entscheid 05051-B Ziff. 3 wird von Versichererseite das Abrechnen mit Tarmed in unserem Fachbereich teilweise ausser Kraft gesetzt. Die seit Einführung des Tarmed nicht mehr gültige Regelung wurde 2006 durch den aktuell gültigen PIK-Entscheid 05051-B Ziff. 3 abgelöst. Anlass dafür war die Schwierigkeit beim Abrechnen der Anästhesie im Sonderfall einer Kombination von Leistungen aus dem Tarmed und dem SSO-Tarif: So rechnet die Anästhesie beim Tarmed mit einem Zeittarif ab, beim SSO-Tarif hingegen mit einem Anteil am Honorar des Operateurs. Damit ist unklar, ab wann die Zeit für die Tarmed-Leistung beginnt oder endet bzw. wie viel Zeit zusätzlich zum fixen Anteil vom Operateurhonorar verrechnet werden soll.

Für diese spezielle Situation – und nur für diese, also unter der Voraussetzung einer kombinierten Tarmed- und SSO-Abrechnung in Allgemeinnarkose im Operationssaal – verlangt der PIK-Entscheid eine Abrechnung in einem einzigen identischen Tarif – wie nicht anders zu erwarten im kostengünstigeren –, damit die Anästhesie korrekt abgerechnet werden kann. Dabei wird diese heutzutage je nach Spital meist sowieso mit einem Zeittarif über den gesamten Eingriff inkl. Tarmed- und SSO-Anteil abgerechnet und wird nicht mehr aufgeteilt in Tarmed und SSO.

Die geforderte Konstellation ist demnach extrem selten und kann leicht vermieden werden, indem nur mit einem Tarif abgerechnet wird.

Diese Voraussetzungen werden im PIK-Entscheid 05051 einleitend in einer Grundsatzbestimmung festgehalten: Demnach kommt die PIK-Regelung nur zur Anwendung, wenn SSO-Leistungen in Narkose im Operationssaal oder SSO-Leistungen in Kombination mit Tarmed-Leistungen unter Narkose im Operationssaal erbracht werden; wenn jedoch ausschliesslich Tarmed-Leistungen abgerechnet werden, gelten ausschliesslich die Bestimmungen gemäss Tarmed.

Hintergrund des PIK-Entscheids 05051-B Ziff. 3 sind demnach keineswegs WZW-Kriterien für den MKG-Facharzt, sondern die Abrechenbarkeit für den Anästhesisten.

Für die Anwendung des PIK-Entscheids 05051-B Ziff. 3 gelten somit folgende Ausschlusskriterien:

- Nicht anwendbar bei reiner Tarmed-Abrechnung
- Nicht anwendbar ohne Narkose und ausserhalb des Operationssaals, sowohl für Tarmed und für SSO als auch für eine Kombination von Tarmed und SSO.

Dazu kommt, dass es – sorgfältig nachgeprüft – keine Überschneidungen zwischen SSO-Tarif und Tarmed gibt, wegen der unterschiedlichen Infrastruktur nicht bei den allgemeinen Leistungen und schon gar nicht bei den übrigen Leistungen, wegen der unterschiedlichen qualitativen Dignität und der Assistenz. Vorkommen können nämlich einerseits alle nicht okklusionsbezogenen Eingriffe am Gesichtsschädel für ORL/Plastische und Wiederherstellende Chirurgie sowie Mund-, Kiefer- und Gesichtschirurgie im Tarmed und andererseits alle Eingriffe der Zahnärzte (dentoalveoläre Chirurgie) und der Mund-, Kiefer- und Gesichtschirurgie (maxillofaziale Chirurgie) im SSO-Tarif. Bei Tarmed inklusive, beim SSO-Tarif exklusive Assistenz. Im Tarmed in einer die ganze Leistung umfassenden Art von Pauschale, im SSO-Tarif in Form separater Bausteine als Einzelleistungen.

Demnach ist es nicht so, dass der MKG-Facharzt vor einer Abrechnung sämtliche Varianten durchspielen und die preisgünstigste auszuwählen hätte, so wie dies gewisse Kassen mit der Bemerkung, dass der Eingriff im Tarmed im Vergleich zum SSO-Tarif reichlich honoriert sei. Dabei wird dem alle Leistungen enthaltenden Tarmed das reine Operationshonorar aus dem SSO-Tarif (ohne ärztliche Assistenzen und ohne Operationssaalbenützung) gegenübergestellt.

Wenn im SSO-Tarif diese Bausteine addiert werden, zeigt sich nicht selten, dass für die Krankenkasse die Gesamtsumme im SSO-Tarif höher ausfallen kann als im Tarmed.

Der Missbrauch des PIK-Entscheids durch gewisse Krankenkassen – mit Unterstützung oder Duldung eines Vertrauensarztes – bezieht sich flächendeckend auf alle unsere Abrechnungen, sozusagen unter Elimination unserer im Tarmed tarifierten Leistungen. Dies geht bis hin zur Aufforderung, dass die Mitgliedschaft bei der SSO gekündigt werden müsste, um die administrative Diktatur ins Leere laufen zu lassen.

Der bei den Krankenkassen angefachte Eifer beansprucht die GPK und den Vorstand der SGMKG nahezu grenzenlos, weil sich keine Instanz für zuständig erklärt, auf unsere Anträge und unseren Rekurs einzutreten, den Missbrauch zu benennen oder ihn gar zu stoppen.

Bis es so weit ist, können wir uns nur wehren, wenn jedes Mitglied bei jedem Missbrauchsversuch den Krankenkassen die gelbe und rote Karte zeigt und sich mit allen Mitteln dagegen verwahrt.

Denn es ist nicht zu übersehen, dass die Kampagne mit Ausgraben einer für die Abrechnung der Anästhesie erstellten, dort aber längst nicht mehr benötigten Regelung – mit Insiderkenntnissen perfiderweise auf unser Fach angewendet, was ursprünglich gar nicht das Ziel der Regelung war – die Tätigkeit in unserem Fachbereich ernsthaft erschwert. Die Rechtssicherheit beim Abrechnen ist immerhin der Lebensnerv für eine Tätigkeit in freier Praxis.

Missbrauch Ziff. 3 – PIK 05051-B am Beispiel Weisheitszahnentfernung

Ein MKG-Chirurg rechnet bei einer Zahndystopie mit Tarmed einen Betrag von Fr. 1272.88 ab. Die Krankenkasse beruft sich auf Ziff. 3 – PIK 05051-B und verweist auf eine Gegenrechnung von Fr. 348.–.

1. Medizinische Indikation

Vor jeder Anwendung von WZW-Kriterien steht die medizinische Indikation. WZW-Kriterien sind nur bei gleichwertiger medizinischer Indikation anwendbar. Die medizinische Indikation kann per definitionem nur von jemandem beurteilt werden, der über die notwendige Qualifikation für die Erstellung einer medizinischen Indikation verfügt. Vor jeder Beurteilung der WZW-Kriterien auf der Ebene Sachbearbeitung ist deshalb eine Beurteilung der medizinischen Indikation unabdingbar.

Im SSO-Tarif geht es um Weisheitszähne mit fehlender, geringer, mittlerer oder ausgeprägter Verlagerung. Im Tarmed handelt es sich ausschliesslich um die Bewertung einer dystopen Verlagerung. Die Abgrenzung einer dystopen Verlagerung gemäss Tarmed gegenüber den unterschiedlichen Verlagerungen im SSO-Tarif setzt eine fachärztliche Beurteilung eines FMH für MKG-Chirurgie voraus.

Daraus folgt, dass bei nicht identischer medizinischer Indikation eine Überprüfung nach WZW-Kriterien, eine Anwendung von Ziff. 3 – PIK 05051-B, eine Gegenrechnung sowie eine Transkription in jedem Fall obsolet sind, offenbar bewusst so gewollt von den fachärztlichen und versichererseitigen Experten anlässlich der Erstellung der beiden Tarife. Auf Grund der medizinischen Indikation entsprechen demnach solche WZW-Vorstösse bei Weisheitszahnentfernungen einem missbräuchlichen Leerlauf.

2. Legalität

Nach Überprüfung der medizinischen Indikation liegt das vordringlichste Kriterium in der Prüfung, ob Ziff. 3 – PIK 05051-B von den Voraussetzungen her überhaupt anwendungsberechtigt ist.

Die Voraussetzungen für die Anwendung von Ziff. 3 sind im PIK-Entscheid vorgängig folgendermassen aufgelistet:

a) Kombination von SSO-Leistungen mit Tarmed-Leistungen. Dies ist hier nicht der Fall.
b) Leistung in Narkose erbracht: Dies kann hier erfüllt sein. Allerdings stellt die Abrechnung einer Narkose bei einer nicht kombinierten Abrechnung kein Problem dar. Somit ist diesbezüglich die Anwendung von Ziff. 3 nicht erforderlich. Deshalb ist hier die Voraussetzung für Ziff. 3 ebenfalls nicht erfüllt.
c) Erbringung im OP I: Dies ist im vorliegenden Fall möglich.
d) Sowohl im Tarmed wie im SSO-Tarif identisch aufgeführte Leistung. Hier sind die Leistungen bereits auf Grund der unterschiedlichen medizinischen Indikation nicht identisch.

Im SSO-Tarif wurden sechs Schwierigkeitsgrade tarifiert:

Pos. 4201 Extraktion

Pos. 4202 Extraktion mit Separation

Pos. 4203 Aufklappung

Pos. 4204 Aufklappung mit Separation

Pos. 4206 Osteotomie

Pos. 4207 Osteotomie mit Separation

Im Tarmed ist ein siebter Schwierigkeitsgrad tarifiert:

Pos. 07.1220 Zahndystopie ausserhalb des Alveolarfortsatzes

Dies entspricht einer Zahnentfernung mit noch höherem Schwierigkeitsgrad, nämlich mit FMH 9. Diese Position ist dem doppelapprobierten Facharzt vorbehalten (FMH 9 bzw. 16 ½ Jahre), nicht jedoch anderen Fachspezialitäten wie ORL (FMH 6 bzw. 12 ½ Jahre) oder Oralchirurgie (8 Jahre).

Somit sind drei von vier Voraussetzungen für die Anwendung von Ziff. 3 – PIK 05051-B nicht erfüllt.

3. Gegenrechnung

Die Krankenkasse macht eine Gegenrechnung. Unter einem Suchbegriff – Zahndystopie ist vorbehalten für den Tarmed – findet sie die Pos. 4207: Osteotomie mit Separation 116 TP und erstellt daraus die Gegenrechnung im Betrag von Fr. 348.– gegenüber dem Betrag gemäss Tarmed von Fr. 1189.86.

4. Transkription

Eine Transkription ist nur bei gleicher medizinischer Indikation und bei in beiden Tarifen identischen Leistungen möglich. Diese Voraussetzungen sind hier nicht gegeben.

Zudem müsste die jeweils für einen Tarif vorgeschriebene Tarifmechanik Anwendung finden.

Tarmed ist bezüglich seiner Positionen ein Pauschaltarif, d. h., in jeder Position sind alle Leistungen eingerechnet. Die Parameter dazu sind bei jeder Leistung aufgeführt. Bei einer Zahndystopie resultiert ein Betrag von Fr. 1189.86.

Demgegenüber ist der SSO-Tarif ein Einzelleistungstarif, d. h., die Positionen stellen Bausteine dar, aus denen eine Leistung individuell zusammengestellt werden muss, wie allenfalls die Anzahl des Vorkommens (pro Kiefer, pro Seite, pro Etage, pro Quadrant, pro Sextant, pro Zahn, pro Stelle usw.), Assistenz, Operationssaalbenützung, Überwachung, Bettenbenützung usw.

Im vorliegenden Fall müsste eine Transkription zum Vergleich der Schwierigkeitsbewertung vom Tarmed zum SSO-Tarif folgendermassen aussehen:

Pos. 4207/4981/4943/4985/8 x 4986 = 258,8 TP = Fr. 802.28.

In einer Gegenrechnung müsste somit ein Betrag von Fr. 802.28 und nicht von Fr. 348.– ausgewiesen werden. Diese Gegenrechnung wäre jedoch ohne Bedeutung, da sie lediglich die deutlich höhere Schwierigkeit einer dystopen Verlagerung gegenüber dem höchsten Schwierigkeitsgrad für eine Zahnentfernung im SSO-Tarif dokumentiert.

5. Epikrise

Der Praxisalltag zeigt, dass bei der Anwendung von Ziff. 3 – PIK 05051-B das Pferd am Schwanz aufgezäumt wird.

Als Erstes wird auf Grund eines identischen oder verwandten Suchbegriffs eine Gegenrechnung aufgestellt. Dies erfolgt Suchbegriff gegen Suchbegriff, d. h. Tarmed-Position versus SSO-Tarifposition.

Korrekterweise müsste eine Transkription erfolgen. Dazu müsste im Einzelfall die jeweilige Tarifmechanik berücksichtigt werden.

Vor allen derartigen Massnahmen wäre zu prüfen, ob die Voraussetzungen für die Anwendung von Ziff. 3 – PIK 05051-B überhaupt gegeben sind (Tarifkombination/Narkose/OP I/identische Position). Dies ist vorliegend nicht der Fall.

Noch vor der Überprüfung der Legalität zur Anwendung von Ziff. 3 – PIK 05051-B müsste gewährleistet sein, dass die medizinische Indikation für beide Behandlungsarten gegeben wäre. Dies ist vorliegend nicht der Fall. Bei Pos. 07.1220 im Tarmed handelt es sich nämlich bezüglich medizinischer Indikation um etwas ganz anderes als bei Pos. 4207 im SSO-Tarif. Hier würden Äpfel mit Birnen verglichen. Auf Grund der unterschiedlichen medizinischen Indikation erübrigt sich damit eine WZW-Abklärung oder eine Gegenrechnung.

6. Schlussfolgerung

Die medizinische Indikation ist im vorliegenden Fall unterschiedlich, d. h. für einen Tarifvergleich nicht gegeben.

Die Voraussetzungen für die Anwendung von WZW-Kriterien bzw. Ziff. 3 – PIK 050561-B sind nicht gegeben. Die Anwendung von Ziff. 3 ist somit missbräuchlich.

Eine Transkription mit Berücksichtigung der Tarifmechanik für den Einzelfall wurde nicht durchgeführt.

Die Gegenrechnung ist damit fehlerhaft.

Missbrauch Ziff. 3 – PIK 05051-B am Beispiel OSME und Weisheitszahnentfernung

Ein MKG-Chirurg rechnet bei einer Metallentfernung mit Tarmed Pos. 07.0310 entsprechend 40 % der Ausgangsoperation, eine gleichzeitige Entfernung verlagerter Weisheitszähne mit dem SSO-Tarif Pos. 4207 ab. Die Krankenkasse beruft sich auf Ziff. 3 – PIK 05051-B und verweist auf eine Gegenrechnung, in der die OSME mit dem SSO-Tarif mit Pos. 4358 zu 11 % der Ausgangsoperation figuriert.

1. Medizinische Indikation

Vor jeder Anwendung von WZW-Kriterien steht die medizinische Indikation. WZW-Kriterien sind nur bei gleichwertiger medizinischer Indikation anwendbar. Die medizinische Indikation kann per definitionem nur von jemandem beurteilt werden, der über die notwendige Qualifikation für die Erstellung einer medizinischen Indikation verfügt. Vor jeder wirtschaftlichen Beurteilung der WZW-Kriterien auf der Ebene Sachbearbeitung ist somit eine Beurteilung der medizinischen Indikation unabdingbar.

Die medizinische Indikation bestimmt, dass die Weisheitszahnentfernung durch eine Behandlung gemäss SSO-Tarif zu erfolgen hat, wenn es sich nicht ausdrücklich um eine dystope Verlagerung handelt.

Bei der OSME kann eine Behandlung je nach medizinischer Indikation sowohl gemäss Tarmed als auch gemäss SSO-Tarif durchgeführt werden.

Dabei ist im Tarmed die medizinische Indikation dadurch definiert, dass sich die Metallentfernung mit einem Anteil von 40 % (Pos. 07.0310) direkt auf die Ausgangsoperation bezieht. Dies ist ein von den Tarifexperten erarbeitetes sachgerechtes Verfahren, um den unterschiedlichen Schwierigkeitsgrad einer Metallentfernung nach Trauma, Osteotomie, Tumorresektion usw. sowie die Differenz beim operativen Zugang zu berücksichtigen und die medizinische Indikation unverwechselbar zu definieren.

Im SSO-Tarif ist die medizinische Indikation berücksichtigt durch die unterschiedlichen Bausteine in Form von Einzelleistungen. Der operative Zugang und der Wundverschluss (Pos. 4335 ff.) beziehen sich auf die Lokalisation im Unter- oder Oberkiefer (1–2) und pro Seite (1–2), im Oberkiefer zusätzlich pro Etage (1–2 x 1–3). Das Abschrauben der Platte ist pro Stelle gerechnet (Pos. 4358), also nicht eingeschränkt pro Seite und pro Etage wie beim operativen Zugang oder pro okklusionsbezogene Stelle wie bei Reposition und Osteosynthese. Die Reposition wird im Text des Tarifs ausdrücklich ausgeschlossen, weil diese zur Osteosynthese gehört und nicht zum Zugang. Auch hier haben die Tarifexperten für die Leistungserfassung der Metallentfernung ein elegantes Verfahren entwickelt, um die medizinische Indikation zu definieren. Voraussetzung sind jedoch fachärztliche Kenntnisse.

2. Legalität

Nach Überprüfung der medizinischen Indikation liegt das vordringlichste Kriterium in der Prüfung, ob Ziff. 3 – PIK 05051-B von den Voraussetzungen her überhaupt anwendungsberechtigt ist.

Dazu müssen folgende Voraussetzungen erfüllt sein:

a) Kombination von SSO-Leistungen und Tarmed-Leistungen. Dies ist im vorliegenden Fall erfüllt.
b) Leistung in Narkose erbracht: Dies ist im vorliegenden Fall möglich. Allerdings stellt die Abrechnung der Allgemeinnarkose auch bei kombinierten Leistungen heute kein Problem mehr dar, seit mit Risikoklasse und effektivem Zeitaufwand abgerechnet wird. Der für Ziff. 3 – PIK 050561-B im Jahr 2006 noch gültige Grund, bei der Tarmed-Abrechnung der Anästhesie mit vorgegebener geschätzter Zeitangabe sei der Zeitbedarf für die SSO-Leistung nicht eruierbar und somit nicht abrechenbar, ist nicht mehr gültig. Damit ist Ziff. 3 – PIK 05051-B längst obsolet. Im vorliegenden Fall ist jedenfalls die Voraussetzung einer fehlenden Möglichkeit zur Abrechnung der Allgemeinnarkose nicht gegeben.
c) Im OP I erbracht: Dies ist im vorliegenden Fall möglich.
d) Identische Leistungen sowohl im SSO-Tarif als auch im Tarmed: Dies ist gerade im Fall einer OSME keineswegs gegeben. Übereinstimmend sind bestenfalls die Suchbegriffe. Beim Tarmed enthält die Tarifposition die ganze Palette sämtlicher möglicher vorkommender Leistungen, die exakt definiert werden. Im Gegensatz dazu beinhaltet die Tarifposition im SSO-Tarif nur die Leistung für das Abschrauben der Platte. Dies gilt pro Stelle, so dass sogar diese Leistung nicht auf pro Seite oder pro Zugang beschränkt ist. Dazugerechnet werden müssen die Positionen für die möglichen verschiedenen Zugänge pro Kiefer (Pos. 4335 ff.), pro Seite und pro Etage. Im Oberkiefer können beispielsweise pro Seite bei drei Etagen drei Zugänge (Pos. 4335) notwendig sein (supraorbital, infraorbital, intraoral). Bei infraorbital transkonjunktival ist noch ein zusätzlicher Zuschlag (Pos. 4336) vorgesehen. Sowohl infraorbital wie intraoral geht es nicht selten um zwei Stellen.

Was die Parameter der Metallentfernung angeht, richten sich diese nach der Hauptleistung, wobei es bei der Dignität auf die Schwierigkeit des operativen Zugangs ankommt und weniger auf den Okklusionsbezug. Für eine Metallentfernung stellt die zahnmedizinische Weiterbildung keine Voraussetzung dar.

3. Gegenrechnung

Die Krankenkasse macht eine Gegenrechnung und findet unter dem Suchbegriff „Entfernung Osteosynthesematerial" im SSO-Tarif die Position 4358 = 83 TP = Fr. 257.30. Dies entspricht 11 % der Ausgangsoperation im Gegensatz zu den 40 % beim Tarmed.

4. Transkription

Eine Transkription ist nur bei gleicher medizinischer Indikation und bei in beiden Tarifen identischen Leistungspositionen möglich.

Bei einer Transkription muss die jeweilige Tarifmechanik eines Tarifs in jedem individuellen Einzelfall berücksichtigt werden.

Tarmed ist bezüglich seiner Positionen ein Pauschaltarif, d. h., in den Positionen sind alle Leistungen eingerechnet. Für eine Zahndystopie resultiert ein Betrag von Fr. 1189.86, für eine OSME nach Unterkieferfraktur Fr. 1155.17, nach sagittaler Spaltung einseitig Fr. 1722.80 und nach Le-Fort-Osteotomie Fr. 2456.49.

Der SSO-Tarif ist demgegenüber ein Einzelleistungstarif, d. h., die Positionen stellen Bausteine dar, aus denen eine Leistung individuell zusammengestellt werden muss wie insbesondere die unterschiedlichen operativen Zugänge, das Mehrfachvorkommen einer Leistung, die Assistenz, die Operationssaalbenützung, die Überwachung, die Bettenbenützung usw.

Im vorliegenden Fall sähe eine Transkription folgendermassen aus:

Für einen verlagerten (nicht dystopen) Zahn:
Pos. 4207/ Pos. 4981/ Pos. 4983/Pos. 4985/8x Pos. 4986 = 259.8 TP = Fr. 802.28.

Für eine OSME:
Pos. 4335 ff./1-2x Pos. 4357/ Pos. 4981/ Pos. 4983/ Pos. 4885/ Pos. 4986 = 40 % der Ausgangsoperation, d. h. Unterkieferfraktur oder sagittaler Spaltung einseitig Fr. 1689.50, nach Le-Fort-Osteotomie Fr. 2900.36.

5. Epikrise

Die Gegenrechnung der Krankenkasse lässt jede Tarifmechanik im Sinne einer Transkription vermissen. Diese ist beim Wechsel von Tarmed auf den SSO-Tarif besonders wichtig, weil beim Tarmed die OSME direkt auf der Ausgangsoperation beruht, wo alle unterschiedlichen Leistungen bereits berücksichtigt sind.

Diametral dazu beruht im SSO-Tarif die Berechnung der OSME auf einer sorgfältigen Auflistung von Bausteinen, sei es beim Zugang und Verschluss pro Seite und Etage oder beim eigentlichen Entfernen des Metalls, wo sogar pro Stelle, also nicht eingeschränkt auf pro Seite oder Etage, abgerechnet werden kann.

Vor allen derartigen Massnahmen ist zu prüfen, ob die Voraussetzungen für die Anwendung von Ziff. 3 – PIK 05051-B überhaupt gegeben sind.

6. Schlussfolgerung

Die medizinische Indikation kann bei der OSME mit beiden Tarifen nachvollzogen werden, nicht jedoch bei der Weisheitszahnentfernung.

Die Voraussetzungen für die Anwendung von WZW-Kriterien bzw. Ziff. 3 – PIK 05051-B sind nicht gegeben. Eine Abrechnung der Allgemeinnarkose mit Risikoklasse und effektivem Zeitbedarf ist problemlos möglich. Die Leistungspositionen sind in beiden Tarifen definitiv nicht identisch.

Eine Transkription wurde nicht durchgeführt. Sie ergäbe bei korrekter Berücksichtigung der Tarifmechanik nahezu exakt den gleichen Betrag. Dabei erstaunt es immer wieder, wie eine Krankenkasse bei einer Metallentfernung im Gesichtsbereich mit einem derart anspruchsvollen, risikobehafteten und ästhetisch wichtigen Zugang auf einen Betrag von Fr. 257.30 (entsprechend 11 % der Ausgangsoperation) oder bei Berücksichtigung von Assistenz und Operationssaal auf Fr. 463.14 (entsprechend 19.8 %) kommen kann.

Die Tarifmechanik hat nicht nur den verwendeten Tarif, sondern auch Auswirkungen einer kombinierten Behandlung zu berücksichtigen. Die Assistenz beispielsweise richtet sich nach dem schwierigsten Operationsschritt eines Gesamteingriffs, also bei einer Weisheitszahnentfernung nach der Metallentfernung.

Mitwirkung beim Vollzug

Wer Versicherungsleistungen beansprucht, muss gemäss Art. 28 ATSG unentgeltlich alle Auskünfte erteilen, die zur Abklärung des Anspruchs und zur Festsetzung der Versicherungsleistungen erforderlich sind. Die Personen, die Versicherungsleistungen beanspruchen, haben alle Personen und Stellen, namentlich Arbeitgeber, Ärztinnen und Ärzte, Versicherungen sowie Amtsstellen im Einzelfall zu ermächtigen, die Auskünfte zu erteilen, die für die Abklärung von Leistungsansprüchen erforderlich sind. Diese Personen und Stellen sind zur Auskunft verpflichtet.

Die Verpflichtung zur Mitwirkung bezieht sich demnach primär auf den Patienten. Bei der Mitwirkung des Behandlers stehen wiederum das Arztgeheimnis bzw. der Datenschutz im Vordergrund, indem es um Auskünfte geht und nicht um das Einreichen von Unterlagen aus der Krankengeschichte.

Publizierte Fälle der GPK

Modelloperation und Schienen im DRG

Im Zusammenhang mit einer Umstellungsosteotomie erfolgte präoperativ die übliche Modelloperation und Herstellung der chirurgischen Splints im Labor. Die Operation wurde mittels Fallpauschale abgerechnet.

Die Krankenkasse verweigerte die Übernahme der präoperativen Modelloperation und Splintherstellung. Gemäss den geltenden DRG-Regeln seien präoperative Behandlungen und Untersuchungen grundsätzlich im Rahmen des stationären Aufenthaltes des Patienten vorzunehmen, ausser wenn die Einhaltung der WZW-Kriterien eine Behandlung oder Untersuchung vor dem stationären Spitalaufenthalt erforderte. Die angefertigten Modelle dienten der Operationsplanung und seien somit Teil des stationären Aufenthaltes bzw. mit diesem abgegolten und könnten nach Ansicht der Krankenkasse nicht zusätzlich verrechnet werden. Diese empfiehlt dem Leistungserbringer, seine Aufwendungen beim Spital geltend zu machen. Die Rechnung würde abzüglich des Korrekturbeitrags beglichen.

Beurteilung

Die Krankenkasse beruft sich auf die geltenden diesbezüglichen Regeln. Diese finden sich im Reglement der Swiss DRG: *„Regeln und Definitionen zur Fallabrechnung unter Swiss DRG":*

„3.7 Vor- und nachstationäre Behandlungen und Untersuchungen im Spital.

Vor- und nachstationäre Untersuchungen im Spital können mit dem jeweils geltenden Tarif abgerechnet werden, d. h. es finden keine Fallzusammenführungen zwischen stationären und ambulanten Fällen statt.

Präoperative Behandlungen und Untersuchungen sind jedoch grundsätzlich im Rahmen des stationären Aufenthaltes des Patienten vorzunehmen, ausser wenn die Einhaltung der Kriterien Wirksamkeit, Zweckmässigkeit und Wirtschaftlichkeit (gemäss Art.32 KVG) eine Behandlung oder Untersuchung vor dem stationären Spitaleintritt erfordern" sollte.

Auf Grund der Ausgangslage steht fest, dass es aus WZW-Kriterien keinen Sinn ergibt, für die Modelloperation und Splintherstellung den Patienten präoperativ mehrere Tage zu hospitalisieren. Ebenso wenig sinnvoll ist es, die Modelloperation und Splintherstellung vorstationär ambulant im Spital durchzuführen – wobei in diesem Fall ausdrücklich keine Fallzusammenführung zwischen vorstationärem ambulantem und dem nachfolgenden stationären Fall stattfände. Damit wäre die getrennte Abrechnung, wie im vorliegenden Fall, ebenfalls gerechtfertigt.

Das Vorgehen der Wahl ist somit die ambulante Durchführung von Modelloperation und Chirurgiesplint in der Belegarztpraxis und dem Dentallabor. Damit steht eine Fallzusammenführung gar nicht erst zur Diskussion. Die ambulante Vor- und Nachbehandlung inklusive Modelloperation und Chirurgiesplint werden getrennt vom DRG der Krankenkasse gemäss gültigen Einzelleistungstarifen in Rechnung gestellt.

Mund-Antrum-Fistel (Art. 17e 2 KLV)

Jede Versorgung einer Verbindung von Mundhöhle zu Kieferhöhle stellt eine arztäquivalente, bezüglich Lokalisation und Zielsetzung ärztliche Massnahme mit Pflichtleistungscharakter dar.

Die Epithelisierung bzw. der Umstand, ob es sich um einen Zusatzeingriff oder alleinigen Eingriff handelt, entscheidet – unabhängig von der gegebenen Leistungspflicht – über die Wahl der Tarifposition bei der Abrechnung.

Der Sekundäreingriff, der nicht gleichzeitig mit der operativen Entfernung des Zahnes durchgeführt wird, wird als alleiniger Eingriff – ausser bei Traumafällen meist mit epithelisierter Verbindung – mit Pos. 4393 abgerechnet.

Der Primäreingriff als Zusatzeingriff zu einer an gleicher Stelle erfolgten Zahnentfernung oder Operation – und deswegen meist mit nicht epithelisierter Verbindung – wird, da der operative Zugang bereits vorliegt, mit Pos. 4267 für den vestibulären Lappen und Pos. 4268 für den palatinalen Lappen abgerechnet.

Es gibt aber auch den Fall einer epithelisierten oroantralen Verbindung unmittelbar einem Zahn anliegend, wo der Verschluss als Primäreingriff mit Pos. 4393 abzurechnen ist, unbesehen der gleichzeitigen Zahnextraktion, die hier zur Verhinderung eines andernfalls hohen Rezidivrisikos notwendig sein kann.

Ob die Kieferhöhleneröffnung absehbar und als Komplikation einzuschätzen oder eine Sorgfaltspflichtverletzung nachweisbar sein sollte, hat keinen Einfluss auf die so oder so gegebene Leistungs- oder Vorleistungspflicht der Krankenkasse. Ausser bei einem Unfall, wo die Unfallversicherung zuständig ist, stellt somit jede offene oroantrale Verbindung eine Leistungspflicht dar. Umgekehrt handelt es sich bei jeder Ablehnung einer oroantralen Verbindung um einen Fehlentscheid der Krankenkasse.

Narkose

Besteht eine Kostenübernahmeverpflichtung der Krankenkasse für eine Narkosebehandlung bei fehlender Compliance (6-Jähriger) unabhängig vom Eingriff – hier Entfernung retinierter Milchmolarer im Oberkiefer?

Beurteilung

Laut SSO-Internum 1/2012 (basiert auf Ergänzung der KLV Anhang 1 Ziff. 2 und 3) müssen von den Krankenversicherungen die Kosten der Narkose übernommen werden, wenn ein Eingriff wegen schwerer geistiger oder körperlicher Behinderung notwendig und sonst keine Behandlung möglich ist. Vom behandelnden Arzt wird diagnostiziert und festgehalten, dass die Narkose infolge des Alters des Patienten und der verminderten Compliance indiziert ist, nicht wegen des in diesem Fall retinierten und verlagerten Milchmolaren im Oberkiefer. Bei der OP handelt es sich um eine zahnärztliche Pflichtleistung gemäss Art. 31 KVG, speziell Art. 17a 2 KLV. Bei Unklarheit kann in Ergänzung ein jugendpsychiatrisches Gutachten zu Lasten der Versicherung angekündigt und bei fehlendem Gegenbericht veranlasst werden.

Zusammenfassung (Module/Bausteine): Ja, Narkose nach SSO-Internum 1/2012 + OP nach Art. 17a 2 KLV.

Narkosekosten

Zu den Narkosekosten wurde im Internum 1/2012 Stellung bezogen. Voraussetzung für die Kostenübernahme ist, dass ein Eingriff wegen einer schweren geistigen oder körperlichen Behinderung ohne Narkose nicht möglich ist. Vom behandelnden Arzt wird diagnostiziert und festgehalten, dass die Narkose infolge dieser Krankheit indiziert ist, nicht wegen der Karies.

Ob die zahnärztliche Behandlung auch zu Lasten der obligatorischen Krankenversicherung erfolgt, hängt von der Art der Behinderung ab und richtet sich nach Art. 31 KVG und Art. 17–19 KLV.

Notfallbehandlung: Pos. 4000 bzw. 4002

Verrechnung der Position 4000 bzw. Pos. 4002 bei einer Notfallbehandlung.

Ausgangslage

Die Krankenkasse anerkennt die Position 4000 bei einer erstmaligen Konsultation als Notfallpatient.

Beurteilung

Im aktuellen Zahnarzt-Tarif (Version 2008) sind bei der Position 4000 „Befundaufnahme / Second Opinion" folgende Tätigkeit enthalten:

- Zahnärztliche (kieferchirurgische) Untersuchung im Zahnarzt-Behandlungszimmer
- Inspektion der Mundhöhle, Mundschleimhaut etc.
- Erhebung des jetzigen Leidens
- Persönliche Anamnese und Familienanamnese
- Anlegen einer Krankengeschichte

Diese Position darf pro Patient nur 1 x pro Jahr in der gleichen Praxis verrechnet werden. Somit ist diese Position bei jedem neuen (d. h. erstmalig in der Praxis erscheinenden) Patienten anzuwenden und gilt somit auch für Notfälle, so diese Patienten das erste Mal in der Praxis behandelt werden.

Die Position 4002 „Befundaufnahme beim Akutpatienten" beschränkt sich auf eine Untersuchung der Schmerzregion und beinhaltet nicht die unter Position 4000 aufgeführten weiteren Punkte. Sie darf auch nicht mit der Position 4000 kombiniert werden. Sie ist demnach nur anwendbar für eine Notfallbehandlung bei einem bereits bekannten Patienten, der bereits innert Jahresfrist in der gleichen Praxis in Behandlung war (und von dem bereits eine Krankenakte vorliegt).

Operationsbericht

Im Datenschutz des KVG kommt dem Operationsbericht eine Sonderstellung zu. Darauf wird auch vom Eidgenössischen Datenschutzbeauftragten (EDÖP) wiederholt hingewiesen (www.fmch.ch/Dienstleistungen/Datenschutz).

Operationsberichte werden speziell für die Patientenbehandlung geschrieben. Deswegen wird darin auf Folgendes hingewiesen:

- erschwerende Faktoren,
- Risikoverhalten des Patienten,
- mangelnde Mitarbeit des Patienten,
- vorgekommene Fehler während des Eingriffs,
- zu erwartende Komplikationen,
- mögliche Folgeschäden,
- Auswirkungen auf frühere oder gegenwärtige Erkrankungen usw.

Solche Angaben benötigt der Vertrauensarzt für die Beurteilung der Leistungspflicht nicht. Für den Patienten können diese Angaben jedoch nachteilig sein. So ist es bereits vorgekommen, dass Patienten auf Grund solcher Unterlagen von der Leistungspflicht der Zusatzversicherung ausgeschlossen wurden, weil sie die in den Unterlagen erwähnte Erkrankung bei Versicherungsabschluss nicht angegeben hatten. Dies konnten sie auch nicht, wenn die Erkrankung nur im Dossier des Hausarztes aufgeführt ist und von dort in den Operationsbericht einfloss; die Patienten wussten daher nichts von der Erkrankung. Der Ausschluss erfolgte, obschon die Erkrankung nichts mit der durchgeführten Operation zu tun hatte.

Deshalb ist es unzulässig, einen üblichen Operationsbericht einzureichen. Zulässig sind auf Anfrage des Vertrauensarztes lediglich die Angabe der genauen Diagnose sowie der durchgeführten Operation inklusive Beantwortung von Fragen medizinischer Natur.

Operationslisten: spitalambulant vs. spitalstationär

Es kommt vor, dass Krankenkassen Operationslisten erstellen, um damit ein Vorgehen spitalambulant vs. spitalstationär vorzugeben. Als Argumentation berufen sie sich dabei auf die WZW-Kriterien. Nur bei Einhalten der Kassenvorgaben garantieren sie eine Kostenrückerstattung; bei Nichteinhalten verweigern sie diese.

Beurteilung

1. Problematik

Grundsätzlich gilt es zwischen VVG (Versicherungsvertragsgesetz) und KVG (Bundesgesetz über die Krankenversicherung) zu unterscheiden.

1.1 VVG-Patienten

Dabei handelt es sich nicht selten um VVG-Versicherte, wobei doch der VVG-Bereich gerade nicht den WZW-Kriterien des KVG-Bereichs unterliegt.

VVG-Versicherer machen ihre Rückerstattung oft vom Entscheid der Krankenkasse der Grundversicherung (KVG) abhängig; damit muss der VVG-Versicherte durchschnittlich länger auf die Rückerstattung warten als der KVG-Versicherte.

VVG-Versicherer fragen zudem immer wieder nach der „echten Mehrleistung" im VVG-Bereich. Diese „echte Mehrleistung" beziehen sie auf die Pauschale des KVG.

Die Frage der „echten Mehrleistung" wird im stationären Bereich von der Rechtsprechung jedoch abgelehnt. Massgebend ist die subjektive „Erwartung des Privatpatienten" und die Summe der „zahlreichen, eigentlich überqualifizierten Leistungen", die sich auf Grund der „freien Arztwahl" ergeben. Abgerechnet wird nicht als Zusatz zu einer Pauschale, sondern als „prozentualer Zuschlag" auf einen Einzelleistungstarif, „ohne Bedarf auf nähere Umschreibung der Mehrleistung in der Tarifordnung" (Bundesgerichtsentscheid vom 31.08.2004):

„Die Beschwerdeführerin macht geltend, nach der bundesgerichtlichen Rechtssprechung dürften sowohl im stationären als auch im ambulanten Bereich nur echte Mehrleistungen mit Zusatzversicherungen abgedeckt werden.

Mit Bezug auf die Tagesteilpauschalen im stationären Bereich bringt die Beschwerdeführerin vor, in der Tarifordnung seien die Mehrleistungen nicht aufgeführt. Indes erwähnt sie diese gleich selbst: Sie bestehen in der luxuriösen Hotellerie, die Privatpatienten Einzelzimmer und je nachdem einen besseren Service (beispielsweise in der Verpflegung) garantiert. Solche Leistungen gehen über die obligatorische Krankenversicherung hinaus und werden vom Tarifschutz nicht erfasst.

Hinsichtlich des Zuschlags von 120–170 % für die Arzthonorare bei stationären Privatpatienten mache die Beschwerdeführerin geltend, ärztliche Leistungen laut Spitalleistungskatalog stellten Pflichtleistungen nach dem KVG dar, die vollumfänglich vom Tarifschutz erfasst würden. Indes nennt die Beschwerdeführerin, indem sie die freie Arztwahl erwähnt, auch hier die echte Mehrleistung gleich selbst:

Das KVG garantiert innerhalb örtlicher Grenzen jedem Versicherten die freie Wahl des Leistungserbringers. Hingegen statuiert es, abgesehen von Notfällen, keine Behandlungspflicht für Ärzte, weshalb im stationären Bereich faktisch nur Patienten mit einer Zusatzversicherung die freie Arztwahl haben. Privatpatienten wünschen sich regelmässig die Behandlung durch einen Chef- oder Belegarzt. Das Sanitätsdepartement weist in seiner Vernehmlassung denn auch zutreffend darauf hin, dass die Beschwerdeführerin mit eben diesem Argument für den Abschluss ihrer Zusatzversicherung (privat) wirbt.

Die freie Arztwahl für Zusatzversicherte im stationären Bereich führt dazu, dass Chefärzte – für die Spitalträger mit entsprechenden Kostenfolgen – insbesondere bei den Privatpatienten zahlreiche Leistungen erbringen, für die sie eigentlich überqualifiziert sind, sei es, weil sie bei allgemein versicherten Patienten einfachere Behandlungen von vorne herein nicht selbst durchführen würden, sei es, dass sie im Vorfeld und im Nachgang zu einer komplizierten Behandlung, die als solche einen Spezialisten erfordert, zahlreiche Handlungen persönlich vornehmen, die im Normalfall an Assistenzärzte oder das Pflegepersonal delegiert würden. Es darf zudem als notorisch bezeichnet werden, dass Privatpatienten andere Erwartungen an den behandelnden Arzt stellen und dieser beispielsweise häufiger als medizinisch indiziert Sprechstunden abhält oder Visitationen vornimmt.

Die freie Arztwahl im stationären Bereich stellt damit eine ganz erhebliche Mehrleistung dar, die weit über die obligatorische Krankenversicherung hinausgeht. Der Tarifschutz gemäss Art. 44 KVG beschränkt sich hier darauf, dass der Versicherer nach KVG jene Kosten übernehmen muss, welche sich ergeben würden, wenn der Versicherte in der allgemeinen Abteilung behandelt worden wäre. Ein Honorarzuschlag bei stationären Privatpatienten ist somit gerechtfertigt, zumal Privatpatiententarife im stationären Bereich die Rechte und Behandlungsmöglichkeiten der allgemein versicherten Personen nicht beeinträchtigen. Entgegen der Behauptung der Beschwerdeführerin bedarf die erwähnte Mehrleistung in der Tarifordnung auch keiner näheren Umschreibung, darf doch ihr Inhalt – wie der Anspruch auf ein Einzelzimmer bei den Tagesteilpauschalen – als allgemein bekannt vorausgesetzt werden.

Auch für den ambulanten Bereich hat das Bundesgericht eine Abrechnung ausserhalb des festgesetzten Tarifs zugelassen, wenn es um die Vergütung echter Mehrleistungen geht, die über den Leistungsumfang der obligatorischen Krankenpflegeversicherung hinausgeht. Es hat jedoch betont, dass es sich um echte Mehrleistungen handeln müsse, die ein „Plus" darstellten.

Wenn sich die Beschwerdeführerin auf diese Rechtssprechung beruft, übersieht sie, dass in der angefochtenen Tarifordnung für den Honorarzuschlag bei ambulanten Behandlungen die Tarifschutzbestimmungen des KVG und UVG vorbehalten sind. Ihre Rüge, die Tarifordnung sei diesbezüglich nicht mit Art. 44 KVG vereinbar, stösst deshalb ins Leere.

Das Sanitätsdepartement führt in seiner Vernehmlassung denn auch aus, dass der 50%ige Honorarzuschlag auf Grund des Vorbehalts selbstverständlich nur für Personen gelten könne, die von ihrem Wohnsitz her bei Behandlungen in der Schweiz nicht im Geltungsbereich des KVG unterstünden."

Überall dort, wo in VVG-Verträgen im spitalambulanten Bereich ein klassenkonformes Arzthonorar vereinbart wird, erübrigt sich eine Operationsliste. Denn dann fällt der Anspruch auf Definition einer „echten Mehrleistung" weg und der Zuschlag auf Grund der Gleichstellung zu spitalstationär bezüglich Mehrleistung bedarf „keiner näheren Umschreibung der Mehrleistung in der Tarifordnung".

1.2 KVG-Patienten

Operationslisten widersprechen nicht nur dem VVG, sondern auch dem KVG.

Selbst eine einvernehmliche Abmachung zwischen Krankenkassen und Ärzten würde als Vertrag zu Lasten Dritter, d. h. zu Lasten der Patienten, gegen das Gesetz verstossen.

Darüber hinaus zählt für die Beurteilung, ob eine Behandlung spitalstationär oder spitalambulant zu erfolgen habe, nicht der Eingriff an sich, sondern vielmehr der Patient als Individuum, insbesondere sein Alter (Kind oder älterer Patient), sein Gesundheitszustand, seine Psyche, sein Umfeld usw.

Solche konstruierten Operationslisten verfolgen weder die gegebene medizinische Indikation noch das Patientenwohl, sondern reine Kasseninteressen. Dies beweist der Umstand, dass die genau gleichen Eingriffe beim öffentlichen Spital bzw. DRG stationär, jedoch beim Belegarztspital bzw. im Zusatzversicherungsbereich spitalambulant aufgelistet werden.

Es existiert meist noch eine dritte, nochmals abweichende Version dieser Liste, die auf den 55%-Anteil der öffentlichen Hand optimiert ist und paradoxerweise die teurere, stationäre Version forciert, obschon die spitalambulante kostengünstiger wäre: *„Die Kostenübernahme wird aus wirtschaftlichen Überlegungen vollumfänglich abgelehnt, jedoch für einen 2-tägigen stationären Aufenthalt mit Abrechnung nach Swiss DRG garantiert."*

Berücksichtigt werden dabei nicht ergebnisorientiert die Gesamtkosten bis und mit Arbeitsunfähigkeit oder Rente wie bei UV/IV/MV, sondern nur die Behandlungskosten, die bei der Krankenkasse anfallen.

Die Art der Behandlung darf nie reinen Kasseninteressen unterliegen, sondern muss auf der medizinischen Indikation beruhen. WZW-Kriterien stehen nur bei gleichwertiger medizinischer Indikation zur Diskussion. Die medizinische Indikation hat immer oberste Priorität; erst danach folgen die WZW-Kriterien. Auch diese unterliegen einer vorgegebenen Reihenfolge: Wirksamkeit kommt vor Zweckmässigkeit und beide vor der Wirtschaftlichkeit.

Die medizinische Indikation liegt einzig und allein in der Verantwortung des behandelnden Arztes.

Jede Einmischung in die medizinische Indikation vonseiten der Versicherer muss als Missachtung der Gewaltentrennung bezeichnet werden. Versicherer haben sich aus ethischen und haftpflichtrechtlichen Gründen jeder Einmischung oder Einflussnahme zu enthalten.

2. Grundlage für Entscheid

Grundlage für einen Entscheid spitalambulant vs. spitalstationär ist die nachfolgende Definition:

„Ob ein Eingriff spitalstationär oder spitalambulant durchgeführt werden muss, ist nicht primär vom Eingriff abhängig, sondern vor allem vom Patienten und dessen Gesundheitszustand. Wirtschaftliche Überlegungen sind der medizinischen Indikation vollständig unterzuordnen. Über die medizinische Indikation entscheiden die behandelnden Ärzte im Einzelfall."

Für die Abgrenzung zwischen spitalambulanten und spitalstationären Bedingungen gelten namentlich folgende Kriterien (Aufzählung nicht abschliessend):

Ambulant

- Der Patient verlässt den Behandlungs- oder Aufwachraum unter Mithilfe von Angehörigen.
- Der Patient hat keine internistische Nachkontrolle oder Überwachung nötig.
- Der Patient ist vollständig wach, die Atmung ist regelmässig, der Kreislauf stabil und die Schmerzempfindung ist vorhanden.
- Es sind keine Nachwirkungen von Medikamenten zu befürchten.

Stationär

- Der Patient verlässt den Behandlungs- oder Aufwachraum nicht eigenständig und auch nicht unter Mithilfe von Angehörigen.
- Es ist eine Überwachung der vitalen Funktionen wie der Atmung, des Blutdrucks, der Bewusstseinslage, der Nachwirkung von Medikamenten oder der Wiederkehr der Schmerzempfindung notwendig bzw. der Patient benötigt diese Überwachung auch während der Nacht.
- Der Patient hat erhöhte Risiken, die eine Überwachung bzw. eine Überwachung während der Nacht angezeigt erscheinen lassen, wie Epilepsie, Diabetes, Hyper- oder Hypotonie, Herzinsuffizienz, koronare Herzkrankheit, Antikoagulation, überdurchschnittlicher Blutverlust, verstärkte Blutungstendenz usw.
- Die Behandlung muss sich auf eine stationäre Infrastruktur abstützen können.

Aus dieser Aufstellung der Parameter folgt, dass die Situation im Einzelfall erst nach erfolgter Behandlung beurteilt werden kann. Der Patient wird vorerst behandelt und überwacht. Der Entscheid, ob spitalambulant oder spitalstationär, hängt ab vom unmittelbar postoperativen Verlauf, von der Reaktion des Patienten auf den Eingriff, vom Operationsprogramm und dessen Beeinflussung durch Notfälle usw. **Deshalb erübrigt es sich, bereits vor einer Behandlung zu Vorgaben der Krankenkasse Stellung zu beziehen.**

Selbstverständlich kann der Versicherer vom behandelnden Arzt im Einzelfall eine Begründung der medizinischen Indikation verlangen. Dies erfolgt in Form einer vom Versicherten angeforderten Begründung mit konkreter Fragestellung in Form eines honorarberechtigten Arztzeugnisses.

3. Vorgehensweise

Grundsätzlich ist zwischen VVG und KVG zu unterscheiden. Streitigkeiten im VVG-Bereich werden auf dem zivilen Rechtsweg entschieden. Grundsätzlich kann eine Zusatzversicherung ihren Entscheid weder vom Entscheid der Grundversicherung noch von der Mehrleistung bzw. fehlenden Mehrleistung zur Grundversicherung abhängig machen. Denn im stationären Bereich bedarf es auf Grund der freien Arztwahl keiner näheren Umschreibung, und der Tarifschutz nach KVG beschränkt sich auf diejenigen Kosten, die sich ergäben, wenn der Versicherte in der allgemeinen Abteilung behandelt würde.

Die nachfolgend geschilderte Vorgehensweise betrifft das KVG.

3.1 Standardbrief

Als erste Massnahme kann mit einem Standardbrief auf die Unrechtmässigkeit von Operationslisten „ambulant vs. stationär" hingewiesen werden. Thema dieses Briefes ist die Einmischung in die ärztliche Therapiehoheit. Nachfolgend seien einige Vorschläge für solche Standardbriefe aufgeführt.

Standardbrief vom Behandler

„Der Entscheid über die notwendige Dauer eines Spitalaufenthaltes bzw. ob spitalambulant oder spitalstationär ist weitaus abhängiger vom Patienten als von der Operation und unterliegt einzig und allein der ärztlichen Indikation, der Kompetenz und der Verantwortung des behandelnden Arztes. Dafür muss er eine Haftpflichtversicherung abschliessen.

Für die vorgängige Beurteilung der Spitalaufenthaltsdauer ist eine Krankenkasse weder kompetent noch berechtigt. Dies trifft auch zu auf den Vertrauensarzt. Auch dieser kann die Verantwortung für einen solchen Entscheid nicht übernehmen. Für Folgen eines Fehlentscheids sind weder Kasse noch Vertrauensarzt haftpflichtig. Demnach würden solche Folgen als Sorgfaltspflichtverletzung dem behandelnden Arzt vorgeworfen werden.

Deswegen gelten solche Entscheide vom Schreibtisch aus nicht nur als unethische und unzulässige Einmischung in die Therapiehoheit des behandelnden Arztes, sondern sie sind auch ungesetzlich. Schadenfolgen wären nur nicht einklagbar, wenn der behandelnde Arzt sich den Ausschluss seiner Haftung für das Befolgen derartiger Kassenentscheide ausdrücklich hätte bescheinigen lassen."

3.2 Konsilium

Bei Meinungsverschiedenheit zwischen der Krankenkasse bzw. dem Vertrauensarzt gegenüber dem behandelnden Operateur kann dieser – nach Antrag an den Versicherer mit Fristsetzung ohne Gegenbericht – ein Konsilium veranlassen. Dieses wird, nachdem Operateur und Anästhesist auf Grund der durchgeführten Behandlung in der medizinischen Indikation bereits übereinstimmen, den hausärztlichen, internistischen oder psychiatrischen Bereich abdecken. Mit diesem Gutachten wird dann die medizinische Indikation ergänzt. Schon nach wenigen Fällen mit erzwungenem Konsilium wird eine Krankenkasse die medizinische Indikation wieder respektieren.

3.2. Wiedererwägung

Auf Grund der unterschiedlichen Ansicht zwischen Behandler und Versicherer kann der Belegarzt Antrag auf Wiedererwägung mit folgendem Wortlaut stellen.

Wiedererwägungsgesuch vom Behandler

Die Krankenkasse lehnt die Rückerstattung an den Patienten ab. Dies ist auf Grund der gegebenen Voraussetzungen nicht korrekt. Deswegen bitte ich Sie höflich um eine Wiedererwägung.

3.3 Akteneinsicht

Wenn die Krankenkasse eine Kostengutsprache oder Rückerstattung trotz eines Konsiliums oder Wiedererwägungsgesuchs immer noch ablehnt, gilt es den Patienten miteinzubeziehen.

Das wichtigste Hilfsmittel, das dem Patienten zur Verfügung steht, wenn die Krankenkasse eine Rückerstattung verweigert, ist der Antrag auf Akteneinsicht. Der Antrag muss vom Patienten selbst gestellt werden. Aus der Akteneinsicht wird ersichtlich, ob die Sachbearbeiterin eigenmächtig entschieden hat, ob der Vertrauensarzt beigezogen worden ist, ob es sich dabei um einen Fachspezialisten handelt, was dieser der Krankenkasse vorgeschlagen hat, ob die Krankenkasse den Vorschlag des Vertrauensarztes befolgt hat usw. Bei Antrag auf Akteneinsicht wird der Entscheid oft von der Krankenkasse ungeheissen erneut überprüft, der vorgesetzten Stelle vorgelegt oder der Vertrauensarzt beigezogen usw. Auf Grund der Akteneinsicht kann der behandelnde Arzt dem Patienten Auskunft über die Sachlage geben.

Die Erfahrung zeigt, dass Anträge auf Akteneinsicht die Neigung des Vertrauensarztes dämpfen, sich mit dem Operateur, dem Anästhesisten und allenfalls noch mit einem Konsiliarius, die alle den Patienten untersucht haben, in der Frage der medizinischen Indikation vom Schreibtisch aus weiter anzulegen.

Antrag auf Akteneinsicht durch Patienten

Mit der Ablehnung der Rückerstattung bin ich nicht einverstanden. Deswegen bitte ich Sie höflich um Akteneinsicht, insbesondere in die Stellungnahme Ihres Vertrauensarztes.

3.4 Ombudsmann, Patientenstelle

Falls trotz Wiedererwägung und Antrags auf Akteneinsicht die Rückerstattung weiterhin abgelehnt wird, sollte der Patient beim Ombudsmann für Krankenversicherer oder bei der Patientenstelle vorstellig werden.

Ombudsmann und Patientenstelle sind probate Hilfsmittel, um dem Patienten den Rechtsweg zu ersparen.

3.5 Einsprachefähige Verfügung

Ebenfalls vom Patienten ausgehen muss die Ausübung des Rechts auf eine Verfügung vonseiten der Krankenkasse, in der diese ihre Ablehnung detailliert begründen muss. In diesem Moment befasst sich die Krankenkasse bzw. deren Vertrauensarzt oft erstmals eingehend mit dem Fall, insbesondere bei Vorliegen eines Konsiliums, nach Gewährung von Akteneinsicht, nach einer Wiedererwägung und nach Stellungnahme von Ombudsmann oder Patientenstelle. Die Krankenkasse weiss jetzt, dass nach der Verfügung umgehend eine Einsprache und eine Beschwerde folgen können.

Antrag auf eine Verfügung durch Patienten

Auf Grund meiner Information ist eine Krankenkasse zur Rückerstattung der vom Gesetz her vorgesehenen Pflichtleistungen verpflichtet. Nachdem die Krankenkasse die Rückerstattung dieser Pflichtleistungen verweigert, bitte ich Sie höflich um eine einsprachefähige Verfügung mit Begründung des Entscheids innert 30 Tagen.

3.6 Verfügung der Krankenkasse

Grund für das Einfordern einer einsprachefähigen Verfügung der Krankenkasse wäre, dass die Krankenkasse den betreffenden Einzelfall überprüft sowie den ablehnenden Entscheid kontrolliert und genau begründet.

3.7 Einsprache

Trifft die Begründung der einsprachefähigen Verfügung nicht zu, hat der Patient 30 Tage Zeit, gegen die Verfügung eine Einsprache bei der Krankenkasse einzureichen.

Bei möglicher Ferienabwesenheit von Patient und behandelndem Arzt ist dies oft ein Rennen gegen die Zeit. Daran kann die Einsprache bereits in der Anfangsphase scheitern. Dieses Zeitlimit wird von der Krankenkasse genau beobachtet, ungeachtet dessen, dass sie sich für die einsprachefähige Verfügung oft viel mehr Zeit genommen hat als die ihr ebenfalls zustehenden 30 Tage. Deshalb ist es wichtig, sofort nach Erhalt der einsprachefähigen Verfügung den behandelnden Arzt davon in Kenntnis zu setzen, das heisst, die Verfügung vorbeizubringen bzw. zu telefonieren und zu faxen. Er kann den Patienten beraten, ob auf Grund der Begründung der Krankenkasse eine Einsprache sinnvoll ist oder nicht. Notfalls ist es immer besser, vorerst eine Einsprache einzureichen, als den Termin zu verpassen. Es genügt, wenn der Patient schreibt, er erhebe Einsprache gegen die Verfügung vom (Datum); die Begründung dazu folge später. Da es sich bei der Begründung der Krankenkasse um Standardtextbausteine handelt, kann der Patient eine beliebige Begründung schreiben, beispielsweise, dass es sich gemäss neuem KVG um eine Pflichtleistung handle. Darauf kommt es nicht an, denn das Ganze stellt lediglich eine Formsache dar, um eine Beschwerde an das Eidgenössische Versicherungsgericht einreichen zu können. Der Patient kann auch den behandelnden Arzt fragen, ob er ihm die Begründung schreibe. Damit jedoch die Krankenkasse gezwungen ist, auf die Einsprache zu reagieren, muss diese einen Antrag und eine Begründung enthalten.

Einsprache durch Patienten

Hiermit erhebe ich innerhalb der 30-tägigen Frist Einsprache gegen die Verfügung der Krankenkasse.

Antrag: Ich bestehe weiterhin auf meinem Anspruch, dass mir die Krankenkasse die vom Gesetz her vorgesehenen Pflichtleistungen vollumfänglich rückerstattet. Deshalb möchte ich Sie höflich um einen Einspracheentscheid innert 60 Tagen bitten.

Begründung: Dazu verweise ich auf die medizinischen Angaben meines behandelnden Arztes.

3.8 Einspracheentscheid der Krankenkasse

Auch der Einspracheentscheid der Krankenkasse ist immer noch eine Formsache. Er sieht aus wie ein Gerichtsurteil, ist jedoch von einem Juristen der Krankenkasse verfasst. Er enthält erneut eine wenige Zeilen umfassende, meist gegenüber der beschwerdefähigen Verfügung völlig gleichlautende Standardbegründung. Die restlichen Seiten enthalten die in jeder Beschwerdeantwort gleichen juristischen Floskeln sowie die Angabe, dass gegen den Einspracheentscheid innert 30 Tagen beim kantonalen Versicherungsgericht Beschwerde eingereicht werden könne.

3.9 Beschwerde

Eine Beschwerde beim kantonalen Verwaltungsgericht kann eingereicht werden, wenn bei der Krankenkasse Einsprache erhoben worden ist und ein Einspracheentscheid der Krankenkasse vorliegt oder dieser verweigert wird. Auch hier handelt es sich wieder um ein Rennen gegen die Zeit, so dass der Patient ebenfalls sofort dem behandelnden Arzt eine Kopie des Einspracheentscheids schicken bzw. faxen und mit ihm telefonieren sollte. Diesmal handelt es sich nicht nur um eine Formsache gegenüber der Krankenkasse, sondern um die Auslösung eines Urteils des kantonalen Verwaltungsgerichts. Wenn der Patient eine Rechtsschutzversicherung abgeschlossen hat, sollte er den Fall dort anmelden.

Der behandelnde Arzt muss sich bewusst sein, dass eine Beschwerde ein Gerichtsurteil auslöst. Dies kann auch kontraproduktiv sein. Deshalb gilt es zu bedenken, dass nur angegriffen werden sollte, wenn die Patientensituation für die medizinische Indikation überwiegt. Zudem ist es sinnvoll, den Fall vorgängig unter Kollegen innerhalb der Fachgesellschaft zu besprechen.

Auch die Beschwerde muss einen klaren Antrag und eine Begründung enthalten.

Beschwerde durch Patienten

Hiermit reiche ich innerhalb der 30-tägigen Frist Beschwerde ein gegen den Einspracheentscheid der Krankenkasse (Name der Kasse) vom (Datum des Einspracheentscheids).

Antrag: Ich erhebe Anspruch darauf, dass mir die Krankenkasse die vom Gesetz her vorgesehenen Pflichtleistungen vollumfänglich rückerstattet.

Begründung: Die näheren medizinischen Angaben erhalten Sie von meinem behandelnden Arzt, den ich zu diesem Zweck vom Arztgeheimnis gegenüber dem Verwaltungsgericht entbinde.

3.10 Beschwerdeantwort

Von der Beschwerdeantwort der Krankenkasse an das kantonale Verwaltungsgericht erhält der Patient eine Kopie. Davon sollte er seinem behandelnden Arzt sofort eine Kopie schicken, damit dieser nötigenfalls noch dazu Stellung nehmen kann. Normalerweise wird er dazu vom Gericht angefragt.

3.11 Urteil des kantonalen Verwaltungsgerichts

Wenn die Krankenkasse den Fall nicht zurückzieht, kommt es zu einer Beurteilung durch das kantonale Verwaltungsgericht. Dieses ist seit Inkrafttreten des neuen KVG mit solchen Fällen völlig überlastet. Den grössten Aufwand bei einem Urteil verursacht die Begründung des Urteils. Um die Fälle möglichst zügig bearbeiten zu können, ist das kantonale Verwaltungsgericht dazu übergegangen, vor einem rechtsgültigen Urteil die Patienten darüber zu informieren, wenn die Beschwerde gemäss vorläufiger Beurteilung voraussichtlich wenig Aussicht auf Erfolg hat. Damit muss das Gericht nur noch Begründungen für Urteile verfassen. An diesem Punkt besteht jedoch die Gefahr, dass der Patient vorschnell aufgibt. Wenn er die Beschwerde zurückzieht, erspart er zwar dem kantonalen Verwaltungsgericht die Beurteilung des Falls und die Urteilsbegründung. Er kann dann jedoch den abschlägigen Vorentscheid nicht mehr weiterziehen.

Nicht selten urteilt das Bundesgericht anders als das kantonale Verwaltungsgericht, da nur das Bundesgericht medizinische Fachexperten beizieht.

Der Entscheid des kantonalen Verwaltungsgerichts entspricht erstmals im laufenden Verfahren einem von der Krankenkasse unabhängigen Urteil eines Gerichts mit professionellen Richtern. Bis zu diesem Urteil ist das Verfahren für den Patienten kostenlos. Allenfalls wird ihm vom Gericht sogar noch eine Aufwandsentschädigung zugesprochen. Ein Weiterziehen an das Bundesgericht ist mit Kosten für eine Kaution verbunden, so dass das Urteil des kantonalen Verwaltungsgerichts im Allgemeinen den Schlusspunkt des Verfahrens bedeutet, mit dem sich der Patient gegen Fehlentscheide der Krankenkasse zur Wehr setzen kann. Als das Eidgenössische Versicherungsgericht noch existierte, war auch dieses gemäss Vorgaben des KVG für die Patienten ohne Kostenfolge. Seit die Beschwerde an das Bundesgericht eingereicht werden muss, verlangt dieses im Voraus eine Kaution von Fr. 500.–. Im Allgemeinen ist dies für den Patienten unzumutbar – anders natürlich als für die Krankenkasse. Wenn diese vor dem kantonalen Verwaltungsgericht verloren hat, wird sie erfahrungsgemäss ihren Machtapparat und ihre Finanzen einsetzen, um den Fall vors Bundesgericht zu bringen.

3.12 Vorgehensweise für eine Beschwerde an das Bundesgericht

Die Anmeldung der Beschwerde an das Bundesgericht durch den Patienten erfolgt genauso wie an das kantonale Verwaltungsgericht. Die Begründung muss vom behandelnden Arzt, evtl. zusammen mit einem Anwalt der Rechtsschutzversicherung abgefasst werden. Der behandelnde Arzt sollte sich nötigenfalls von seiner Fachgesellschaft beraten lassen in Kenntnis des Urteils vom kantonalen Verwaltungsgericht. Die Fachgesellschaft hat ein gewisses Interesse daran, da Urteile des Bundesgerichts präjudizierend die Rechtsprechung beeinflussen.

3.13 Urteil des Bundesgerichts

Das Urteil des Bundesgerichts ist endgültig. Das früher kostenlose Verfahren vor dem Eidgenössischen Versicherungsgericht führte zu einem ausgewogenen Verhältnis an Beschwerden vonseiten der Patienten gegenüber Beschwerden vonseiten der Kassen. Das kostenpflichtige Verfahren vor dem Bundesgericht kann dazu führen, dass die Beschwerden vonseiten der finanzstarken Kassen überwiegen werden.

Originalunterlagen

Anlässlich der Aushandlung im Vorfeld der KVG-Revision hat die Ärztedelegation nachhaltig dafür gekämpft, dass im KVG von „Angaben" und nicht von „Unterlagen" die Rede ist. Die Versichererseite wollte Gratisberichte aus der Krankengeschichte (Operationsbericht, Austrittsbericht, Laborbericht usw.). Die Ärzte beharrten auf Angaben in Form eines honorarpflichtigen Arztberichtes (nach Tarmed bzw. WiKo im Internum SSO 1/2013 mit Ziffer 4043) und konnten sich damit durchsetzen. Deshalb ist es nicht zumutbar, wenn beinahe täglich eine Sachbearbeiterin von einem Zahnteam einer Krankenkasse beim Leistungserbringer anruft und auf solchen Gratisunterlagen beharrt.

OSME nach Dysgnathie-Operation

Es besteht ein Zustand nach Dysgnathie-Operation (Bimax). Für die Dysgnathie-Behandlung besteht eine Leistungspflicht, die von der Krankenkasse anerkannt wird, ebenso wie für die OSME. Der Eingriff (OSME) erfolgte ambulant in Intubationsnarkose mit einer ärztlichen Assistenz in einem zertifizierten OP II.

Die Krankenkasse schreibt nun für OSME nicht nur den Abrechnungsmodus (SSO-Tarif) gemäss dem Wirtschaftlichkeitsprinzip (PIK-Entscheid 05051-B Ziff. 3) vor, sondern legt auch die einzelnen Abrechnungspositionen fest. Insbesondere werden dabei die Positionen 4337 (Zuschlag für Zugang pro Seite) aberkannt und nur 2 x die Position 4065 (Lokalanästhesie) gutgeheissen.

Beurteilung

Da der Eingriff ambulant in Intubationsnarkose in einem OP II mit ärztlicher Assistenz durchgeführt worden ist, spricht die medizinische Indikation für eine Abrechnung gemäss Tarmed. Die Abrechnung nach SSO-Tarif ist gemäss medizinischer Indikation nicht korrekt.

Der Verweis auf das Wirtschaftlichkeitsprinzip erfolgt durch die Krankenkasse auf Grund einer missbräuchlichen Fehlinterpretation des PIK-Entscheids 05051-B Ziff. 3. Einerseits verbietet die unterschiedliche medizinische Indikation die Anwendung von WZW-Kriterien, andererseits sind die dafür notwendigen Voraussetzungen nicht gegeben, nämlich eine Doppelabrechnung nach Tarmed und SSO-Tarif, die Durchführung des Eingriffs in OP I und identische Leistungen in Tarmed und SSO-Tarif (siehe dazu die bereits vorhandenen diversen Stellungnahmen und Positionspapiere der GPK auf der Homepage der SGMKG).

Erfolgt die Abrechnung nach dem SSO-Tarif – was im gegenseitigem Einvernehmen von behandelndem Arzt und Krankenkasse erfolgen kann (die GPK empfiehlt aber, in diesen Fällen die Anmerkung „ohne Präjudiz für weitere Fälle" auf der Rechnung festzuhalten) –, so muss im Sinne einer Transkription die Tarifmechanik des SSO-Tarifs eingehalten werden. Demzufolge ist der Zugang (Positionen 4335 ff.) zu verrechnen, und zwar für den Oberkiefer 2 x 4335, d. h. Zugang pro Etage und Seite, und für den Unterkiefer 2 x Pos. 4337, d. h. Zugang pro Seite (siehe dazu das Positionspapier mit der Stellungnahme der GPK auf der Homepage der SGMKG).

Weiter ist demzufolge im SSO-Tarif die Entfernung des Osteosynthesematerials pro Stelle, nicht pro Seite abzurechnen.

Dazu kommt die separat abzurechnende Assistenz.

Die Position 4065 (Lokalanästhesie) darf maximal 6 x pro Sitzung verrechnet werden. Eine Limitation auf 2 x Pos. 4065, wie von der Versicherung vorgenommen, ist demnach nicht zulässig.

Parkinson-Syndrom und andere schwere psychische Erkrankungen (Art. 18c 7 KLV)

= Organisch-neurologische Erkrankung mit sekundären psychischen Symptomen
Kriterien: K 146/00

Von der Krankenkasse wird die Subsumierung eines Morbus Parkinson unter Art. 18c KLV bestritten. Als Begründung wird aufgeführt, dass es sich beim Morbus Parkinson nicht um eine psychische Erkrankung handle, sondern um ein neurologisches Leiden mit Auswirkungen auf die motorischen Funktionen.

Beurteilung

Bei einer Reihe von Allgemeinerkrankungen sowie geistigen oder organischen Behinderungen ist der Patient unverschuldet nicht mehr zu einer ausreichenden Mundhygiene fähig.

Darunter fallen:

1. Rein psychische Erkrankungen

- Polarisationsstörungen (Schizophrenie, manische Depression)
- Psychosen und Persönlichkeitsstörungen

2. Organisch-neurologische Erkrankungen mit möglichen sekundären schweren psychischen Auswirkungen

- Vaskuläre Hirnerkrankungen
- M. Pick
- Chorea Huntington
- M. Marchiafava
- Steel Syndrome
- Parkinson-Syndrom
- Friedreich-Ataxie
- Multiple Sklerose
- Creutzfeld-Jacob
- HIV
- Chronische Intoxikation

3. Hyperkinesien

Erkrankungen des extrapyramidalen Systems wie Athetose – Ballismus – Chorea und Störungen der Psychomotorik, z. B. bei affektiver Psychose

Die Auflistung aller Erkrankungen wäre zu komplex. Als Kompromiss wurden deshalb die wichtigsten für Zahnärzte erkennbaren Erkrankungen, die direkt zu organischen Behinderungen führen, in Art. 18c 1–6 KLV aufgeführt. Alle anderen, medizinisch komplexeren Behinderungen wurden umschrieben als „schwere psychische Erkrankungen mit konsekutiver schwerer Beeinträchtigung der Kaufunktion" und in Art. 18c 7 KLV integriert.

Allen diesen Erkrankungen gemeinsam sind folgende Konsequenzen:

- Die Eigenverantwortung für die Vermeidbarkeit eines Zahnschadens durch ausreichende Mundhygiene kann auf Grund des psychischen Leidens nicht mehr wahrgenommen werden.
- Die Mundhygiene kann ohne fremde Hilfe nicht gewährleistet werden.
- Die Mundhygiene ist nur unter Mitwirkung von Drittpersonen aufrechtzuerhalten.
- Die nicht mehr mögliche persönliche Mundhygiene hat Auswirkungen auf das Kausystem.
- Eine normale zahnärztliche Behandlung ist nicht mehr möglich.

Fazit

Nach Art. 18c 7 KLV ist jede Art der Behinderung im weitesten Sinn gemeint, die kausal zu einer unvermeidbaren Beeinträchtigung der Kaufunktion geführt hat. Dies kann bei einem Morbus Parkinson ab einem gewissen Stadium eindeutig der Fall sein. Wenn dies einmal so weit ist und von der Kasse anerkannt wird, kann die Leistungspflicht nicht wieder rückgängig gemacht werden.

Patientenaufklärung Pos. 4011

Versichererseitig werden für die Ablehnung der Pos. 4011 für die Patienteninformation verschiedene Argumente vorgebracht:

- Diese Position könne gegenüber Versicherern nicht verrechnet werden.
- Für die Abrechnung dieser Position bedürfe es einer Kostengutsprache seitens des Versicherers.
- Diese Position gelte nicht für Routineeingriffe.
- Diese Position entspreche nicht den WZW-Kriterien.

Beurteilung

Bei ablehnender Argumentation von Versichererseite handelt es sich meist um eine Verwechslung von Pos. 4011 mit Pos. 4012.

Pos. 4011 Patienteninformation kommt zur Anwendung als Absicherung vor forensischen Problemen, z. B. bei der Entfernung verlagerter Weisheitszähne (Kieferbruch, Nervenverletzung); dies gilt nicht für die routinemässige Aufklärung bei einer zahnärztlichen Behandlung. Mit dieser Position wird der aus juristischen Gründen notwendige zusätzliche Aufwand für Aufklärung und Information vor chirurgischen Eingriffen abgegolten.

Pos. 4012 Auskunft bzw. Besprechung mit Patient/Eltern beinhaltet die Orientierung des Patienten/Eltern über Behandlungsart, Behandlungsverlauf, Füllungsmaterialien usw. bei einer zahnärztlichen Behandlung. Die Pos. 4012 kommt gegenüber den Versicherungen nicht zum Zuge. Hier sind die Richtlinien „wirtschaftlich und zweckmässig" klar vorgegeben. Sie gilt auch nicht für Planungsgespräche; diese sind in Pos. 4011 inbegriffen.

Pos. 4011 beinhaltet etwas ganz anderes als Pos. 4012: Pos. 4011 beinhaltet die bei chirurgischen Eingriffen unabdingbare Patientenaufklärung, Pos. 4012 dagegen eine freiwillige Erläuterung der beabsichtigten Behandlung bei einer Zahnbehandlung; es handelt sich somit um eine Zusatzleistung.

Ein operativer Eingriff ist juristisch gesehen eine vorsätzliche Körperverletzung. Ohne Informed Consent durch eine adäquate Patientenaufklärung kommt dies einer Verletzung der ärztlichen Sorgfaltspflicht gleich. Dies trifft bereits auch ohne Behandlungsfehler zu, nur auf Grund ungenügender Aufklärung. Kann der Nachweis der genügenden Aufklärung nicht erbracht werden, muss bei der Verwirklichung eines solchen Risikos die Frage der Sorgfaltspflichtverletzung nicht mehr diskutiert werden, weil die ungenügende Aufklärung für einen Kunstfehler bereits ausreicht.

Selbstverständlich gilt diese Anforderung nicht für die routinemässige Aufklärung bei einer Zahnbehandlung. Dort ist die Aufklärung inklusive eingerechnet, sofern es sich nicht um einen chirurgischen Eingriff handelt.

Die forensische Notwendigkeit einer Patientenaufklärung gilt nur bei chirurgischen Eingriffen. Diese gesetzliche Pflicht der Aufklärung des Patienten vor einem chirurgischen Eingriff war der Grund dafür, dass die Schweizerische Gesellschaft für Mund-, Kiefer- und Gesichtschirurgie anlässlich der Tarifrevision 94 darauf bestanden hat, dass bei operativen Eingriffen eine spezielle Leistungsposition (Pos. 4011 mit Hinweis auf die forensische Problematik) für die Aufklärung evaluiert und separat in den Tarif aufgenommen worden ist, mit dem Hinweis der Information vor chirurgischen Eingriffen.

Die Verantwortung für die Risiken und Folgen eines operativen Eingriffs kann weder ein Versicherer noch die Krankenkasse noch deren beratender Zahnarzt bzw. Vertrauensarzt übernehmen, weil die Verantwortung unter die Therapiehoheit des Operateurs fällt. Nur dieser hat eine Haftpflichtversicherung für eine Sorgfaltspflichtverletzung mangels rechtsgenügender Patientenaufklärung.

Die Ablehnung für eine Rückerstattung der Patientenaufklärung gemäss Pos. 4011 von Seiten eines Versicherers oder der Krankenkasse ist deshalb eindeutig gesetzeswidrig.

Die Patientenaufklärung ist nicht nur durchzuführen, sondern auch ausreichend zu dokumentieren. Diese Dokumentation wäre unglaubwürdig, wenn sie nicht in der Honorarabrechnung unter Pos. 4011 aufgeführt ist. Die Beweisführung für eine ausführliche Aufklärung ohne den Nachweis der erbrachten Leistung auf der Rechnung ist auf Grund der Erfahrung chancenlos.

PIK-Entscheid 05051-B Ziff. 3: Abszessinzision

Gemäss PIK-Entscheid ist der Leistungserbringer verpflichtet, seine Leistung zu möglichst günstigen Preisen zu erbringen. Stehen ihm für die Entgeltung einer erbrachten Leistung zwei Tarifwerke zur Verfügung, hat er die wirtschaftlichere Variante zu wählen, in diesem Fall – einer Abszessinzision – den SSO-Tarif.

Beurteilung

Diese hier zitierte Ansicht entspricht nicht dem Inhalt des PIK-Entscheids 05051-B Ziff. 3, sondern ist eine offensichtliche Fehlinterpretation.

Beim PIK-Entscheid 05051-B Ziff. 3 geht es nur um die Abrechenbarkeit des Anästhesiehonorars bei Kombinationsleistungen aus Tarmed und SSO-Tarif. Ohne Allgemeinnarkose, ohne Abrechnung – sowohl aus dem Tarmed als auch dem SSO-Tarif – und ohne das Vorliegen einer identischen Leistung besteht keine Berechtigung für den PIK-Entscheid 05051-B Ziff. 3.

Die Leistungen im Zusammenhang mit einer Inzision und Drainage von Abszessen in der Mundhöhle, von Logenabszessen und von Gesichts- und Halsphlegmonen in Tarmed und SSO-Tarif sind keineswegs identisch, sondern unterscheiden sich bezüglich Dignität des Operateurs (Facharzt FMH verschiedener Fachrichtungen versus Zahnarzt) und bezüglich der Infrastruktur für die Leistungserbringung (OP I bzw. 60 % davon gemäss Pos. 35.0020 versus Zahnarztzimmer bzw. zahnärztlicher OP gemäss Pos. 4983), die vom Betreiber der Einrichtung abgerechnet wird, sei es das Spital, die Tagesklinik oder der Praxisinhaber. Es ist somit in jedem Einzelfall eindeutig nachweisbar, ob es sich um eine Leistung aus dem Tarmed handelt, die mit dem Tarmed abgerechnet werden muss, oder um eine Leistung aus dem SSO-Tarif, die mit dem SSO-Tarif abzurechnen ist.

Die Sinnlosigkeit einer Anwendung des PIK-Entscheids 05051-B Ziff. 3 bei nicht erfüllten Voraussetzungen wird – wie in allen anderen Anwendungsfällen – deutlich durch den Vergleich des reinen Operationshonorars, das zwischen den Tarifen recht genau übereinstimmt bzw. im von der Krankenkasse favorisierten SSO-Tarif sogar leicht höher liegt, jedoch vor allem vom kantonalen Taxpunktwert abhängig ist:

Leistung	Tarmed	SSO-Tarif
Logenabszess enoral	131.68–166.69	139.50
Logenabszess extraoral	226.10–286.21	347.20
Gesichts- und Halsphlegmone	656.23–830.67	744.00

Wenn also von den Kostenträgern auf den PIK-Entscheid 05051-B Ziff. 3 zurückgegriffen wird, obwohl die Voraussetzungen für die Anwendung von Ziff. 3 (Vollnarkose, OP I, identische Leistung und Kombination aus Tarmed und SSO) nicht vorhanden sind, um vorschreiben zu können, welche Variante gewählt werden müsste, ist dies als missbräuchlich zu bezeichnen.

Den PIK-Entscheid 05051-B Ziff. 3 unter Missachtung der Voraussetzungen für die eigene Anwendung durchsetzen zu wollen, nur um von kantonal unterschiedlichen Taxpunktwerten zu profitieren, ist ebenfalls als missbräuchlich zu bezeichnen.

PIK-Entscheid 05051-B-3 und Doppeltitelträger

Unter der Voraussetzung, dass SSO-Leistungen in Kombination mit Tarmed-Leistungen unter Narkose im OPI abgerechnet werden und dass Leistungen oder Teilleistungen sowohl im SSO als auch im Tarmed aufgeführt sind, ist gemäss PIK-Entscheid 05051-B-3 die wirtschaftlichere Variante zu wählen.

Beurteilung

Die Anwendung von PIK 05051-B-3 erfolgt nahezu ausnahmslos missbräuchlich, da die Voraussetzungen nicht erfüllt sind.

Der PIK-Entscheid ist zudem längst obsolet, weil die Abrechnung der Anästhesie, wofür der PIK-Entscheid vorgesehen war, mit dem geänderten Anästhesie-Tarif problemlos möglich ist. Er ist auch insofern ungültig, als die SSO nicht dem Tarmed unterstellt ist.

Tarmed und SSO-Tarif weisen seit der temporären Ausserkraftsetzung von Kapitel 6 des SSO-Tarifs keine identischen Leistungen mehr auf. Dies ist daran ersichtlich, dass keine Sperren aufgeführt sind, während sonst im Tarmed alles gesperrt ist, was nicht kombiniert abgerechnet werden darf. Leider wurde der damals unter H. H. Brunner vereinbarte Ausschluss der Meistbegünstigungsklausel im Tarif nicht explizit aufgeführt.

Gegen jegliche Anwendung des PIK-Entscheids 05051-B-3, selbst bei erfüllten Voraussetzungen, spricht ein neuer Bundesgerichtsentscheid, der die wettbewerbsverzerrende Diskriminierung von Doppeltitelträgern verbietet (Kuhn Hanspeter: Assura darf Doppeltitelträger nicht ausschliessen. Schweizerische Ärztezeitung 2015;96 (44): 1594). Auf das Willkürverbot und das Gebot rechtsgleicher Behandlung hatte die FMH bereits 2011 hingewiesen.

Der Bundesgerichtsentscheid stützt sich ebenfalls auf dieses Willkürverbot und das Gebot rechtsgleicher Behandlung: *„Der Versicherer muss Patienten und Ärzte rechtsgleich behandeln."*

In diesem Zusammenhang hat das Bundesgericht entschieden, dass bei Doppeltitelträgern „Massnahmen verboten sind, die den Wettbewerb unter direkten Konkurrenten verzerren bzw. nicht wettbewerbsneutral sind".

Genau dies wäre jedoch der Fall, wenn der PIK-Entscheid 05051-B-3 angewendet würde, indem der Doppeltitelträger gegenüber dem Einfachträger benachteiligt würde, sei es der Facharzt FMH oder der Spezialist SSO.

Somit gilt der PIK-Entscheid 05051-B-3 nur für Absatz 1 und 2:

PIK-Entscheid 05051-B: Abrechnung von SSO-Leistungen in Kombination mit Tarmed-Leistungen unter Narkose im Operationssaal I

1. Die zahnärztlichen Leistungen werden mit den Tarifziffern des SSO-Tarifs abgerechnet.
2. Die Tarmed-Leistungen werden mit den Tarifziffern des Tarmed abgerechnet.

Pflichtleistung Art. 25 KVG im Kausystem

Anlässlich der Entfernung eines oberen Weisheitszahnes beim Zahnarzt verschwand der luxierte Weisheitszahn plötzlich im Pterygopalatinalraum und konnte trotz längerem Suchen vom Zahnarzt nicht mehr aufgefunden werden. Es erfolgte die Überweisung an den Facharzt. Die Kasse verweigerte die Kostenübernahme für die Entfernung des luxierten Weisheitszahnes aus dem Pterygopalatinalraum durch den Fachspezialisten mit der Begründung, die Voraussetzungen für Art. 17a 2 KLV seien nicht erfüllt. Zudem bestehe für den vom Facharzt unter Art. 25 KVG angemeldeten Eingriff kein Leistungsanspruch.

Beurteilung

Vorkehren ausserhalb des Odontoparodonts (Kausystem gemäss EVG) sind ärztlicher Natur und unterstehen Art. 25 KVG (BGE 120V194/124V185/86 Ge89 vom 19.12.2001). Dies gilt auch für diagnostisch/therapeutische Massnahmen, die nicht primär die Verbesserung der Funktion der Zähne betreffen.

Wenn eine ärztlich-therapeutische Zielsetzung vorliegt, stellt eine Behandlungsmassnahme eine Pflichtleistung dar, auch wenn der organische Ansatzpunkt der Behandlung innerhalb des Odontoparodonts, also beim Kausystem ansetzt.

Die ärztliche Zielsetzung geht dem organischen Ansatzpunkt vor.

Dies gilt insbesondere für Komplikationen von zahnärztlichen Nichtpflichtleistungen. Es gilt also zu unterscheiden zwischen einer innerhalb des Odontoparodonts liegenden Komplikation mit zahnärztlicher Zielsetzung (z. B. Zahnfraktur) als Nichtpflichtleistung gegenüber einer ausserhalb des Odontoparodonts oder mit ärztlicher Zielsetzung durchgeführten Behandlung einer Komplikation (z. B. Abszess, Kieferfraktur, Nervverletzung) als Pflichtleistung gemäss Art. 25 KVG.

Fazit

Im vorliegenden Fall bestand die unmittelbare Gefahr einer Abszessbildung und einer Verschlimmerung der Situation mit Lebensgefährdung. Wenn der Facharzt nicht handelt, begeht er eine Sorgfaltspflichtverletzung und haftet für Folgeschäden. Die Zielsetzung ist ärztlich, der organische Ansatzpunkt liegt ausserhalb des Odontoparodonts. Es handelt sich um eine Leistungspflicht gemäss Art. 25 KVG.

PIK-Entscheid und Wirtschaftlichkeit: Kiefergelenk

Auf den Hinweis, dass die Voraussetzung für Ziff. 3 eines PIK-Entscheids 05051-B nicht erfüllt sei, folgte eine Begründung der Krankenkasse mit Hinweis auf die Wirtschaftlichkeit gemäss Art. 56 KVG:

Die Sachlage wurde im Fachbereich Zahnmedizin geprüft, unser Entscheid in diesem Fall lautet wie folgt:

Ein chirurgischer Eingriff am Kiefergelenk ist sowohl im SSO-Tarif als auch im Tarmed tarifiert. Im SSO-Tarif existieren für die Kiefergelenkschirurgie folgende Positionen: 4364 (modellierende Arthroplastik, Discus- oder Köpfchenexstirpation) und Position 4366 (Operation einer Ankylose inkl. Köpfchenexstirpation oder Bandplastik oder Verriegelungsplastik).

Da diese Positionen jeweils ohne Assistenz und ohne Operationssaal tarifiert sind, dürfen die Assistenz sowie die Operationssaalbenützung zusätzlich mit der SSO-Tarifposition 4980/4981 und 4983 verrechnet werden.

Im Tarmed existieren folgende analoge Positionen:

- 07.1650 (Discusexstirpation/Köpfchenexstirpation und/oder modellierende Plastik des Kiefergelenks)
- 07.1670 (Bandplastik/Verriegelungsplastik am Kiefergelenk, einseitig, als alleinige Leistung)

In diesen beiden Tarmed-Positionen sind zwei Assistenzen (Honorare) sowie die technische Leistung inbegriffen, wobei zusätzlich noch Verbrauchsmaterial und eine technische Grundleistung Operationssaal (35.0030) dazu verrechnet werden darf.

Vor Einführung des Tarmed wurden Kiefergelenkseingriffe ambulant nach SSO-Tarif abgerechnet, nach Einführung des Tarmed ist der SSO-Tarif nach wie vor uneingeschränkt gültig. Somit hat der entsprechende Tarifvertrag nach wie vor Gültigkeit.

Nach aktuellem Stand kann ein Kiefergelenkseingriff sowohl nach Tarmed als auch nach SSO-Tarif abgerechnet werden. Welcher Tarif zu verwenden ist, richtet sich im Krankenversicherungsgesetz (KVG) nach den Kriterien der Wirtschaftlichkeit. Das heisst, die Krankenversicherung übernimmt die Behandlungskosten nach SSO-Tarif (nach Sozialversicherungstarif mit Taxpunktwert Fr. 3.10), da diese Tarifierung der Wirtschaftlichkeit entspricht.

Die Rechnungsstellung im Fall von Frau K. B. hat aus den genannten Gründen wie folgt (nach SSO-Tarif) zu lauten:

Position 4366 (mit Taxpunktwert Fr. 3.10 entspricht dies Fr. 1286.50) plus zwei Assistenzen, d. h. zusätzliche Verrechnung der Position 4981 (mit Taxpunktwert Fr. 3.10 entspricht dies Fr. 643.25). Zusätzlich verrechnet werden darf die Operationssaalbenützung mit der Position 4983 (mit Taxpunktwert Fr. 3.10 entspricht dies Fr. 579.–). Dies entspricht einem Totalbetrag von Fr. 2508.75 (inkl. Verbrauchsmaterial). Wir bitten Sie aus diesem Grund um korrekte Rechnungsstellung.

Beurteilung

Im vorliegenden Beispiel geht es um die Kiefergelenkschirurgie. Das Zahnteam führt aus, dass *„vor Einführung des Tarmed (…) Kiefergelenkseingriffe ambulant nach SSO-Tarif abgerechnet worden"* seien. Dies trifft natürlich nicht zu.

Bezüglich medizinischer Indikation geht es bei der Kiefergelenkschirurgie um Eingriffe, die mit zwei Assistenzen mit stationärer Infrastruktur im OP II eines Spitals bzw. einer Tagesklinik oder Facharztpraxis erbracht werden und schon immer so erbracht worden sind. Solche Eingriffe im Zahnarztzimmer durchzuführen entspricht einer Laienvorstellung.

Kiefergelenkseingriffe sind meist ohne Okklusionsbezug und ohne okklusionsbezogene Zusatzmassnahmen und werden deshalb in pauschalen Positionen des Tarmed aufgeführt.

Okklusionsbezogene Eingriffe, bei denen mit Zusatzleistungen wie Schienung, intermaxilläre Fixation, Osteotomie mit Kontinuitätsdurchtrennung, Osteosynthese, Kiefergelenksalenthese usw. die Okklusion eingestellt oder wiederhergestellt werden muss, finden sich in den entsprechenden okklusionsbezogenen Einzelleistungspositionen im SSO-Tarif.

Dabei sind diese Einzelleistungen – typisch für Kapitel VI des SSO-Tarifs – nicht aufgeführt zur Durchführung des Eingriffs im Zahnarztzimmer, sondern für die Abrechnung von Operateur und Assistenz im Spital bzw. der Tagesklinik oder einer Facharztarztpraxis. Diese rechnen dann ihrerseits ihre Infrastruktur ab – wie und mit welchem Tarif auch immer, sicherlich nicht mit der Zusatzposition 4983 für die Infrastruktur des Zahnarztzimmers.

Medizinische Indikation

Welcher Tarif zu verwenden ist, richtet sich nicht primär nach den Kriterien der Wirtschaftlichkeit. Vielmehr ist es die medizinische Indikation, die über die Art der Behandlung entscheidet und bestimmt, ob der Eingriff mit Tarmed oder mit dem SSO-Tarif abzurechnen ist. Im vorliegenden Fall handelt es sich offenbar um eine nicht-okklusionsbezogene Kiefergelenkschirurgie; hierfür ist zwingend der Tarmed vorgeschrieben.

Überlegungen zur Wirtschaftlichkeit sind dem Entscheid gemäss medizinischer Indikation nachgeordnet. Davor kommen noch die Wirksamkeit und die Zweckmässigkeit, beispielsweise eines Eingriffs. Erst bei identischer medizinischer Indikation, gleicher Wirksamkeit und gleicher Zweckmässigkeit kommt die Wirtschaftlichkeit. Diese Reihenfolge ist zwingend vorgegeben und einzuhalten. Wenn die Wirtschaftlichkeit an erster Stelle stünde, käme die Buschmedizin oder die Naturheilkunde zum Zuge. Mit der Wirtschaftlichkeit zu beginnen ist laienhaft.

Weil die Eingriffe anlässlich der Erarbeitung des Tarifs von den Tarifexperten inkl. Exponenten der Versicherer auf Grund der medizinischen Indikation eindeutig entweder dem Tarmed oder dem SSO-Tarif zugeordnet sind, besteht kein Anlass, dass das Zahnteam eines Versicherers dies in Frage stellt.

Zudem besteht für eine Meistbegünstigungsklausel zwischen Tarmed und SSO-Tarif kein Spielraum. Wenn das Zahnteam oder ein kieferchirurgischer Vertrauensarzt in Überschätzung ihrer Zuständigkeit glauben, an der Einteilung der Experten etwas ändern zu müssen, können sie Antrag auf Tarifänderung stellen.

Transkription und Meistbegünstigungsklausel

Eine Transkription im Sinne der Berechnung einer Vergünstigung gemäss Meistbegünstigungsklausel ist zwischen Tarmed und SSO-Tarif ausgeschlossen, weil diese unter Berücksichtigung der medizinischen Indikation bereits vom Expertenteam inkl. Exponenten der Versicherer durchgeführt worden ist. Dies erfolgte ganz am Anfang der Tarifverhandlungen; sonst hätten diese keinen Sinn ergeben.

Dabei erfolgten Transkriptionen in Form von Warenkorbstudien sowohl ausgehend vom Tarmed als auch vom SSO-Tarif. Bei einem Honorar von ca. Fr. 2600 für Operateur und Assistenz beim nicht-okklusionsbezogenen Kiefergelenkseingriff im Tarmed und einem Honorar von ca. Fr. 3850 für Operateur und Assistenz bei einem okklusionsbezogenen Kiefergelenkseingriff inkl. okklusionsbezogener Zusatzmassnahmen wurden diese bereits weitgehend feststehenden Positionen – beispielsweise für Schienung oder intermaxilläre Fixation – in Abzug gebracht, um das reine Operationshonorar ohne Assistenz und ohne okklusionsbezogene Zusatzmassnahmen zu eruieren. Dies ergab dann für den Einzelleistungstarif als Baustein für eine okklusionsbezogene Operation am Kiefergelenk gemäss Pos. 4366 insgesamt 415 Taxpunkte bzw. den Betrag von Fr. 1286.50.

Dies bedingt zwingend die Einhaltung der vorgegebenen Tarifmechanik. Wenn die Tarifexperten das Operationshonorar inkl. Assistenz im SSO-Tarif gleich hoch angesetzt hätten wie im Tarmed, wäre der Betrag in Kombination mit den okklusionsbezogenen Zusatzmassnahmen für Schienung, intermaxilläre Fixation usw. überhöht gewesen. Andererseits ist es abstrus, den Einzelleistungstarif für den Baustein okklusionsbezogene Kiefergelenksoperation mit der pauschalen Position für die Kiefergelenksoperation im Tarmed gleichzusetzen, auch nach Bereinigung der Assistenz. Wenn die Meistbegünstigungsklausel nicht vor den Tarifverhandlungen – unter vorübergehender Ausserkraftsetzung des Kapitels VI „Kieferchirurgie" des SSO-Tarifs – ausgeschlossen worden wäre, hätte eine Tarmed-Position keinen Sinn gemacht.

Zusammenfassend lässt sich sagen, dass nach dem Entscheid auf Grund der medizinischen Indikation – ob Tarmed oder SSO-Tarif – eine Transkription zwischen Tarmed und SSO-Tarif jeder Berechtigung entbehrt. Zudem müsste, wenn schon eine Transkription vorgenommen würde, die Tarifmechanik sowohl im Tarmed als auch im SSO-Tarif eingehalten werden.

Das vom Zahnteam angeführte Beispiel dokumentiert, dass die Tarifmechanik ausser Acht blieb. Für die Ärztliche Leistung (AL) müssten die entsprechenden okklusionsbezogenen Massnahmen mitberücksichtigt werden. Für die Technische Leistung (TL) im Tarmed für OP II kann nicht ein Vergleich mit der Position 4983 für das Zahnarztzimmer herangezogen werden, selbst unter Hinzufügung von Pos. 4985 und 4986.

Die pauschale Tarmed-Leistung Pos. 07.1670 – gemäss kantonalem Taxpunktwert einem Betrag von Fr. 2627.50 entsprechend – kann nicht mit der Einzelleistungsposition 4366 im SSO-Tarif inkl. Assistenz von Fr. 1929.75 verglichen werden. Denn wenn dies schon ein okklusionsbezogener Eingriff nach SSO-Tarif ist, dann müssten auch die okklusionsbezogenen Zusatzmassnahmen mitberücksichtigt werden.

Obschon feststeht, dass im Einzelfall immer die medizinische Indikation über die Wahl von Tarmed oder SSO-Tarif entscheidet, soll am vorliegenden Beispiel gezeigt werden, wie die Tarifexperten anlässlich der Abgleichung von Tarmed und SSO-Tarif im MKG-Bereich vorgegangen sind:

Tarmed	SSO-Tarif
nicht-okklusionsbezogene Kiefergelenksoperation	okklusionsbezogene Kiefergelenksoperation
07.1670: TP 347.55	4366: TP 415
	4278: TP 160
	4280: TP 180
	4288: TP 72
	<u>4981: TP 413.50</u>
	TP 1240.50
Fr. 2627.50	Fr. 3845.55

Bei korrekter Transkription kostet demnach ein nicht-okklusionsbezogener Eingriff am Kiefergelenk für Operateur und Assistenz gemäss Tarmed insgesamt Fr. 2627.50, ein okklusionsbezogener Eingriff am Kiefergelenk gemäss SSO-Tarif inkl. Operateur und Assistenz Fr. 3845.55.

Zusammenfassung

Der Entscheid, ob Tarmed oder SSO-Tarif, untersteht einzig und allein der medizinischen Indikation. Im Vordergrund steht, ob der Eingriff okklusionsbezogen ist oder nicht. Dann folgen in dieser Reihenfolge Wirksamkeit, Zweckmässigkeit und zuletzt Wirtschaftlichkeit. Der von Versichererseite favorisierte Beginn mit der Wirtschaftlichkeit ist laienhaft und obsolet.

Für einen Wirtschaftlichkeitsvergleich gemäss Meistbegünstigungsklausel zwischen Tarmed und SSO-Tarif besteht kein Spielraum, nachdem bei der Tarifierung der MKG-Leistungen im Tarmed und SSO-Tarif akribisch jede identische Leistung ausgemerzt worden ist. Alle Leistungen sind nicht identisch. Zwischen nicht identischen Leistungen existiert keine Vergünstigung, die weiterzugeben wäre.

Transkriptionen sind nur innerhalb des SSO-Tarifs bzw. innerhalb des Tarmed zulässig. Transkriptionen zwischen Tarmed und SSO-Tarif zwecks Abgrenzung der Leistungen blieben den zuständigen Fachexperten inkl. Exponenten der Versicherer anlässlich der Tarifverhandlungen vorbehalten.

Der vorliegende Fall gehört gemäss medizinischer Indikation nach Tarmed abgerechnet. Dies betrifft sowohl die AL- als auch die TL-Leistungen.

Der Vorschlag einer Abrechnung gemäss SSO-Tarif mit einem Einzelbaustein für Operateur und Assistenz und dem Operationszuschlag zum Zahnarztzimmer für die Infrastruktur wäre von der Tarifmechanik her inkorrekt.

Ein Transkriptionsvorschlag für einen okklusionsbezogenen Kiefergelenkseingriff nach SSO-Tarif für Operateur und Assistenz gemäss Vorgehensweise des Expertenteams ergibt einen Betrag von Fr. 3845.55, wobei der SSO-Tarif für den vorliegenden Fall nicht massgebend ist, da der Eingriff nicht okklusionsbezogen war. Er entspricht somit einem Tarmed-Honorar für Operateur und Assistenz gemäss kantonalem Taxpunktwert von Fr. 2627.50.

Umfassendere Angaben finden sich unter „Wirtschaftlichkeit: Tarmed versus SSO-Tarif".

Beim PIK-Entscheid 05051-B kann noch ein gewisses Verständnis dafür aufgebracht werden, dass die Versicherer nicht richtig begreifen, worum es bei Ziff. 3 genau geht. Beim Vorbringen der Meistbegünstigungsklausel dagegen ist unschwer einsehbar, dass es sich um eine Provokation der Versicherer bzw. um eine Unkollegialität vonseiten gewisser kieferchirurgischer Vertrauensärzte handelt. Denn der gesunde Menschenverstand muss zubilligen, dass sich die Tarifpartner seinerzeit – und auch jetzt bei der Tarvision – gar nicht erst auf Tarifverhandlungen im MKG-Bereich eingelassen hätten, wenn nicht vorgängig die Meistbegünstigungsklausel zwischen Tarmed und SSO-Tarif ausgeschlossen worden wäre. Dies ist für alle sichtbar daran, dass das Kapitel VI „Kieferchirurgie" während der Tarifverhandlungen vorübergehend ausser Kraft gesetzt worden war und erst wieder in Kraft gesetzt wurde, als der Ausschluss der Meistbegünstigungsklausel nicht nur als Absicht formuliert, sondern bei jeder einzelnen Tarifposition umgesetzt worden war.

Publizierte Fälle der GPK

PIK-Entscheid: Osteosynthese-Materialentfernung (OSME)

In einem OSME Fall argumentiert eine Krankenkasse mit Hinweis auf den PIK Entscheid folgendermassen: "Bezahnte Dysgnathien werden auf Grund des Okklusionsbezug mit dem SSO-Tarif abgerechnet. Deswegen muss auch die Entfernung des Osteosynthesematerials konsequenterweise mit dem SSO-Tarif abgerechnet werden."

Für die Osteosynthese-Materialentfernung gibt es sowohl im TARMED wie im SSO-Tarif eine Abrechnungsposition. Somit können theoretisch beide Positionen abgerechnet werden. Nun besagt aber der PIK-Entscheid ganz klar und unzweideutig, dass in einem solchen Fall die günstigere Tarifvariante, d. h. der SSO-Tarif zu wählen ist.

Beurteilung

Bei der Beurteilung gilt es fachliche und versicherungstechnische Aspekte zu berücksichtigen.

Aus fachlicher Sicht herrschte anlässlich der Expertengespräche fachübergreifend mit den Versicherern Einigkeit, dass eine Metallentfernung gegenüber der Primäroperation beim Operationszugang und Verschluss mit 100 % einzustufen ist, im Bereich Knochen- und Fragmentmanipulation mit 0 %, im Bereich des Handlings mit Osteosynthesematerial mit ca. 50 % und insgesamt unter entsprechender Gewichtung der Bereiche mit 40 %.

Selbst wenn man berücksichtigt, dass die Metallentfernung im SSO-Tarif pro Stelle gerechnet wird und mit zwei Assistenzen und der Operationssaalbenützung zu ergänzen oder nur mit AL ohne TL zu vergleichen ist, resultieren beispielsweise bei der Metallentfernung nach Gesichtsschädelfrakturen, Dysgnathie-Korrekturen oder Tumoroperationen nicht immer 40 % des Primäreingriffs. Denn die Pos. 4358 ist im SSO-Tarif vorgesehen für dentoalveoläre Operationen wie Osteosynthese im dentoalveolären Bereich, Fixation von Knochenspänen beim Knochenaufbau oder bei Distraktion im Alveolarfortsatz usw.

Somit ergab sich die Notwendigkeit, für den Anwendungsbereich des Tarmed solche Metallentfernungen im Tarmed unter Pos. 07.0310 zu tarifieren. Da es sich um eine typische nicht okklusionsbezogene Leistung handelt, war die Tarifierung auch deshalb zwingend, um die Abrechnung auch für ärztliche Fachdisziplinen wie ORL- und PLWS-Chirurgie zu ermöglichen.

Aus versicherungstechnischer Sicht müssen für die Anwendung des PIK-Entscheids 05051-B Ziff. 3 bekanntlich folgende Voraussetzungen kumulativ erfüllt sein:

1. Es muss sich um eine Kombination von SSO-Leistungen mit Tarmed-Leistungen handeln (oft geht es ausschliesslich um SSO- oder nur um Tarmed-Leistungen).
2. Die Leistungen müssen in Allgemeinnarkose erfolgt sein (oft werden sie in Lokalanästhesie oder unter Prämedikation erbracht).

3. Die Leistungen müssen im Operationssaal I erbracht worden sein (oft werden sie entweder im OP II, im Praxis-OP oder im zahnärztlichen OP erbracht).
4. Es muss sich um identische, sowohl im SSO-Tarif als auch im Tarmed aufgeführte Leistungen handeln. Wenn diese Voraussetzung erfüllt ist, wäre es sinnlos, Positionen aus beiden Tarifen aufzuführen. Da identische Leistungen zwischen SSO-Tarif und Tarmed per definitionem nicht existieren, wird diese Voraussetzung praktisch nie erfüllt sein.

Bei der Entfernung von Osteosynthesematerial sind diese Voraussetzungen in keiner Art und Weise erfüllt. So handelt es sich um einen reinen Tarmed-Eingriff ohne Kombination mit SSO-Leistungen. Da es sich um eine nicht okklusionsbezogene Leistung handelt, besteht sowieso kein Bedürfnis für eine Kombination mit okklusionsbezogenen zusätzlichen Leistungen.

Aus fachlicher Sicht ist die Tarmed-Leistung durch keine SSO-Leistung ersetzbar.

Die Begründung, dass der Primäreingriff beim bezahnten Patienten wegen der okklusionsbezogenen Leistungen aus dem SSO-Tarif insgesamt mit dem SSO-Tarif abzurechnen sei, hat keinen Einfluss auf die Metallentfernung, die auch beim bezahnten Patienten eine nicht okkusionsbezogene Leistung darstellt und deshalb mit Tarmed abgerechnet werden muss.

Sofern es nicht um das Abrechnen von OP I geht, lassen sich Operation und Assistenzen sowie die Abgeltung für den Praxis-OP auch mit dem SSO-Tarif abrechnen. Beim Vergleich mit Tarmed gilt es zu berücksichtigen, dass dieser kantonal unterschiedlich tiefer liegt und dass im SSO-Tarif ein arztnahes TL enthalten ist, während dies im Tarmed bekanntlich fehlt und den Belegarzt benachteiligt.

Eingriff	Tarmed	SSO
OSME im OK bds.		
OP + Ass.	1630.74	2287.80
OP + Ass. + Praxis-OP	2473.43	2745.40
OP + Ass. + OP I	3035.22	
OSME im UK bds.		
OP + Ass.	1922.44	2557.50
OP + Ass. + Praxis-OP	2868.83	3069.00
OP + Ass. + OP I	3485.24	2997.30

Publizierte Fälle der GPK

PIK-Entscheid: Semimaligner Tumor

Bei einem semimalignen Kiefertumor wird konform zur medizinischen Indikation vom Facharzt FMH MKG-Chirurgie (16 ½ Jahre Aus- und Weiterbildung) eine Kompartimentsresektion (Tarmed 07.1240) in Allgemeinnarkose mit zwei Assistenzen in einem OP-Saal II durchgeführt.

Wegen einer dabei notwendigen Wurzelspitzenresektion wird von vertrauensärztlicher Seite mit Hinweis auf den PIK-Entscheid 05051-B Ziff. 3 die aus dem Tarmed resultierende Summe von Fr. 2254.93 als „ausreichend honoriert bezeichnet, insbesondere verglichen mit dem SSO-Tarif Pos. 4380 mit Fr. 620.-" (Fachzahnarzt Oralchirurgie mit 8 Jahren Aus- und Weiterbildung, Infrastruktur Zahnarztzimmer usw.) und deswegen eine Abrechnung nach SSO-Tarif verlangt.

Beurteilung

Wie immer in solchen Fällen beruht der Missbrauch des SSO-Tarifs im Zusammenhang mit dem PIK-Entscheid 05051-B Ziff. 3 auf zwei Fehlinterpretationen:

1. Der PIK-Entscheid 05051-B Ziff. 3 ist nicht anwendbar – auch wenn hier einige Voraussetzungen (Allgemeinnarkose, Kombination von Tarmed- und SSO-Leistungen) erfüllt sind –, weil die Voraussetzung OP I nicht gegeben ist. Es handelt sich nämlich um einen Eingriff für OP II, auf den der PIK-Entscheid 05051-B Ziff. 3 nicht anwendbar ist. Denn ein OP-II-Eingriff kann nicht durch einen Zahnarztzimmer-Eingriff ersetzt werden.

Zudem fehlt die wichtigste Voraussetzung, nämlich die Identität der Leistungen zwischen Tarmed und SSO-Tarif. Denn es gibt zwischen Tarmed und SSO-Tarif – bewusst und akribisch überprüft – keine identischen Leistungen. Die im Tarmed zusätzlich zum SSO-Tarif aufgeführten Leistungen unterscheiden sich grundlegend in der Dignität des Operateurs, der Assistenz, der Infrastruktur usw. Die im Tarmed für einen Eingriff in Allgemeinnarkose für OP I notwendige Grundfläche von 30 m² erfüllt das Zahnarztzimmer beispielsweise ebenfalls nicht.

2. Neben der fehlenden Identität der Leistungen werden Äpfel mit Birnen verglichen. Im vorliegenden Fall beispielsweise müsste für eine Kompartimentsresektion eines semimalignen Tumors nicht Pos. 4380, sondern Pos. 4381 eingesetzt werden. Dazu käme Pos. 4981 mit 50 % für zwei ärztliche oder zahnärztliche Assistenzen und Pos. 4983 für die Saalbenützung in der zahnärztlichen Praxis. Daraus würden Fr. 2226.42 resultieren.

Dies illustriert, dass der Tarmed die Leistungen als Pauschalen, der SSO-Tarif in Form von Bausteinen bewertet. Das Vorurteil, der Tarmed bewerte die Eingriffe höher, beruht auf fehlender Kompetenz bei der Tarifanwendung, wobei Leistungen mit höherer Dignität und grösserem Aufwand selbstverständlich höher tarifiert sein müssen.

Prämedikation

Stellung dazu nahm die SUVA am 22.08.2000:

Prämedikation durch Injektion in den Oberarm: 1 x 4025

Zuschlag zum Listenpreis   7,5 %

Zuschlag Lagerhaltungskosten   20 %

Die Indikation der Prämedikation fällt in den Zuständigkeitsbereich des Behandlers.

Qualifizierter Krankheitswert bei der Entfernung von Weisheitszähnen

Im vorliegenden Fall geht es um die Frage des qualifizierten Krankheitswertes. Dieser Begriff wurde im Grundsatzurteil (fünf Richter) des Eidgenössischen Versicherungsgerichts vom 19.09.2001 näher definiert.

Im Auftrag des Gerichts wurde ein Expertenteam sowie von zwei verschiedenen Berufsgruppen erstellte Leitfäden (SSO-Atlas 1996, SGKG-Leitfaden 1999) zur Bedeutung des Krankheitswertes bei verlagerten und überzähligen Zähnen und Zahnkeimen befragt (Art. 17a 2 KLV).

Diese Expertengruppe hält den qualifizierten Krankheitswert für das Grundsatzurteil folgendermassen fest:

Es wird zwischen schweren Erkrankungen (mit Krankheitswert) und übrigen Erkrankungen unterschieden.

Dieser qualifizierte Krankheitswert muss bei der Dentition in Entwicklung (Richtwert bis zum 18. Altersjahr) und der bleibenden Dentition differenziert betrachtet werden.

Bei der Dentition in Entwicklung besteht der Krankheitswert in der Behinderung der Gebissentwicklung. Bei der bleibenden Dentition beschränkt sich der Krankheitswert auf ein pathologisches Geschehen.

Von einem pathologischen Geschehen im Zusammenhang mit der Verlagerung oder Überzahl von Zähnen kann in folgenden Situationen gesprochen werden:

- Das pathologische Geschehen kann durch prophylaktische Massnahmen nicht verhindert werden.
- Es führt zu erheblichen Schäden an benachbarten Zähnen, am Kieferknochen oder an benachbarten Weichteilen (Abszess, Zyste).
- Es führt zur Resorption oder Verdrängung benachbarter Zähne.
- Es führt zu parodontaler Taschenbildung an Nachbarzähnen.
- Es besteht in einer chronisch rezidivierenden Perikoronitis.
- Es besteht bei Gefahr von Abszessbildung infolge nicht vermeidbarer Karies (betrifft Weisheitszähne mit Verbindung zur Mundhöhle).

Die Pflichtleistung umfasst die Übernahme der Kosten zur Behebung oder Minderung der Entwicklungsstörung oder des pathologischen Geschehens.

Bei verlagerten Weisheitszähnen mit pathologischem Geschehen beinhaltet die Pflichtleistung die Entfernung (der Weisheitszähne) und die Behandlung der Begleitpathologie.

Die Altersgrenze von 18 Jahren für den Übergang eines Krankheitswertes in den anderen ist fliessend. Die Krankheitswerte müssen nicht kumuliert vorkommen; ein Krankheitswert reicht aus.

Der Krankheitswert muss keinesfalls dem Richtwert von 18 Jahren für die Altersgrenze entsprechen. Ein pathologisches Geschehen kann durchaus auch vor dem 18. Altersjahr vorkommen und genügt als Krankheitswert, auch ohne Behinderung der Dentition.

Umgekehrt kann sich eine bis zum 18. Altersjahr entwickelte Dentitionsstörung durchaus erst später als Krankheitswert erweisen bzw. auftreten oder dem Patienten bewusst werden und zu einer kassenpflichtigen Weisheitszahnentfernung führen, auch ohne pathologisches Geschehen.

Publizierte Fälle der GPK

Reposition und Zugang bei Osteosynthesen und OSME (aktualisiert)

Die Krankenkasse macht geltend, dass gemäss den Tarifbestimmungen des SSO-Tarifs die Pos. 4332 „Reposition bei Distraktion oder Stufenbildung bei geschlossener Frakturbehandlung" und Pos. 3437 „Zuschlag für Zugang pro Seite bei offener Frakturbehandlung" nicht mit der Pos. 4353 „Osteosynthese mit Platten oder Zugschrauben" kombiniert werden dürfe, da diese bereits in der Pos. 4353 enthalten seien. Die gleiche Argumentation wird für eine Kombination von Pos. 4337 mit der Pos. 4358 „Entfernung von Osteosynthesematerial, pro Operationsstelle" vorgebracht.

Beurteilung

Der SSO-Tarif ist bewusst aus frei kombinierbaren Bausteinen aufgebaut. Dies gilt auch für die operativen Eingriffe. Es geht darum, die höchst unterschiedlichen Schwierigkeitsgrade von operativen Zugängen, Repositionen, Osteosynthesen und zusätzlichen Massnahmen in ihren vorkommenden Kombinationen möglichst real abzubilden.

Im Zusammenhang mit der Frakturbehandlung und der Metallentfernung wurden folgende Bausteine erstellt:

- Geschlossene Frakturbehandlung mit Repositionen unterschiedlichen Schwierigkeitsgrades
- Offene Frakturbehandlung mit unterschiedlich schwierigen Zugängen
- Zusätzliche Massnahmen mit in der Frakturbehandlung häufig vorkommenden unterschiedlich schwierigen Komplikationen
- Zusätzliche Osteosynthesen mit unterschiedlicher Schwierigkeit von Osteosynthesearten und Metallentfernung, inklusive Reposition, exklusive Zugang

1. Kombination Reposition zu Osteosynthese?

Im Prinzip sind alle Kombinationen dieser Bausteine zulässig, solange sie sich nicht überschneiden. Dies könnte bei der Reposition der Fall sein. Diese ist bei der geschlossenen Frakturbehandlung aufgelistet und in der Osteosynthese bereits enthalten. Die Kombination einer Reposition pro okklusionsbezogener Osteosynthesestelle mit den entsprechenden Leistungspositionen aus dem Kapitel „Frakturbehandlung" und dem Kapitel „Osteosynthesen" muss deshalb überprüft werden.

Eingehende Diskussionen über eine Einschränkung einer solchen Kombination wurden beispielsweise für die Jochbeinfrakturen geführt. Dort erfolgt häufig ein Versuch mit geschlossener Reposition unter Kontrolle durch Palpation. Eventuell ist an einer oder zwei Stellen zusätzlich ein offener Zugang zur visuellen Kontrolle notwendig. Unter Umständen erfolgt dann doch noch eine offene Reposition und Fixation durch Osteosynthese.

Bei vorerst geschlossener Frakturbehandlung mit geschlossener Reposition und anschliessendem Wechsel auf eine offene Frakturbehandlung mit Zugang, offener Reposition und Osteosynthese mit oder ohne Zusatzmassnahmen enthält die Abrechnung zweimal den Vorgang einer Reposition: einmal geschlossen und einmal offen. Beide Repositionen mussten zwar im Verlauf der Behandlung durchgeführt werden, entsprächen damit nicht einer Kumulation und wären kombiniert abrechnungsberechtigt. Die zweimalige Honorierung für eine Reposition, die auch in einem einzigen Eingriff hätte erfolgen können, wurde in der Diskussion von Versichererseite beanstandet.

Deswegen wurde entschieden, dass bei einer zweimaligen Reposition pro okklusionsbezogener Osteosynthesestelle die entsprechenden Leistungspositionen von Kapitel „Frakturbehandlung" und „Osteosynthesen" nicht kombiniert werden können. Die Reposition bzw. der Versuch einer Reposition aus dem Kapitel „Frakturbehandlung" entfällt somit in der Abrechnung. Es gilt nur die Reposition im Kapitel „Osteosynthese". Die Krankenkasse macht somit im vorliegenden Fall zu Recht geltend, dass die Positionen 4330–4334 nicht mit Pos. 4353 kombiniert werden dürfen.

Damit eindeutig ist, dass die offene Reposition sowohl bei offener Frakturbehandlung als auch bei Osteotomien zum Kapitel „Osteosynthese" gehört und nicht mit der Reposition von Kapitel „Frakturbehandlung" kombiniert werden darf, wurde die Frage „Reposition und Osteosynthese" eingangs des Kapitels „Osteosynthese" ausführlich formuliert:

- Pro okklusionsbezogene Osteosynthesestelle, anlässlich einer Frakturbehandlung für Reposition und Osteosynthese, anlässlich einer Osteotomie für erweiterten Zugang, Mobilisation und Verschiebung gemäss Operationsplanung, Reposition gemäss Messung, provisorische Fixation und Osteosynthese.
- Pro okklusionsbezogene Osteosynthesestelle können („für Reposition und Osteosynthese") die Leistungspositionen von Kapitel „Frakturbehandlung" und „Osteosynthese" nicht kombiniert werden.

Für das richtige Verständnis ist es wichtig, dass der zweite Satz im Zusammenhang mit dem ersten Satz zu sehen ist, dass es also um die Kombination von Reposition und Osteosynthese geht, wie im ersten Satz: „für Reposition und Osteosynthese" deutlich wird.

2. Kombination Zugang zu Osteosynthese?

Das richtige Verständnis ist nicht nur bei der Kombination der Reposition, sondern auch des Zugangs wichtig. Ein isoliertes Zitieren nur des zweiten Satzes kann nämlich bei fehlender Fachkompetenz zu einer unsinnigen Fehlinterpretation führen, nämlich dass Osteosynthesematerial auf „philippinische" Art ohne Zugang, sozusagen mit Zauberhand, appliziert bzw. entfernt werden könnte. Dann hätte jedoch im ersten Satz formuliert werden müssen: „für Zugang, Reposition und Osteosynthese". Es wird aber ausschliesslich festgehalten, dass in dieser Regel nur Reposition und Osteosynthese enthalten sind: „für Reposition und Ostesynthese".

Dass bezüglich der verschiedenen Zugangspositionen diese nicht abrechenbar sein sollten, wäre geradezu absurd, nachdem diese Zugangspositionen speziell als Bausteine zur Kombination mit den Osteosynthesen als Zusatzleistungen tarifiert worden sind. Denn Zugänge können bei identischer Osteosynthese oder identischer Metallentfernung einfach oder aufwendig sein, und Reposition und Osteosynthese können erst nach erfolgtem Zugang durchgeführt werden, im Gegensatz zu den Osteotomien, wo der Zugang bei der Osteotomie integriert ist und für die Osteosynthese bestenfalls etwas erweitert werden muss (z. B. transbukkal). Dies wurde zur Schaffung grösstmöglicher Transparenz genau definiert: „anlässlich einer Osteotomie für erweiterten Zugang".

Nur so kann das Ziel erreicht werden, alle vorkommenden Kombinationsmöglichkeiten an Schwierigkeitsgraden seitens der verschiedenen Operationsschritte real abzubilden.

Die Leistungspositionen 4335–4337 sind demnach geradezu dafür vorgesehen, sowohl mit den verschiedenen Osteosynthesearten als auch mit der Metallentfernung kombiniert zu werden. Höchst unterschiedlich anspruchsvolle Metallentfernungen unterscheiden sich ja vor allem im Schwierigkeitsgrad des Zugangs, weniger im Abschrauben der Platte. Dies entspricht der heute bei Tarifverhandlungen (z. B. zum VVG) auch bei Versicherern noch gültigen Regel, dass eine Metallentfernung normalerweise 40 % der Ausgangsleistung ausmacht, bei schwierigem Zugang wie in unserem Fachbereich eher 50 %.

Beim Einsetzen konkreter Zahlen entspricht bei einer sagittalen Spaltungsosteotomie mit Osteosynthese (365 + 332 = 697 TP) die Metallentfernung – korrekt mit Zugang (192 + 83 = 275 TP) gerechnet – einem Anteil von 39 %. Ohne Zugang wären es mit 83 TP lediglich 11 %!

Wird der zweite Satz aus dem Zusammenhang von „für Reposition und Osteosynthese" gerissen, führt dies offensichtlich immer wieder zur kasseninternen Fehlinterpretation, dass eine Osteosynthese oder Metallentfernung ohne Zugang, also „philippinisch" abzurechnen sei.

Jeder Tarifspezialist einer Krankenkasse wird auf Anfrage die 40%-Regel bestätigen. Daher ist es unbegreiflich, dass Krankenkassen unter Hinweis auf den – bei nicht erfüllten Voraussetzungen missbräuchlichen – PIK-Entscheid mit dem SSO-Tarif Gegenrechnungen ohne Berücksichtigung des Zugangs präsentieren.

Das nachfolgende Schema illustriert die Anwendung der Bausteine bei den verschiedenen Eingriffsarten:

Art des Eingriffs	Bausteine				
	Zugang	Osteo-tomie	Repo-sition	Osteo-synthese	Metall-entfernung
Geschlossene Frakturbehandlung	-	-	+	-	-
Offene Frakturbehandlung	+	-	+	-	-
Osteosynthese	+	-	-	+	-
Kieferorthopädische Chirurgie	-	+	-	+	-
Metallentfernung	+	-	-	-	+
Anzahl	pro Zugang	pro Osteotomie	pro Fraktur	pro okklusionsbezogene Ostosynthesestelle	pro Stelle

Röntgenbilder einreichen

Röntgenbilder stellen Unterlagen aus der Krankengeschichte dar. Unterlagen werden grundsätzlich nicht an Versicherer eingereicht.

Bei Röntgenbildern existieren Ausnahmen:

- An die SUVA werden Röntgenbilder eingereicht, da diese zum Vorteil der Patienten bei der SUVA 30 Jahre archiviert werden. Das Einreichen von Röntgenbildern bei Unfällen ist demnach auf die SUVA beschränkt und gilt nicht generell für UVG-Versicherer oder Krankenkassen.
- An die IV müssen im Zusammenhang mit der Abklärung eines Geburtsgebrechens für die Kephalometrie standardisierte Fernröntgenbilder eingereicht werden. Im Zusammenhang mit Art. 27 KVG ist eine Kephalometrie und damit das Einreichen von Fernröntgenbildern nur notwendig, wenn noch keine IV-Verfügung vorliegt.
- An eine Krankenkasse sind Zahnröntgenbilder einzureichen, wenn es um die WZW-Kriterien unterschiedlich aufwendiger Zahnersatzmassnahmen geht, oder das OPT, wenn Zahnverlagerungen vorliegen.

Zusammengefasst formuliert darf es nie um das routinemässige Anfordern von Röntgen auf Vorrat ins Blaue durch Sachbearbeiterinnen gehen, sondern immer nur um spezielle Fälle (SUVA, IV, Zahnröntgen Art. 31 KVG) auf gezielte Anfrage des Vertrauenszahnarztes. Röntgenbilder, die von der Kasse angefordert werden, sind kassenpflichtig. Deswegen werden sie mit Vorteil vom Patienten selbst eingereicht.

Röntgenkontrolle präoperativ

Röntgenbilder zur Abklärung sind laut Argumentation der Versicherer nicht kassenpflichtig, da sie auch für eine nichtpflichtige Privatbehandlung verwendet werden können.

Für die Kassenpflicht eines Röntgenbildes am Anfang einer Behandlung gelten folgende Voraussetzungen:

1. Abklärung gemäss Art. 25 KVG

Das OPT wurde zur Abklärung einer ärztlichen Diagnose gemäss Art. 25 KVG durchgeführt. Beispiele: Verdacht auf Sinusitis maxillaris; Verdacht auf osteomyelitischen Herd; Verdacht auf Zyste; Abklärung bei einem Logenabszess usw.

2. Abklärung gemäss Art. 31 KVG, speziell Art. 17–19 KLV

Das OPT wurde zur Abklärung einer Diagnose gemäss Art. 31 KVG, speziell Art. 17–19 KLV durchgeführt.

3. Das OPT wurde von der Krankenkasse zur Abklärung der Leistungspflicht angefordert

Hier handelt es sich um einen Sonderfall gemäss Art. 45 ATSG: „Der Versicherungsträger übernimmt die Kosten der Abklärung, soweit er die Massnahmen angeordnet hat. Hat er keine Massnahmen angeordnet, so übernimmt er deren Kosten dennoch, wenn die Massnahmen für die Beurteilung des Anspruchs unerlässlich waren".

Die WiKo der SSO nimmt folgendermassen dazu Stellung: „Verlangt der Krankenversicherer Röntgenbilder oder weitere Leistungen zur Beurteilung der Leistungspflicht, hat er die diesbezüglichen Kosten zu übernehmen".

Ein Röntgenbild ist demnach kassenpflichtig, wenn es von der Kasse angefordert wird. Deshalb soll ein Röntgenbild nur eingereicht werden, nachdem es von der Kasse verlangt worden ist.

Da gemäss Art. 28 ATSG die Mitwirkungspflicht zur Erlangung von Versicherungsleistungen dem Versicherungsnehmer und nicht dem Leistungserbringer obliegt, soll das Röntgenbild dem Patienten gegeben werden, damit er es selbst einschickt – und selbst eine Verfügung beantragen kann, wenn ihm das Röntgenbild oder die als kassenpflichtig beurteilten Leistungen nicht vergütet werden.

Dies ist auch aus Datenschutzgründen unabdingbar, da Leistungserbringer bereits gerichtlich für Folgen verantwortlich gemacht worden sind, wenn Röntgenbilder ohne schriftliche Einwilligung des Patienten weitergeschickt worden sind.

Röntgenkontrolle intraoperativ

Die Krankenkasse argumentiert, dass im Zusammenhang mit einer Implantatinsertion im Seitenzahnbereich ein intraoperatives OPT die WZW-Kriterien nicht erfüllt. Es wäre möglich gewesen, die Länge des Implantats im präoperativen OPT mit Hilfe von Schablonen zu bestimmen.

Beurteilung

Beim Setzen von Implantaten im Seitenzahnbereich kommt es bei Verwendung der Schablonen-Methode immer wieder – völlig unerwartet und für den Operateur zumeist unerklärlich – zu Verletzungen des Mandibularkanals mit bleibendem Ausfall des N. alveolaris inferior, weil bei der Längenbestimmung mit Schablonen auf dem präoperativen OPT das Ausgangsniveau nicht bestimmt werden kann. In bestimmten Fällen kann das Kammniveau in transversaler Richtung schräg abfallen, oder ein zu einer dünnen Knochenlamelle atrophierter Kamm kann ein nicht nutzbares Kammniveau vortäuschen.

Eine derartige Sorgfaltspflichtverletzung lässt sich in solchen Fällen zuverlässig nur durch 3D-Planung mit DVD oder durch Pilotbohrung und intraoperatives Kontrollröntgen von Längenmessstiften vermeiden.

Die Sorgfaltspflicht verlangt, dass die WZW-Kriterien der medizinischen Indikation, den anerkannten Guidelines und der Therapiefreiheit untergeordnet bleiben. Vertrauensärztliche Sparvorschläge können den Operateur nicht von der Sorgfaltspflicht bzw. der Haftpflicht entbinden.

Röntgenkontrolle postoperativ

Nach Operation einer Nasopalatinalzyste

In Anwendung von Art. 56 KVG seien laut Krankenkasse die WZW-Kriterien für eine Röntgenaufnahme nach erfolgtem Eingriff nicht erfüllt.

Dagegen lässt sich einwenden:

Die medizinische Indikation, die Sorgfaltspflicht und die Pflicht zur Dokumentation der Behandlung – sowohl aus medizinischer, forensischer als auch versicherungsrechtlicher Sicht zur Überprüfung der Abrechnung – sind den WZW-Kriterien übergeordnet. Anerkannte Guidelines und die Verantwortung für die Behandlung dürfen nicht den WZW-Kriterien zum Opfer fallen. Der Versicherer kann die Verantwortung und die Haftpflicht nicht übernehmen.

Röntgenkontrolle nach Entfernung verlagerter Weisheitszähne

Nach Konsultation des Vertrauensarztes lasse sich 6 Monate nach erfolgtem Eingriff keine medizinische Notwendigkeit für eine Röntgenaufnahme erkennen.

Verlagerte Weisheitszähne zeichnen sich dadurch aus, dass sie einen Krankheitswert mit Schädigung der Nachbarzähne aufweisen können. Durch die Entfernung der Weisheitszähne können solche Schäden teilweise wieder ausheilen, oft bleiben sie jedoch bestehen. Die Behebung solcher Schäden stellt eine Kassenpflicht dar. Deswegen ist der behandelnde Arzt verpflichtet, den Verlauf zu kontrollieren, einen allfälligen Schaden festzustellen und zu dokumentieren.

Dies stellt eine eindeutige Kassenpflicht dar, von der sich erfahrungsgemäss Kassen manchmal zu drücken versuchen und ihre Sachbearbeiterinnen dazu anleiten, ein solches Kontrollröntgen als „das Gebot der Wirtschaftlichkeit nicht erfüllend" zu bezeichnen.

Das Unterlassen der Anfertigung einer solchen Kontrollröntgenaufnahme – in der Regel 6 Monate nach dem operativen Eingriff – käme jedoch aus obgenannten Gründen einem Kunstfehler gleich.

Röntgenkontrolle unter Artikel 56 KVG

Bei einem verlagerten Weisheitszahn 48 mit ringförmig teilweise um den Mandibularkanal reichenden Wurzeln mit rezidivierenden Infekten bei Parodontaltasche mit Verbindung zur Mundhöhle und der Notwendigkeit einer Separation der Wurzeln unmittelbar am Mandibularkanal war postoperativ eine radiologische Nachkontrolle indiziert.

Die Ablehnung einer Röntgenkontrolle wurde vonseiten der Krankenkasse folgendermassen begründet:

- Die Röntgenkontrolle stelle eine unnötige Strahlenbelastung dar und gefährde den Patienten.
- Die Röntgenkontrolle erfülle im vorliegenden Fall die WZW-Kriterien nicht.

Beurteilung

Die Krankenkasse hebt die Nebenwirkungen auf Grund der Strahlenbelastung bzw. die WZW-Kriterien auf die gleiche Ebene wie die medizinische Indikation. Dies entspricht einer häufig vorkommenden Fehleinschätzung vonseiten der Krankenkassen. Die medizinische Indikation ist den möglichen Nebenwirkungen bzw. den WZW-Kriterien jedoch immer übergeordnet. WZW-Kriterien kommen nur bei gleicher oder gleichwertiger medizinischer Indikation zum Zuge; nur dann ist eine Krankenkasse berechtigt, WZW-Kriterien ins Feld zu führen.

Zur medizinischen Indikation hat eine Krankenkasse – auch vonseiten des vertrauensärztlichen Dienstes – nichts zu sagen. Sie gehört zur Therapiefreiheit des Behandlers.

Die Vorstellung, eine Krankenkasse oder der vertrauensärztliche Dienst könnten – wie ein Chefarzt seinen Assistenten – einem Behandler irgendwelche therapeutischen Ratschläge erteilen oder sogar eine Aufsichtsfunktion über die Behandlung übernehmen, ist absurd.

Dies trifft auch auf das Auflisten von Zitaten aus der Literatur zu. Abgesehen davon, dass es bei der medizinischen Indikation eine Selbstverständlichkeit ist, dass – unter anderem auf Grund der Strahlenbelastung – eine radiologische Untersuchung nur veranlasst werden darf, wenn ein Zustand dokumentiert werden muss oder von einem Röntgenbefund konkrete Auswirkungen auf die Behandlung zu erwarten sind, haben solche Überlegungen allenfalls Bedeutung für WZW-Kriterien bei politischen Entscheiden, beispielsweise der Leistungspflicht für ein Mammographie-Screening. Im konkreten Einzelfall dagegen entscheidet einzig und allein die medizinische Indikation. Dabei bleiben die Krankenkasse und der vertrauensärztliche Dienst aussen vor.

Zur Beeinflussung der medizinischen Indikation hat eine Krankenkasse weder die Kompetenz noch kann sie dabei irgendwelche Verantwortung übernehmen. Weder die Krankenkasse noch der vertrauensärztliche Dienst haben für eine Einmischung in die Behandlung für eine Sorgfaltspflichtsverletzung irgendeine Deckung durch eine Haftpflichtversicherung.

Sowohl die Meinung der Sachbearbeiterinnen als auch des vertrauensärztlichen Dienstes sind also obsolet, wenn die medizinische Indikation für eine radiologische Nachkontrolle gegeben ist.

1. Medizinische Indikation zum Zeitpunkt des Eingriffs

Im vorliegenden Fall war ein verlagerter Weisheitszahn 48 mit ringförmig teilweise um den Mandibularkanal reichenden Wurzeln entfernt worden. Dabei mussten die Wurzeln in mehrere Einzelteile separiert werden. Am Schluss des Eingriffs blutete es aus der Alveole. Auf Grund des teilweise freiliegenden N. alveolaris inferior war es nicht möglich, einen allfällig verbliebenen Wurzelrest zu identifizieren oder zu entfernen.

Dazu wäre ein Zugang von lateral notwendig gewesen. Dies in einem gleichzeitigen Eingriff durchzuführen verbot sich wegen der dadurch drohenden zusätzlichen Schwächung der Kieferkontinuität und der Beeinträchtigung der Durchblutung der lateralen Knochenlamelle mit dem Risiko einer Nekrose und Osteomyelitis.

Die medizinische Indikation gab demnach vor, dass im vorliegenden Fall eine Röntgenkontrolle unabdingbar war, diese jedoch zu einem Zeitpunkt durchzuführen sei, wo sie Konsequenzen für die weitere Behandlung haben würde. Dies war erst nach knöcherner Ausheilung der Fall, wenn ein derartiger Eingriff dann hätte durchgeführt werden können, d. h. nach ca. 6 Monaten.

2. Medizinische Indikation im postoperativen Verlauf

Die fachärztliche Erfahrung zeigt, dass nach einem solchen Eingriff relativ häufig folgende Komplikationen auftreten können, die eine erneute Röntgenkontrolle bedingen:

- Verdacht auf eine Überlastungsfraktur mit Häufigkeitsgipfel nach 3 Wochen
- Auftreten eines Frühinfektes mit Häufigkeitsgipfel nach 4–6 Wochen
- Auftreten eines Spätinfektes mit Häufigkeitsgipfel nach 4–6 Monaten
- Persistieren starker Schmerzen mit Verdacht auf Nekrose einer Knochenlamelle oder auf eine Osteomyelitis
- Auftreten einer Karies oder einer parodontalen Schädigung distal am Nachbarzahn mit Häufigkeit nach mehreren Monaten

Nachdem im postoperativen Verlauf keine derartigen Komplikationen auftraten, gab es im vorliegenden Fall keinen Anhaltspunkt für die medizinische Indikation zu einer vorzeitigen Nachkontrolle. Es ist jedoch wichtig, solche Komplikationen mit der Notwendigkeit einer Röntgenkontrolle bereits anlässlich des operativen Eingriffs vor Augen zu haben, um eine notwendige radiologische Operationskontrolle ohne unmittelbare therapeutische Konsequenzen nicht bereits intraoperativ zu veranlassen.

3. Medizinische Indikation am Schluss der Nachbehandlung

Wie erwähnt lag im vorliegenden Fall eine intraoperative medizinische Indikation für eine radiologische Kontrolle vor, die nach 6 Monaten umgesetzt wurde.

Wegen der präoperativ aufgetretenen rezidivierenden Infekte bei Parodontaltasche mit Verbindung zur Mundhöhle war es intraoperativ sichtbar zu einer Demineralisation an der Distalfläche des Nachbarzahnes 47 gekommen. Dies birgt ein hohes Risiko für eine beginnende Karies sowie für das Persistieren einer Parodontaltasche distal am Nachbarzahn 47. Die Sondierungstiefe von 10–12 mm war verdächtig auf einen ostitischen oder osteomyelitischen Herd am Boden der Tasche.

Der Behandler ist gegenüber dem Patienten zur Dokumentation solcher Spätfolgen einer Weisheitszahnerkrankung verpflichtet. Nur so ist gewährleistet, dass allfällige Behandlungsmassnahmen gemäss Art. 17a 2 KLV zu Lasten der Krankenkasse durchgeführt werden können.

Es ist nachvollziehbar, dass die Krankenkassen an der Sorgfaltspflicht für eine derartige Dokumentation mit Aufdeckung von Folgeschäden auf Grund der ausgelösten weiteren Kosten kein Interesse haben. Darauf kann der Behandler jedoch keine Rücksicht nehmen.

Rückforderungsklage

Infektbedingt verlor eine 80-jährige Patientin 16 Jahre in situ gebliebene Implantate im Unterkiefer. Deswegen musste sie in mehreren Eingriffen wegen eines Perimandibulärabszesses (Art. 25 KVG), wegen lokaler osteomyelitischer Herde (Art. 25 KVG, speziell Art. 31 KVG, Art. 17c 5 KLV) und wegen ausgedehnter Fibrome (Art. 25 KVG, speziell Art. 31 KVG, Art. 17c 1 KLV) behandelt werden.

Nach Eingliederung einer Prothese beim Zahnarzt traten neuralgieforme Schmerzen im Bereich der Foramina mentalia beidseits auf. Auf dem KVG-Formular wurde ein differentialtherapeutisches Kostengutsprachegesuch eingereicht (Art. 25 KVG, speziell Art. 31 KVG, Art. 17c 3 KLV) und folgende Behandlungsoptionen vorgeschlagen:

- Rückverlagerung der Fa. mentalia mit Nervauslagerung
- Kammaufbau durch Knochentransplantat
- Entlastung der Fa. mentalia durch Implantate

Die Patientin entschied sich auf Grund der ambulanten Durchführbarkeit für die Variante mit Entlastung der Fa. mentalia durch Implantate.

Die Abrechnung erfolgte unter dem Aspekt der ärztlichen Zielsetzung gemäss ärztlich-therapeutischem Ansatz. Die Patientin erhob keinen Anspruch auf zahnärztliche Massnahmen beim Zahnarzt (provisorische Prothese, Hybridprothese). Diese wurden vom Zahnarzt der Patientin in Rechnung gestellt.

Die Rückerstattung durch die Krankenkasse für den Anteil mit ärztlicher Zielsetzung erfolgte problemlos. Erst im Laufe der Nachbehandlung kam das Patientendossier offenbar nachträglich in die Hände des Vertrauenskieferchirurgen. Er rollte den Fall neu auf und stufte mit Ausnahme der Abszessinzision die gesamte Behandlung als Nichtpflichtleistung ein.

In einem intensiven Schriftwechsel wurde darauf hingewiesen, dass es unhaltbar sei, die Leistungspflicht nachträglich abzusprechen, nachdem diese bereits gutgesprochen und rückvergütet worden war, nur weil ein für die Beurteilung der Nachbehandlung beigezogener oder sich selbst einmischender Vertrauenskieferchirurg den Fall neu aufrollt und fehlerhaft beurteilt.

Weiter wurde nochmals darauf aufmerksam gemacht, dass es sich ausschliesslich um Pflichtleistungen gemäss Art. 25 KVG mit ärztlicher Zielsetzung gehandelt habe.

Daraufhin bot die Krankenkasse im Sinne einer gemässigten Rückforderungsklage einen Vergleich an: „Unter Beachtung, dass die Kosten für die Reizfibromexcision rein entgegenkommenderweise vergütet worden seien, betrachte die Krankenkasse eine Rückzahlung vonseiten des Leistungserbringers von pauschal der Hälfte des ‚Streitwertes' als sachgerecht. Der Vergleichsvorschlag enthalte die Verpflichtung, der Versicherten in diesem Zusammenhang nichts in Rechnung zu stellen".

Beurteilung

Bei der Behandlung der anfänglichen Komplikationen geht es ausschliesslich um Massnahmen ausserhalb des Odontoparodonts und um Leistungen mit rein ärztlicher Zielsetzung, demnach also um Pflichtleistungen gemäss Art. 25 KVG.

Dies gilt vollumfänglich auch für die Behandlung der neuralgieformen Schmerzen im Bereich der cranial mündenden Fa. mentalia, sei es durch Nervauslagerung, durch Kammaufbau oder durch Implantate.

Dass eine Pflichtleistung nicht anerkannt wird, ist das eine (es ist nun mal so, dass der Wettbewerb zwischen den Krankenkassen auf dem Rücken der Prämienzahler mit Risikoselektion und Verweigerung von Pflichtleistungen ausgetragen wird). Dass eine Krankenkasse eine Pflichtleistung vorerst anerkennt und dafür eine Kostengutsprache erteilt, es sich dann jedoch anders überlegt und diese nachträglich annulliert, ist das andere.

Dass die Aberkennung im Nachhinein – sogar noch nach bereits getätigter Rückerstattung – erfolgt ist, dass das Geld per Mahnung oder gar per Rückforderung herausverlangt wird und dass dies nicht vom Rechtsdienst ausgeht, sondern auf der Initiative eines Vertrauenskieferchirurgen beruht, der das Patientendossier überarbeitet und damit der Patientin eines Fachkollegen schadet, ist eine ganz neue Dimension.

Bedenklich stimmt, dass eine Krankenkasse bei einem derartigen gesetzeswidrigen Vorgehen mitmacht und die vom Vertrauenskieferchirurgen nachträglich zur Nichtpflichtleistung erklärte Behandlung nicht der Patientin, sondern – quasi als Bestrafung für die Bemühungen zu Gunsten der Patientin – dem Leistungserbringer in Rechnung stellt, und dies in Form einer Rückforderung, gleichbedeutend mit der Beschlagnahme des Umsatzes, also inklusive Material, Medikamenten und Unkosten, die der Behandler vorfinanziert hat. Somit würde er an der Behandlung nicht nur nichts verdienen, sondern sogar noch ca. 75 % daran verlieren.

Auslöser des Geschehens ist ein fachärztlicher Fehlentscheid.

Rückfragen von Versicherungen

Immer häufiger verlangen diverse Versicherungen nach Einreichen eines Zahnschadenformulars Zusatzinformationen. Beim Beantworten dieser Fragen ist darauf zu achten, dass das Arztgeheimnis nicht verletzt wird (d. h. Beantwortung der Fragen in Form eines Arztzeugnisses, nicht jedoch Einreichen von Unterlagen). Zudem empfiehlt die WiKo im Internum 1/2013, für diesen administrativen Aufwand die Ziffer 4043 zu verrechnen und die Honorarnote direkt mit dem Bericht der Versicherung zukommen zu lassen.

Sparten UBR / Praxis-OP / OP I / OP II

Von Krankenkassen wird interpretiert, dass Eingriffe der Sparte OP II nicht im Operationssaal einer Arztpraxis durchgeführt werden dürfen, auch nicht unter Prozentabzug analog der Sparte OP I.

Beurteilung

Die Sparten UBR / Praxis-OP / OP I / OP II stellen im Tarmed einen von vielen Parametern dar.

Parameter im Tarmed

Die Spartenzuteilung UBR / Praxis-OP / OP I / OP II beinhaltet im Tarmed einen von mehreren Parametern einer Tarmed-Position, wie beispielsweise die Minutage von Schnitt bis Naht, die quantitative und qualitative Dignität, die Anästhesie-Risikoklasse, die Raumbelegung, die Assistenzdotation, die Vor- und Nachbereitung oder den Operationsbericht.

Sparten

Die Sparten charakterisieren, unter welchen Voraussetzungen an Infrastruktur die einzelnen Tarifpositionen eingeordnet worden sind. Massgebend für die Sparte OP I ist beispielsweise vor allem die Fläche des Operationssaals. Für die Sparte OP II zählt insbesondere der Zugang zu einer Spitalinfrastruktur im gleichen Gebäude.

Bei all diesen Parametern gilt die hypothetische Annahme, auf welche Art und Weise die Mehrzahl einer bestimmten Leistung erbracht wird. Nicht massgebend ist die im Einzelfall de facto vorliegende Infrastruktur. Ein UBR könnte durchaus die Voraussetzungen für einen OP I erfüllen oder – wie ein OP I – sogar im Spital lokalisiert sein, womit allenfalls selbst die Voraussetzungen für OP II erfüllt wären.

Ziel und Zweck der Parameter

Die Charakterisierung der Leistung durch solche Parameter legt die Grundlagen der spezifischen Leistung offen. Den Parametern kommt im Einzelfall jedoch keine therapierelevante und auch keine abrechnungstechnische Bedeutung zu. Weder beeinflusst die hinterlegte Minutage den Operateur bei der Erbringung der Leistung noch beeinflusst die effektiv benötigte Minutage die Abrechnung der Leistung. Dies gilt auch für die effektiv benötigte Assistenz, die effektive FMH-Dignität des Operateurs, die Raumbelegung oder die Sparte, in der die Operation durchgeführt wurde. Bei einer aus Einzeleingriffen zusammengesetzten Operation muss auch nicht gemäss Tarifvorgabe für jeden Einzeleingriff die Sparte gewechselt werden, um die zugeordnete Sparte einzuhalten. Dies gilt auch für den Operateur und die Assistenzdotation.

Expertengespräche

Zum besseren Verständnis muss auf die Entstehungsgeschichte dieser Parameter hingewiesen werden. Die Charakterisierung der Leistungen erfolgte in Form von Expertengesprächen. Jeweils unter dem Vorsitz von H. H. Brunner wurden am runden Tisch im Beisein der verschiedenen Versicherer sowie der Tarifdelegierten einer Fachgesellschaft für jede Einzelleistung die Durchschnittsparameter diskutiert, abgeschätzt und eingestuft.

Grundlagen für die Zuteilung

Die Einstufung der Parameter erfolgte auf Basis der Einschätzung des Durchschnittswertes. Dabei bezieht sich die Minutage, die quantitative Dignität oder die Raumbelegung vorwiegend auf den spezifischen operativen Eingriff.

Der Patient im Sinne seines Gesundheitszustands, seines Alters oder seiner Begleitverletzungen, beeinflusst die Minutage oder Raumbelegung bei der Zuteilung wenig.

Parameter wie die quantitative Dignität oder die Assistenzdotation dagegen sind durchaus mitabhängig vom Patienten, an dem der Eingriff vorgenommen wird.

Andere Parameter wie beispielsweise ambulant/stationär, Anästhesie-Risikoklasse und Sparte für die Durchführung des Eingriffs sind allein abhängig vom Patienten und weitgehend unabhängig vom Eingriff bzw. von der Tarifposition. So sind beispielsweise bei einem Eingriff in der Lippen- Kiefer-Gaumenspalten-Chirurgie die Minutage und Raumbelegung weitestgehend von der durchgeführten Operation abhängig, die quantitative Dignität oder die Assistenzdotation zusätzlich auch vom Patienten (ob Neugeborenen-, Säuglings-, Kindes-, Schul- oder Erwachsenenalter), während Parameter wie ambulant/stationär, Allgemeinnarkose oder Lokalanästhesie und Sparte (OP II, OP I, Praxis-OP oder UBR) nahezu ausschliesslich vom Patienten abhängen: Während beim Neugeborenen oder Säugling OP II vorgegeben ist, kann beim Kleinkind oder Schulkind OP I möglich sein, beim Erwachsenen sogar eine ambulante Durchführung in Lokalanästhesie im Praxis-OP oder UBR Chirurgie.

Bei anderen Eingriffen hängen solche rein patientenabhängigen Parameter wie typischerweise die Sparte vorwiegend davon ab, ob es sich um einen Alterspatienten, Risikopatienten, multimorbiden Patienten, Polytraumapatienten, Angst- oder Phobiepatienten usw. handelt.

Sparte ambulant versus stationär

Ob ein Eingriff ambulant oder stationär bzw. teilstationär und in welcher Sparte er durchgeführt werden muss, ist nicht primär vom Eingriff abhängig, sondern vor allem vom Patienten und dessen Gesundheitszustand. Für die Abgrenzung wurden folgende Kriterien beigezogen:

Ambulant

- Der Patient verlässt den Behandlungsraum eigenständig oder unter Mithilfe von Angehörigen.
- Der Patient hatte weder eine Voll- oder Teilnarkose noch eine Prämedikation, noch eine Spinal-, Plexus- oder Leitungsanästhesie oder eine Periduralanästhesie.
- Der Patient benötigt keine internistische Nachkontrolle oder Überwachung.
- Der Patient ist vollständig wach, die Atmung ist regelmässig, der Kreislauf stabil und die Schmerzempfindung ist vorhanden.
- Es sind keine Nachwirkungen von Medikamenten zu befürchten.

Stationär oder teilstationär

- Der Patient verlässt den Behandlungsraum nicht eigenständig und auch nicht unter Mithilfe von Angehörigen.
- Der Patient hatte eine Voll- oder Teilnarkose, eine Prämedikation, eine Spinal-, Plexus- oder Leitungsanästhesie oder eine rückenmarksnahe Anästhesie.
- Es ist eine Überwachung der vitalen Funktionen wie der Atmung, des Blutdrucks, der Bewusstseinslage, der Nachwirkung von Medikamenten oder der Wiederkehr der Schmerzempfindung notwendig bzw. der Patient benötigt diese Überwachung auch während der Nacht.
- Der Patient hatte erhöhte Risiken, die eine Überwachung bzw. eine Überwachung während der Nacht angezeigt erscheinen lassen, wie z. B. Epilepsie, Diabetes, Hyper- oder Hypotonie, Herzinsuffizienz, koronare Herzkrankheit oder Antikoagulation.
- Die Behandlung muss sich auf eine stationäre Infrastruktur abstützen können.

Diese Kriterien haben keine therapie- oder abrechnungsspezifische Relevanz. Unter der Verantwortung des Operateurs kann jede unter „stationär oder teilstationär" fallende Behandlung ohne Begründung auch ambulant in der Praxis durchgeführt werden, bei entsprechender Überwachung und Bettenbenutzung. Umgekehrt gibt es auch ambulant aufgeführte Eingriffe, die teilstationär oder stationär durchgeführt werden müssen, allenfalls unter entsprechender Begründung.

Weitere Grundlagen für die Spartenzuteilung

Neben der nahezu vollständigen Abhängigkeit der Sparte vom Patienten gilt es noch weitere Grundlagen zu berücksichtigen. Dazu gehört die Zusammensetzung der Operation aus Einzeleingriffen. Eine solche Zusammensetzung ist gerade für die Mund-, Kiefer- und Gesichtschirurgie typisch. Die verschiedenen Einzeleingriffe einer Operation können ihrerseits verschiedenen Sparten zugeteilt sein.

Die Ausführungen können an einem konkreten Beispiel veranschaulicht werden: Herausragende Bedeutung als ubiquitär vorkommender Einzeleingriff hat die Fixation von Knochenfragmenten und nach erfolgter Abheilung die Metallentfernung.

Eine solche Fixation durch Osteosynthese und die nachträgliche Metallentfernung kommen in der Traumatologie, bei Missbildungen, in der Tumorchirurgie, in der Präprothetik usw. vor.

Wegen der Begrenzung des Fachs Kiefer- und Gesichtschirurgie auf vom Tarmed maximal 200 zugelassene Tarifpositionen mussten viele Einzelleistungen in Paketen zusammengestellt werden, auch wenn sie in unterschiedlichen Sparten schwerpunktmässig erfasst sind.

Beispielsweise wurden in Pos. 07.1060 folgende Fixationsmittel zusammengestellt: *„Osteosynthese oder Craniofixateur extern / Distractor".* Der Craniofixateur extern wurde demnach mit dem Distraktor und dem Fixateur extern als externe Fixation mit der internen Fixation mittels Osteosynthese in ein und derselben Sparte zusammengelegt.

Osteosynthesen insgesamt werden wahrscheinlich zu mehr als 50 % in der Sparte OP II erbracht. Unter 50 % trifft dies auf den Craniofixateur extern zu. Mindestens ebenso häufig wie im Operationssaal wird ein Craniofixateur extern vor oder nach einer Le-Fort-Osteotomie oder nach offener oder geschlossener Mittelgesichtsreposition im OP I, in einem UBR oder im Praxis-OP angelegt. Er erscheint jedoch in der gleichen Sparte wie die Osteosynthesen.

Aber auch Osteosynthesen können im OP I oder im Praxis-OP erbracht werden, beispielsweise im Alveolarfortsatzbereich bei Frakturen, bei Osteotomien, in der Präprothetik oder Implantatchirurgie.

Das gleiche Prinzip ist auch bei der Metallentfernung zu berücksichtigen. Auch diese ist in erster Linie vom Patienten und in zweiter Linie von der Lokalisation bzw. der Kapitelzuordnung abhängig. Im Tarif ersichtlich zugeordnet ist sie jedoch einzig und allein der Einzelleistung.

Weitere Beispiele

Eine Vielzahl anderer Operationen setzt sich aus unterschiedlichen Einzelleistungen zusammen und wird an unterschiedlichen Patienten vollzogen, so dass sie in allen Sparten durchführbar und abrechenbar sein müssen.

Typische Beispiele, die nach obgenannten Voraussetzungen zwar in OP II eingeteilt, nicht selten aber auch im OP I, im UBR oder im Praxis-OP erbracht werden, sind:

- Alveolarfortsatz-Osteotomien mit Osteosynthesen bzw. Distraktionsgeräten
- Präprothetische Chirurgie mit Knochenaufbau, Osteotomien, Osteosynthesen, Distraktionen
- Rekonstruktionen durch Konturierung oder Knochenaufbau im Mund-, Kiefer- und Gesichtsbereich, beispielsweise vor Insertion dentaler Implantate
- Plastische Rekonstruktion im Bereich der Schädelkalotte
- Geschlossene und offene Reposition von Alveolarfortsatzfrakturen, Mittelgesichtsfrakturen, Unterkieferfrakturen

- Fixation mittels Prothesen, Schienen, Craniofixateur extern, Osteosynthesen
- Metallentfernungen

Schlussfolgerungen

Die Bestimmung einer Gesamtoperation durch Einzelleistungen und bei diesen wiederum durch Schätzung der durchschnittlichen Minutage, der Abschätzung der durchschnittlichen Sparte, der Einteilung ambulant, tagesstationär oder stationär, der Zuteilung der quantitativen und qualitativen Dignität, der Assistenzdotation, der Anästhesie-Risikoklasse, der Raumbelegung, der Vor- und Nachbereitung usw. dient der Hinterlegung der Parameter, mit denen die Leistung definiert worden ist.

Die Parameter haben weder eine therapeutische Guideline-Funktion noch eine abrechnungstechnische Bedeutung. Die effektiv benötigte Zeit für Schnitt, Naht oder Raumbelegung, die effektiv benutzte Sparte im Vergleich zur geschätzten, am häufigsten vorkommenden Sparte sind hier bedeutungslos.

Viele dieser Parameter, wie insbesondere die Sparte, sind nicht abhängig von der Einzelleistung bzw. Tarifposition, sondern vom Gesamteingriff und insbesondere vom Patienten. Die Minutage, die Assistenzdotation, die Spartenzuteilung usw. unterliegen der Therapiefreiheit des Operateurs in Abhängigkeit vom Schweregrad des Eingriffs, vom Patienten, dessen Gesundheitszustand usw.

Es ist völlig unangemessen, dass Sachbearbeiterinnen bzw. Juristen von Krankenkassen, Versicherern oder der MTK sich diesbezüglich im Einzelfall in die Therapiefreiheit einmischen und beispielsweise Stellungnahmen abgeben, eine Einzelleistung wie eine Metallentfernung müsse zu den bei der Tarifposition angegebenen Parametern erbracht werden, dürfe also beispielsweise nur im OP II, nicht jedoch ambulant im OP I, UBR oder Praxis-OP durchgeführt werden oder – umgekehrt – nur ambulant im Praxis-OP und keinesfalls stationär im OP I bzw. OP II.

Dies ist alles bereits anlässlich der Expertengespräche durchdiskutiert worden und die Parameter wurden ausdrücklich unter der Voraussetzung definiert, dass sie nicht von inkompetenter Seite zur Beeinflussung der medizinischen Indikation bzw. zur Einmischung in die Therapiefreiheit missbraucht werden dürften.

Nachdem Ansätze zu solchem Missbrauch der Parameter, gerade bei stationär versus ambulant und bei den Sparten aufgetreten sind, müssen sich die Tarifexperten der Fachgesellschaften entschieden dagegen zur Wehr setzen, damit solche Übergriffe in die ärztliche Therapiefreiheit nicht mehr vorkommen.

Tiers payant

Die Pflicht zum Tiers payant zwischen Leistungserbringer und Versicherer hängt davon ab, ob sie von Versichererseite durch eine Kostengutsprache innerhalb von 10 Tagen ausgelöst wird oder nicht. Eine Kostengutsprache innerhalb von 10 Tagen verpflichtet beide Parteien zum Tiers payant.

Bei einer Kostengutsprache später als 10 Tage ist die Verpflichtung zum Tiers payant geplatzt. Freiwillig kann sie immer noch wahrgenommen werden. Entscheidungsträger sind dann auch der Patient und der Leistungserbringer.

Unabhängig vom Vertrag zwischen Leistungserbringer und Versicherer kann der Patient jederzeit durch Kostenzusage in einem Vertrag zwischen Patient und Behandler sofort einen Behandlungsbeginn auslösen und dabei Tiers garant vereinbaren.

Bei einer Behandlung ausserhalb von Art. 25, Art. 27, Art. 28 und Art. 31 KVG Kapitel V und VI muss der Patient darauf aufmerksam gemacht werden, dass der Versicherer gemäss WZW-Kriterien allenfalls einen Teil der Behandlung übernimmt. Weiter muss er wissen, dass die Krankenkasse allenfalls die gesamte Behandlung als Nichtpflichtleistung ablehnt.

Ein Beharren des Leistungserbringers auf Tiers payant (beispielsweise mit dem Nachteil, dass die Behandlung entgegen dem Wunsch des Patienten nicht begonnen werden könnte), würde dem Durchsetzen eines Vertrags zu Lasten Dritter, nämlich der Patienten, entsprechen und wäre deshalb nichtig.

Ein Vertrag zwischen Patient und Arzt nach Tiers garant hat Vorrang vor einem Vertrag nach Tiers payant zwischen Leistungserbringer und Versicherer. Denn der Leistungserbringer kann nach erfolgter Behandlung und abgewickeltem Tiers garant jederzeit freiwillig den Tiers payant erfüllen, d. h. das überwiesene Geld des Versicherers an den Patienten weiterleiten.

Ein Beharren des Versicherers länger als 10 Tage ist selbst bei einem Fall mit Pflicht zur Einreichung eines Kostenvoranschlag sinnlos, da der Entscheid zum Tiers payant vom Versicherer mangels Vertragserfüllung aus der Hand gegeben wurde. Nichts ändert auch das routinemässig verschickte Standardschreiben der Krankenkasse, dass 10 Tage für eine Beurteilung der Leistungspflicht nicht genügen würden.

Tiers payant versus Tiers garant

Erfolgt auf ein Kostengutsprachegesuch ohne Kostenvoranschlag innerhalb von 10 Arbeitstagen eine Kostengutsprache, kann die Abrechnung gemäss SSO-Vertrag nach Tiers payant direkt an die Krankenkasse adressiert werden. Liegt innerhalb von 10 Arbeitstagen keine Kostengutsprache vor oder wird ein Kostenvoranschlag verlangt, der bei ärztlichen Massnahmen nicht möglich ist, da sich die Leistungen nach dem Eingriff und dem Heilungsverlauf zu richten haben, wird die Abrechnung wie beim Arzt nach Tiers garant unter Beifügung eines Rückerstattungsbelegs direkt an den Patienten gerichtet.

Publizierte Fälle der GPK

Überwachung Pos. 4986 und Bettenbenützung Pos. 4985

Von Krankenkassen werden immer wieder die folgenden Leistungen aus der Abrechnung gestrichen:

Pos. 4985 Bettenbenützung bei ambulanten Eingriffen

Pos. 4986 Überwachung durch nicht-ärztliches Personal pro Viertelstunde (max. 2 Stunden verrechenbar)

Die Begründungen für die Verweigerung der Kostenübernahme variieren:

- Die Abrechnung sei nur am Spital zulässig.
- Die Leistung müsse im Zusammenhang mit einer Narkose stehen.
- Beide Positionen würden die WZW-Kriterien nicht erfüllen.
- Eine Überwachung und Bettenbenützung sei nicht notwendig.

Beurteilung

Grundsätzlich kann die Schmerzausschaltung bei einem operativen Eingriff entweder **peripher** in Leitungs- bzw. Terminalanästhesie oder **zentral** mittels zentral wirkenden Medikamenten in Teil- oder Allgemeinnarkose oder in Kombination davon erfolgen.

Die Behandlung in zentraler Schmerzausschaltung erfordert – im Gegensatz zur peripheren – den Nachweis einer strukturierten Weiterbildung (beim Facharzt MKG-Chirurgie mindestens 6 Monate Anästhesie) oder den Beizug eines Anästhesisten.

Eine zentrale Schmerzausschaltung benötigt eine intraoperative Überwachung unter ärztlicher Verantwortung. Bei einer durch Medikamente gesteuerten zentralen Schmerzausschaltung – wie dies vorliegend der Fall war – kann die Überwachung in Form einer Monitored Anaesthesia Care (MAC-Narkose) erfolgen. Bei einer durch Narkosegase gesteuerten zentralen Schmerzausschaltung wird eine Überwachung nach Risikoklassen durchgeführt.

Die postoperative Überwachung ist bei beiden Narkosearten identisch und dauert bis zur Stabilisierung aller vitalen Funktionen, d. h. bis der Patient aus der Überwachung entlassen werden kann.

Die Abrechnung erfolgt, da es sich um eine ärztliche Leistung handelt, nach Tarmed, insbesondere wenn auch Risikoklassen abgerechnet werden müssen.

Damit bei einer MAC-Überwachung – ohne Beizug eines Anästhesisten – der Facharzt MKG-Chirurgie nicht mit zwei Tarifstrukturen abrechnen muss (was versichererseitig oft zu Rückfragen führt), wurden auch im SSO-Tarif dem Tarmed entsprechende Positionen aufgenommen, nämlich Pos. 4985 und 4986.

Diese Positionen können auch unabhängig von einer zentralen Schmerzausschaltung bei einer Lokalanästhesie für kleinere Eingriffe im Zusammenhang mit einem

Kollaps, einer Medikamentenunverträglichkeit, einer Hyperventilation usw. für die notwendige internistische Überwachung verwendet werden.

Die Voraussetzungen für ein Abrechnen von Position 4985 und 4986 werden im SSO-Tarif äusserst ausführlich definiert:

„Die Überwachung ist ärztlich angeordnet und geschieht unter ärztlicher Verantwortung. Der Eingriff wurde in allgemeiner Narkose, in rückenmarksnaher Regionalanästhesie, bzw. in supra- oder infraklavikulärer Plexusanästhesie durchgeführt.

Eine internistische Überwachung ist notwendig (Beispiel: Kollaps etc.).

Eintreten von unvorhergesehenen Komplikationen bei kleineren Eingriffen in Lokalanästhesie (Unverträglichkeit eines Medikamentes etc.).

Grundsätzlich kann der Zeitaufwand (Ziff. 4986) für die Überwachung nur bis zur Stabilisierung aller vitalen Funktionen verrechnet werden, nämlich:

- Erlangen des Bewusstseins
- Regelmässige Atmung und stabiler Kreislauf
- Schmerzempfindung und neurologische Reaktion

Es können maximal 2 Stunden Überwachungszeit abgerechnet werden.

Der Zeitaufwand für die Überwachung des Patienten während des Ausschlafens kann nicht in Rechnung gestellt werden.

Wird im Einzelfall mehr als eine Stunde Überwachungszeit verrechnet, so kann von der Versicherung bzw. der Krankenkasse eine Begründung eingeholt werden."

Es wird also ausdrücklich darauf hingewiesen, dass als Voraussetzung für ein Abrechnen von Pos. 4985 und 4986 die Überwachung ärztlich angeordnet sein muss. Dabei darf nur die Zeit bis zur Stabilisierung aller vitalen Funktionen verrechnet werden.

Um einer missbräuchlichen Anwendung vorzubeugen, wird speziell darauf hingewiesen, dass die Zeit des Ausschlafens im Anschluss an die Stabilisierung der vitalen Funktionen nicht in Rechnung gestellt werden kann.

Da erfahrungsgemäss die Stabilisierung nach einer Stunde erreicht ist, wird darauf hingewiesen, dass bei einer im Einzelfall länger als eine Stunde dauernden Überwachung von der Versicherung bzw. der Krankenkasse eine Begründung eingeholt werden kann. Dies impliziert, dass sich bei einer durchschnittlichen Überwachung bis zu einer Stunde eine spezielle Begründung für die Überwachung erübrigt.

Eine Leistung ist in einem Tarif selten so exakt definiert wie Pos. 4985 und 4986. Es wird sogar auf Missbrauchsmöglichkeiten auf Seiten des Leistungserbringers wie auch auf Seiten des Versicherers oder der Krankenkasse hingewiesen.

Wie kann es dazu kommen, dass von Kostenträgerseite dennoch derartige Fehlentscheide vorkommen? Oft stellt sich nachträglich heraus, dass kassenseits die Fehleinschätzung vorliegt, eine zentrale Schmerzausschaltung für eine Operation werde nur dann als Narkose bezeichnet, wenn sie per Inhalation oder per Intubation erfolge.

Eine MAC-Narkose mit Medikamenten erfordert jedoch ebenso begründet eine Überwachung, weil identische Zwischenfälle und Komplikationen auftreten können.

Oder die Krankenkasse schränkt die Überwachung fälschlicherweise auf eine zentrale Schmerzausschaltung ein und übersieht, dass auch nach einer Lokalanästhesie bei einem einfachen Eingriff eine Überwachung indiziert sein kann, beispielsweise bei einem Kollaps, bei Unverträglichkeit eines Medikamentes, bei Hyperventilation usw.

Oder es wird übersehen, dass sogar ohne zentrale oder ohne periphere Schmerzausschaltung eine internistische Überwachung angezeigt sein kann.

Oder es werden WZW-Kriterien der medizinischen Indikation vorangestellt, im Sinne einer kassenseitigen Einmischung in die Therapiefreiheit des Arztes. Es wird vonseiten der Kasse einfach entschieden, dass eine Überwachung nicht notwendig bzw. zu kostspielig sei. Oder die ärztliche Indikation für Pos. 4985 und 4986 wird nicht als ärztlich anerkannt, weil der Facharzt für MKG-Chirurgie mit einem Spezialisten für Oralchirurgie oder mit einem Zahnarzt – beide ohne Weiterbildung in Anästhesie – verwechselt und demnach nicht als *„richtiger Arzt"* anerkannt wird. Ein Konsilium für eine ärztliche Indikation bei einem *„richtigen Arzt"* kann jederzeit auch nachträglich noch veranlasst werden.

Diese umfassende, bis ins Detail gehende Definition wurde bereits prophylaktisch in den Text des SSO-Tarifs aufgenommen, weil obgenannte Fehlinterpretationen und die Notwendigkeit für eine Aufzählung dieser ärztlicherseits trivialen Voraussetzungen für einen reibungslosen administrativen Ablauf zahnärztlicherseits absehbar waren. Deswegen wurde sogar eindeutig festgehalten, unter welchen Voraussetzungen von Versichererseite eine Begründung verlangt werden darf und wie die Überwachung von einem Ausschlafen zu differenzieren sei.

Trotz dieser fundierten Angaben und Regeln ist für deren Verständnis eine minimale Kompetenz erforderlich.

Untersuchung Pos. 07.0010

Bei einem Basalzellkarzinom der Nase wird Pos. 07.0010 abgelehnt mit der Begründung, diese Position sei nur bei Untersuchungen des Kiefers abzurechnen.

Beurteilung

Verrechnung der Position 07.0010 (Untersuchung durch den Facharzt für Mund-, Kiefer- und Gesichtschirurgie).

In der Kiefer- und Gesichtschirurgie ist auch die Dignität für die Entfernung von Haut- und Gesichtstumoren hinterlegt. Ein Kieferchirurg kann also – wie es auch üblich ist – ein Basaliom im Bereich der Gesichtshaut entfernen. In diesem Zusammenhang darf die Tarmed-Position 07.0010 (Untersuchung durch den Facharzt für Mund-, Kiefer- und Gesichtschirurgie) abgerechnet werden.

UV/IV/MV Arzthonorar im DRG: Tarmed oder SSO?

Die Antwort lautet: sowohl Tarmed als auch SSO: okklusionsbezogene Leistungen werden nach SSO, nicht okklusionsbezogene nach Tarmed abgerechnet.

Auch mit der Praxiskostenabgeltung (Fr. 2.29 pro Minute) ist Tarmed folgerichtig immer etwas niedriger als SSO, weil bei SSO die Okklusion mitberücksichtigt ist.

Mitentscheidend für die Wahl sind neben dem Okklusionsbezug die Assistenz (im Tarmed vorgegeben, im SSO variabel) und die Infrastruktur (im Tarmed vorgegeben, im SSO ist nur der Praxis-Operationssaal abrechenbar).

Auf Grund dieser Parameter ist der Entscheid Tarmed versus SSO in jedem Einzelfall klar: Tarmed bildet eine Pauschale inkl. Assistenz, SSO setzt sich aus Bausteinen von Operationsschritten und der Assistenz zusammen.

Der Umstand, dass OP I und OP II nur im Tarmed voll abgerechnet werden können, während im SSO nur 30 % für den Praxisoperationssaal vorgesehen sind, hat beim Arzthonorar im DRG keine Bedeutung.

Daraus folgt, dass Traumatologie und Dysgnathien wegen des Okklusionsbezugs mit SSO abgerechnet werden, alle anderen Leistungen ohne Okklusionsbezug (wie unbezahnte Patienten, Eingriffe im OP I oder OP II, Metallentfernungen, Zysten, Weisheitszähne, Abszessinzisionen) mit Tarmed.

Bei Rückfragen anlässlich der Auszahlung aus dem Ärztepool vonseiten der Rechnungskontrolle, ob bei obgenannten nicht okklusionsbezogenen Eingriffen nicht SSO angebrachter wäre als Tarmed, lässt sich antworten, dass diese Eingriffe mit Tarmed abgerechnet werden, weil sie nicht okklusionsbezogen sind, und dass Tarmed eine Pauschale darstellt, während sich SSO aus Bausteinen zusammensetzt. Wenn alle im Tarmed enthaltenen Bausteine mit dem SSO abgerechnet werden, fällt das Arzthonorar nach SSO höher aus als nach Tarmed (z. B. Metallentfernung pro Stelle, Zugang pro Seite und Etage, Assistenz extra), selbst wenn die Metallentfernung im SSO insgesamt nicht ganz die für eine Metallentfernung vorgesehenen 40 % der Ausgangsoperation erreicht.

Dies ist insofern korrekt, als die nicht okklusionsbezogene Metallentfernung beim Vergleich mit der okklusionsbezogenen und deswegen höher eingestuften Ausgangsoperation im SSO eben nicht ganz 40 % erreichen kann, wie bei der nicht okklusionsbezogenen Ausgangsoperation im Tarmed.

Verhaltensregeln innerhalb versus ausserhalb Kap. V/VI

In der Humanmedizin befolgen die vertrauensärztlichen Teams die ärztlichen Vorgaben des KVG bezüglich Datenschutz und Therapiehoheit. Weder werden Gratisunterlagen verlangt noch Behandlungsvorschriften aufgestellt, da die Art der Behandlung durch die medizinische Indikation vorgegeben ist. Ratschläge im Sinne eines Klinikchefs an einen Assistenten sind undenkbar.

In der Zahnmedizin beschäftigt sich das Team Zahnmedizin vor allem mit zahnärztlichen Verhaltensregeln zu WZW-Kriterien zahnärztlicher Behandlungen. Es geht darum, ob die Kasse beispielsweise eine festsitzende Versorgung übernimmt oder lediglich einen Äquivalenzbetrag für eine abnehmbare Lösung auszahlt und der Patient sich entscheiden muss, ob er den Restbetrag übernehmen möchte. Die Behandlungsart ist durch die medizinische Indikation nicht vorgegeben.

Für seinen Entscheid benötigt der Vertrauenszahnarzt über die restriktiven Regeln des KVG hinausgehende Informationen wie beispielsweise ein Zahnröntgenbild, einen nach Tarifziffern detaillierten Kostenvoranschlag, eine auch das Material berücksichtigende Offerte des Zahntechnikers usw.

Problematisch wird es, wenn solche – ausdrücklich zahnärztlichen Massnahmen vorbehaltenen – zahnärztlichen Verhaltensregeln unbedarft auf ärztliche oder arztäquivalente Behandlungen übertragen werden, wo die medizinische Indikation den WZW-Kriterien vorangeht, wo sich die Behandlung nach dem Verlauf von Operation und Heilung zu richten hat und der Datenschutz und die Behandlungshoheit des Behandlers gemäss den KVG-Richtlinien gelten.

Welchen Knigge das vertrauensärztliche Team Zahnmedizin zu befolgen hat, ist in Art. 7 des Vertrags SSO-sas exakt festgehalten:

- Für zahnärztliche Massnahmen gelten die zahnärztlichen Verhaltensregeln.
- Für kieferorthopädische (Kapitel XI) und chirurgische (Kapitel V und VI) Massnahmen gelten ärztliche bzw. arztäquivalente Verhaltensregeln.

Unser Fachbereich mitsamt Vertrauensarzt für Kieferchirurgie befolgt den ärztlichen Knigge. Die Krankenkasse und die Sachbearbeiterinnen müssen streng darauf achten, ob sie sich innerhalb der Verhaltensregeln der Kapitel V und VI oder ausserhalb davon bewegen.

Verlagerung von Zähnen Art. 17 lit. a Ziff. 2 KLV

Auf Grund von Einzelfallurteilen, die von den Krankenkassen jeweils als „neue Rechtsprechung" propagiert werden, entstanden kontroverse Ansichten zu verschiedenen Begriffen wie Verlagerung, qualifizierter Krankheitswert, Schwierigkeit der Massnahmen usw.

Beurteilung

Insgesamt gilt es zu beachten, dass allen derartigen Urteilen über Einzelfälle das Grundsatzurteil K73/98 vom 19.09.2001 als übergeordnet zu gelten hat.

Von einem Grundsatzurteil wird gesprochen, wenn das Gericht in Fünferbesetzung und unter Beizug von Experten geurteilt hat.

Das Grundsatzurteil weist selbst auf seine grundsätzliche Wichtigkeit und auf die Problematik der kontroversen Auffassungen hin:

„In der Erkenntnis, dass diese Unterlagen einerseits auf die sich stellenden Fragen wenig grundsätzliche Antworten geben und die Thematik mehr kasuistisch angehen und andererseits in vielen Einzelfragen zu unterschiedlichen Folgerungen gelangen, sowie angesichts der grossen praktischen Bedeutung mit allfällig weitreichenden finanziellen Folgen für die Versicherten und die Versicherer hat das Gericht eine Expertengruppe mit der Ausarbeitung eines Grundsatzgutachtens beauftragt. Dieses hatte die gestellten Fragen grundsätzlich, d. h. losgelöst von den anstehenden Einzelfällen zu beantworten und so dem Gericht eine Grundlage zu bieten, welche es ihm erlaubt, den gesetzlichen Bestimmungen einen Inhalt zu geben, der auf einem zutreffenden Verständnis des der Regelung zu Grunde liegenden medizinischen Fachwissens beruht. Das Grundsatzgutachten und der Erläuterungsbericht werden nicht nur soweit sie für den vorliegenden Fall einschlägig sind, sondern umfassend wiedergegeben und zwar angesichts des Umstandes, dass die Expertenmeinungen weit über den konkreten Fall hinaus interessieren. Es ist selbstverständlich Sache der Rechtsprechung, die von den Experten geäusserten Auffassungen, soweit sie nicht in die Beurteilung des vorliegenden Falles einfliessen, in den konkreten Einzelfällen zu beurteilen."

Im nachfolgend aufgeführten Grundsatzurteil finden sich sämtliche Aspekte von Art. 17a 2 KLV sowohl aus fachlicher Sicht von der Expertengruppe als auch nach juristischen Gesichtspunkten von den Richtern in Fünferbesetzung ausführlich geklärt und sorgfältig definiert.

Verlagerung Eckzahn – Kostenvoranschlag

Der GPK wird ein Kostenvoranschlag zur Beurteilung eingereicht. Es geht um die Entfernung eines retinierten Eckzahnes in Narkose an der Klinik mit folgenden Einzelpositionen:

1	4000	Diagnostic nouveau patient
1	4250	Première analyse/information pat.
1	4054	Orthopantomographie
1	4207	Extraction dent chirurgicale compliquée
1	4360	Prélèvement d'os / cartilage
1	4361	Façonnage du greffon
4	110	Vis cruciforme Straumann 1,5
2	112	Membrane BIO-GIDE 25 x 25
1	4980	Assistance par méd./méd.dent.dipl.
2	4291	Traitement de la plaie
1	4054	Orthopantomographie
2	4068	Dépassement temps (narcose), mp. 1/4 h
67	4035	Déplacement jour, par kilomètre
1	4020	Visite hôpital pend. durée traitem.
1	4019	Attente à l'hopital, par 1/4 h

Beurteilung

Insgesamt ist der Kostenvoranschlag unkonventionell. Er enthält viele nicht vorhersehbare Positionen, die üblicherweise nicht bereits in einem Kostenvoranschlag aufgelistet werden.

Die einzelnen Positionen lassen sich wie folgt kommentieren:

Pos. 4250 Erstbeurteilung und Aufklärung Patient, pro Behandlungsfall

Diese Position ist für die spezifische Aufklärung vor der Insertion eines Implantats vorgesehen. Für die Aufklärung vor Entfernung eines retinierten Zahnes wird demgegenüber Pos. 4011 abgerechnet. Dies ist auch dann der Fall, wenn mit dem Patienten bereits darüber gesprochen wurde, dass nach erfolgter Abheilung eine Implantatinsertion möglich sein werde.

Pos. 4011 Instruktion und Aufklärung des Patienten über die Auswirkung von zahnärztlichen Eingriffen

- Kommt zur Anwendung als Absicherung vor forensischen Problemen, z. B. bei der Entfernung verlagerter Weisheitszähne (Kieferbruch/Nervenverletzung)
- Gilt nicht für routinemässige Aufklärung

Pos. 4361 Konturaufbau inkl. Formung des Knochenlagers und des Transplantates

Die Pos. 4361 ist für einen Konturaufbau vorbehalten. Diese Wortwahl soll darauf hinweisen, dass der Knochendefekt so ausgedehnt ist, dass nicht nur ein Hohlraum aufgefüllt, sondern die Kontur wiederhergestellt werden muss. Dies erfolgt meist im Zusammenhang mit einer Formung des Knochenlagers und des Transplantates sowie mit einer Stabilisierung durch eine Osteosynthese.

Pos. 4261 Knochenaugmentation bei gleichzeitigem Setzen eines Implantates

- Setzen des Implantates vgl. Ziff. 4250 ff.
- inkl. Legen und Fixieren einer Membran
- exkl. Füllmaterial
- allf. Knochenentnahme Pos. 4360

Für Knochenaugmentationen ohne eigentlichen Konturaufbau sind die Positionen 4261 und 4262 vorgesehen. Dabei ist in Pos. 4261 berücksichtigt, dass der Zugang bereits besteht, also beispielsweise bei gleichzeitigem Setzen eines Implantates.

Pos. 4262 Knochenaugmentation als selbständiger Eingriff

- inkl. Legen und Fixieren einer Membran
- exkl. Füllmaterial
- allf. Knochenentnahme Pos. 4360

Dabei handelt es sich um eine Knochenaugmentation ohne gleichzeitiges Setzen eines Implantates, also ohne bereits bestehenden Zugang.

Pos. 4360 Knochen- und Knorpelentnahme zur Transplantation

Für homo-, hetero- und alloplastisches Material wird der Selbstkostenpreis (Einstandspreis +10 %) vergütet.

Es geht um eine Knochenentnahme im MKG-Bereich vom Kieferwinkel, Kinn, Tuber usw. Das Sammeln von Bohrspänen bei der Aufbereitung eines Implantatbettes oder das Abschaben von Knochenspänen mit einem Scraper von der Knochenoberfläche gelten nicht als Knochenentnahme.

Pos. 04.1810 (Tarmed) Transplantatentnahme, Knochen, Beckenkamm, pro Hautzugang

In geeigneten Fällen kann medizinisch auch eine Knochenentnahme am Beckenkamm notwendig sein, abgerechnet nach Tarmed. Diese kann mit einem geeigneten Trockart-Set auch ambulant in Lokalanästhesie durchgeführt werden, also kostengünstiger als die entsprechende Menge an Knochenersatzmaterial.

Pos. 04.1820 Transplantatentnahme, Knochen, Schädelkalotte, erste 3 cm²

Auch eine Knochenentnahme an der Schädelkalotte wird nach Tarmed abgerechnet.

Pos. 04.1830 + Transplantatentnahme, Knochen, Schädelkalotte, jede weitere 3 cm²

GTR: Legen und Fixieren einer Membran

Schrauben zur Fixation einer Membran sind notwendig bei starren Membranen wie beispielsweise einer Titanmesche-Membran. Weiche Membranen wie beispielsweise eine Bio-Gide-Membran halten durch ihre Klebrigkeit.

Pos. 4068 Vermehrter Zeitaufwand des behandelnden Zahnarztes für administrative Umtriebe und Wartezeiten bei Allgemeinnarkose durch einen beigezogenen Anästhesisten in der Privatpraxis

Der vermehrte Zeitaufwand bezieht sich auf eine Allgemeinnarkose in der Privatpraxis und nicht auf eine Allgemeinnarkose am Spital.

Pos. 4035 Wegentschädigung von 07.00 bis 20.00 Uhr pro Kilometer, ab zweitem Kilometer

Die Wegentschädigung kann bei einer Behandlung ausserhalb der Praxis oder des Spitals beansprucht werden, beispielsweise für ein Konsilium, einen Hausbesuch oder einen Notfall. Die eigene Praxis und eine Klinik, an der Wahleingriffe durchgeführt werden, zählen als Arbeitsort, so dass eine Wegentschädigung entfällt.

Eine konventionelle Abrechnung würde demnach folgendermassen aussehen:

1	4000	Befundaufnahme
1	4011	Instruktion und Aufklärung
1	4054	OPT
1	4207	Ost. m. Sep.
1	4360	Knochenentnahme
1	4261	Knochenaugmentation
1	4980	Assistenz
1	4291	Wundbehandlung
1	4054	OPT
1	4020	Spitalbesuch
1	4019	Wartezeit im Spital
1		Bio-Gide-Membran 25 x 25

Vertrauensarzt: Bekanntgabe von Name und Adresse

Die Krankenkasse ist verpflichtet, auf Anfrage dem Leistungserbringer Name und Adresse des Vertrauensarztes/-zahnarztes bekanntzugeben. Diese Verpflichtung beruht gemäss Art. 42 KVG darauf, dass der Leistungserbringer in begründeten Fällen berechtigt und auf Verlangen der versicherten Person in jedem Fall verpflichtet ist, medizinische Angaben nur dem Vertrauensarzt/-zahnarzt oder der Vertrauensärztin/-zahnärztin des Versicherers nach Art. 57 KVG bekanntzugeben. Damit dies gewährleistet ist, müssen Name und Adresse der Vertrauensärzte bekanntgegeben werden.

Übermittelt der Leistungserbringer medizinische Angaben an den Vertrauensarzt des Versicherers, so ist es nicht Aufgabe des Versicherers, quasi vorgelagert zu entscheiden, ob die medizinischen Angaben tatsächlich zum Vertrauensarzt gelangen dürfen oder nicht.

Wirtschaftlichkeit: Tarmed versus SSO-Tarif

Versicherer schreiben immer wieder vor, ob der Tarmed oder der SSO-Tarif anzuwenden sei. Mit welchem Tarif abzurechnen sei, richte sich im Krankenversicherungsgesetz (KVG) nach den Kriterien der Wirtschaftlichkeit. Mit dilettantischen Rechenbeispielen wird versucht, die Anwendung des jeweils anderen vermeintlich günstigeren Tarifs zu erzwingen.

Beurteilung

Begründungsversuche der Versicherer

Meist berufen sich Versicherer bzw. zwei kieferchirurgische Vertrauensärzte bei ihren Wirtschaftlichkeitsüberlegungen auf Ziff. 3 des PIK-Entscheids 05051-B: „Wenn Leistungen oder Teilleistungen sowohl im SSO wie im Tarmed aufgeführt sind, so ist die wirtschaftlichere Variante zu wählen".

Wegen des angepassten Abrechnungsmodells der Anästhesie und wegen der im PIK-Entscheid eingangs erwähnten unabdingbaren Voraussetzungen (beispielsweise identische Leistungen in kombinierter Tarmed/SSO-Abrechnung) greift aktuell Ziff. 3 des PIK-Entscheid 05051-B nicht mehr. Eine Abstützung der Wirtschaftlichkeit auf den PIK-Entscheid ist deshalb als Missbrauch einzustufen.

Der Grundsatz des PIK-Entscheids 05051 sowie dessen Ziffer 1 und 2 sind bezüglich Wirtschaftlichkeit völlig unproblematisch bzw. bestätigen diese sogar:

- Grundsatz: Werden ausschliesslich Tarmed-Leistungen abgerechnet, gelten ausschliesslich die Bestimmungen gemäss Tarmed.
- Ziff. 1: Die zahnärztlichen Leistungen werden mit den Tarifziffern des SSO-Tarifs abgerechnet.
- Ziff. 2: Die Tarmed-Leistungen werden mit den Tarifziffern des Tarmed abgerechnet.

Deshalb wird gegenwärtig als Begründung nicht mehr die PIK-Argumentation hervorgeholt, sondern verallgemeinernd direkt die Vorgabe der Wirtschaftlichkeit gemäss Art. 56 KVG. Dabei wird zwischen Tarmed und SSO-Tarif Bezug auf die sogenannte Meistbegünstigungsklausel genommen, wonach eine Vergünstigung weitergegeben werden muss. Gibt der Leistungserbringer die Vergünstigung nicht weiter, so kann die versicherte Person oder deren Versicherer deren Herausgabe verlangen.

Als Begünstigung wird der günstigere Tarif definiert: „Welcher Tarif zu verwenden ist, richtet sich im Krankenversicherungsgesetz (KVG) nach den Kriterien der Wirtschaftlichkeit".

Primat der medizinischen Indikation

Voraussetzung für eine Vergünstigung bzw. eine alternative Tarifanwendung ist die gleichwertige medizinische Indikation bzw. eine in allen Belangen identische Leistung. Andernfalls kann eine Vergünstigung nicht geltend gemacht werden.

Solche Vergünstigungen konnten ehemals zutreffenderweise zwischen dem SLK und dem SSO-Tarif geltend gemacht werden, weil dort mangels Hinterlegung genauer Parameter effektiv identische Leistungen vorlagen, die, speziell nach einer Erhöhung des einen oder anderen Tarifs, nur in einem geringen Honorarunterschied (auf Grund des geänderten Taxpunktwertes) differierten. Dies konnte dann als Vergünstigung deklariert und rückgefordert bzw. die Anwendung des günstigeren Tarifs verlangt werden.

Beim Wechsel von SLK auf den Tarmed war das Problem längst erkannt. Der vorbeugende Ausschluss der Meistbegünstigungsklausel im MKG-Bereich wurde von H. H. Brunner akribisch überwacht. Dazu wurde das Kapitel VI „Kieferchirurgie" des SSO-Tarifs von Versichererseite so lange ausser Kraft gesetzt, bis jede einzelne Tarmed-Leistung im MKG-Bereich mit exakten Parametern eindeutig von den entsprechenden SSO-Leistungen abgegrenzt war.

Als Resultat existieren zwischen Tarmed und SSO-Tarif keine identischen Leistungen. Damit wurde die Geltendmachung der Meistbegünstigungsklausel mit Weitergabe einer Vergünstigung zwischen Tarmed und SSO-Tarif kategorisch ausgeschlossen.

Kapitel VI „Kieferchirurgie" enthält MKG-Leistungen, die von der benötigten Infrastruktur her nicht im Zahnarztzimmer erbracht werden können, sondern unter spitalmässiger Infrastruktur stationär oder ambulant in einer Tagesklinik realisiert werden. Sie müssen jedoch im SSO-Tarif aufgeführt sein

- wegen des Okklusionsbezugs der erbrachten Leistungen,
- wegen der damit verbundenen okklusionsbezogenen Zusatzleistungen wie beispielsweise Dysgnathie-Planung, Schienungen, intermaxilläre Fixation usw.,
- weil sie, wie andere SSO-Leistungen, auch für den Oralchirurgen abrechenbar sein müssen, dessen Zugriff auf den SSO-Tarif eingeschränkt ist,
- weil sie, wie alle SSO-Leistungen, auch bei stationären Patienten unter Swiss DRG abrechenbar sein müssen, da SSO-Leistungen dort nicht enthalten sind. Dies kann gerade auch Patienten betreffen, die wegen eines Leidens ausserhalb des MKG-Bereichs hospitalisiert sind.

Dass zwischen SSO-Tarif und Tarmed keine Legitimation für die Anwendung der Meistbegünstigungsklausel vorliegt, ist keine retrospektive Erkenntnis, sondern war ausdrücklich so gewollt und ist bei der Tarifierung der MKG-Leistungen nach bestem Wissen und Gewissen mitberücksichtigt worden. Wer diese grundlegende Regelung nicht kennt oder nicht respektiert, verrät seine fehlende Professionalität, die jedoch im MKG-Bereich gefordert ist (Doppelapprobation).

Transkription

Was bei den jetzigen identitätsbereinigten Tarifen obsolet wäre, wurde bei der Tariferarbeitung durchgeführt: sogenannte Transkriptionen bzw. Warenkorbstudien. Dabei geht es, um Gleiches mit Gleichem vergleichen zu können, insbesondere um die Beachtung der Tarifmechanik des jeweiligen Tarifs.

Bei einem Vergleich der AL vom Tarmed müssen im SSO-Tarif alle okklusionsbezogenen Einzelleistungen als Bausteine mitberücksichtigt werden, insbesondere Schienungen, intermaxilläre Fixation, Zugang bei Osteosynthese/Metallentfernung, Osteosynthese, Allenthesen, ärztliche Assistenz usw.

Dementsprechend müssen bei einem Vergleich der TL vom Tarmed jeweils im SSO-Tarif bei Eingriffen bei den im Kapitel VI „Kieferchirurgie" aufgeführten, in der Regel ausserhalb des Zahnarztzimmers durchgeführten Eingriffe die erforderliche Infrastruktur wie OP II, verwendete Materialien usw. zusätzlich abgerechnet werden, sei es nun vonseiten des Spitals, der Tagesklinik oder der Facharztpraxis.

Die Infrastruktur der Zuschlagspositionen für das Zahnarztzimmer (Pos. 4983), für die Bettenbenützung (Pos. 4985) und die Überwachung (Pos. 4986) reichen nur für Eingriffe, wie sie üblicherweise im Zahnarztzimmer durchgeführt werden, auch wenn sie dann einmal, beispielsweise in Kombination mit Tarmed-Leistungen unüblicherweise im OP II erbracht werden müssen, aber andernfalls im Zahnarztzimmer hätten durchgeführt werden können.

Die Nagelprobe einer Transkription ist dann bestanden, wenn eine beispielsweise wegen Okklusionsbezugs indizierte SSO-Abrechnung höher ausfällt als die nicht-okklusionsbezogene Tarmed-Rechnung. Denn die Mitbehandlung der Okklusion stellt eine Zusatzleistung dar, die honoriert sein muss und die von den Experten bei der Erarbeitung des Tarmed anlässlich des Abgleichs aller MKG-Leistungen in extenso mit Transkriptionen und Warenkorbstudien jeder Art mitberücksichtigt worden ist.

Es leuchtet ein, dass bei einer an sich höheren okklusionsbezogenen SSO-Gesamtleistung bei der Tariferstellung nach Abzug der Okklusions-Zusatzleistungen von vorgegebener Höhe die resultierende Höhe für den SSO-Baustein für die Grundleistung durchaus tiefer ausfallen kann als die entsprechende pauschale Grundleistung im Tarmed. Dies fordert unprofessionelle Anwender offensichtlich zu unzulässigen Gegenrechnungen geradezu heraus.

Der Vorwurf mangelnder Professionalität bzw. mangelnder fachlicher Kompetenz resultiert, wenn von Versichererseite mit solchen Gegenrechnungen Streitfälle provoziert werden, bei denen die okklusionsbezogene Abrechnung mit SSO-Tarif tiefer ausfallen soll als eine angeblich ähnliche Leistung ohne Okklusionsbezug, abgerechnet mit Tarmed.

Ein solcher Angriff auf die Kompetenz der damaligen Tarifexperten und der daran beteiligten Exponenten der Versicherer ist von vornherein zum Scheitern verurteilt. Selbst wenn einmal – was noch nie vorgekommen ist, aber möglich wäre – eine Nachlässigkeit der damaligen Tarifexperten und Exponenten der Versicherer nachgewiesen werden könnte, müsste dies überprüft und per Antrag im Tarif korrigiert werden. Ein solcher Antrag liegt jedoch bisher nicht vor. Bis zu einer solchen Tarifkorrektur gilt: Der Tarif bleibt, wie er ist. Er kann nicht ausgetrickst oder auf dem Rücken von Patienten, deren Behandlung hinausgezögert wird, nachträglich den damaligen Tarifexperten in die Schuhe geschoben werden. Diese Besserwisserei von versichererseitig selbst ernannten Tarifspezialisten grenzt an ein Verwildern der Tarifgepflogenheiten.

Vorgehensweise beim Abrechnen im MKG-Bereich

Die Tarifwahl im MKG-Bereich erfolgt immer als erste Massnahme rein auf Basis der medizinischen Indikation. Denn im Tarmed und SSO-Tarif unterscheiden sich ähnlich oder gleich lautend aufgeführte Leistungen in ihren Parametern grundsätzlich.

Eine Wirtschaftlichkeitsüberprüfung zwischen Tarmed und SSO-Tarif nach den Gesichtspunkten der Meistbegünstigungsklausel ist auf Grund der abgeglichenen Leistungen im MKG-Bereich obsolet. Zulässig ist eine solche Wirtschaftlichkeitsüberprüfung demnach nur innerhalb des SSO-Tarifs oder innerhalb des Tarmed, niemals tarifübergreifend zwischen Tarmed und SSO-Tarif.

Bei der Wahl des Tarifs gilt es folgende Parameter zu überprüfen:

Leistung	SSO-Tarif	Tarmed
Leistungserbringer	SGMKG, SSOS, SSO (nicht für Ärzte)	SGMK, Ärzte (nicht für Zahnärzte)
Dignität	3–4	5–12
Wie erbracht?	ambulant und stationär	nur ambulant
Assistenz	ohne ärztliche Assistenz	inkl. 1–2 ärztl. Assistenzen (nur MPA)
Infrastruktur	Zahnarztzimmer	leistungsbezogene Infrastruktur wie OP I oder OP II
Infrastrukturzuschläge	4983 Zuschlag zu Zahnarztzimmer 4985 Bettenbenützung 4986 Überwachung	
Okklusionsbezug	mit Okklusionsbezug	ohne Okklusionsbezug
Okklusionsbezogene Zusatzleistungen	alle SSO-Leistungen, die im individuellen Einzelfall notwendig sind	keine

Missbrauch der Wirtschaftlichkeit

Jeder Fall, der SSO-Tarif und Tarmed gegeneinander ausspielt, ohne sich auf die medizinische Indikation abzustützen, sondern lediglich die Wirtschaftlichkeit auf Grund der Meistbegünstigungsklausel ankreidet, ist ein Missbrauchsfall. Nach der medizinischen Indikation folgt die Wirksamkeit, dann die Zweckmässigkeit und erst zuletzt die Wirtschaftlichkeit.

Die Vorwürfe auf Anwendung des falschen Tarifs, die sich auf Gegenrechnungen abstützen, beruhen nahezu ausnahmslos auf einer fehlerhaften Tarifanwendung. Sie sind per se haltlos, da sie als Antrag für eine Tarifkorrektur eingereicht werden müssten und nicht im Einzelfall für die Benachteiligung der Patienten verwendet werden dürften. Der Ausschluss der Meistbegünstigungsklausel zwischen Tarmed und SSO-Tarif als wichtigster Grundsatz im MKG-Bereich ist unantastbar.

Unzählige Fälle mit einerseits unzulässigen, andererseits fehlerhaften Transkriptionen sind aufgedeckt. Diejenigen, die auf missbräuchlicher Anwendung von Ziff. 3 des PIK-Entscheids 05051-B beruhen, wurden der PIK-Kommission gemeldet:

- Abszessinzision
- Semimaligner Tumor
- Weisheitszahnentfernung
- Metallentfernung
- Kombination von Metall- und Weisheitszahnentfernung
- Kiefergelenkseingriffe

Nach dem Vorgehensmuster der Versicherer liessen sich beliebig weitere Fälle konstruieren. Dabei müsste immer zuerst die vorliegende medizinische Indikation missachtet werden. Danach müsste eine Pauschalleistung des Tarmed mit einer Einzelleistung des SSO-Tarifs, die ähnlich ist, aber nie identisch sein kann, verglichen werden. Schliesslich müsste die im jeweiligen Fall benötigte Infrastruktur übergangen und die Infrastruktur für das Zahnarztzimmer eingesetzt werden. Schlussendlich müsste noch der zwischen Tarmed und SSO-Tarif geltende Ausschluss der Meistbegünstigungsklausel übergangen werden, teilweise sogar vom Rechtsdienst!

WZW-Kriterien: Tarmed versus SSO-Tarif

Mit den nachfolgend zitierten Argumenten versuchen uns Krankenkassen immer wieder dazu zu zwingen, zwischen Tarmed und SSO-Tarif den jeweils angeblich kostengünstigeren anzuwenden:

„Leistungen der obligatorischen Krankenpflegeversicherung OKP müssen dem Wirtschaftlichkeitsprinzip entsprechen. Unabhängig vom PIK-Entscheid 05051-B Ziff. 3 gilt gemäss KVG Art. 32, dass die Behandlungen wirksam, zweckmässig und wirtschaftlich sein müssen. Der PIK-Entscheid 05051-B Ziff. 3 basiert auf dem KVG und gilt als Zusatz zur Definition der Handhabung bei der Wahl des kostengünstigeren Tarifs. Die Prinzipien des KVG und die PIK-Entscheide sind für alle Leistungserbringer verbindlich. Wir werden an unserem Entscheid festhalten und sämtliche von Ihnen gestellten, nicht korrekten Rechnungen zurückweisen."

Beurteilung

Es geht um den Missbrauch von WZW-Kriterien bzw. eines PIK-Entscheids (05051-B Ziff. 3). Demnach soll bei zwischen Tarmed und SSO-Tarif identischen Leistungen routinemässig der kostengünstigere Tarif angewendet werden. Eine banale Zahnextraktion bei einem kieferchirurgischen Eingriff hätte die Auswirkung, dass sich die Abrechnung nach der Zahnextraktion zu richten hätte.

Die Verpflichtung zum kostengünstigeren Tarif trifft ausschliesslich den MKG-Chirurgen, da nur dieser mit beiden Tarifen abrechnet. Der ORL rechnet immer nach Tarmed ab, der Oralchirurg immer nach SSO-Tarif.

Dass eine derartige Regelung missbräuchlich sein muss, wird daran deutlich, dass zwischen Oralchirurg, ORL und MKG-Chirurg, letzterer wegen einer zusätzlich erbrachten Leistung bestenfalls immer gleich, in der Regel jedoch tiefer honoriert würde als der ORL oder der Oralchirurg, d. h. MKG tiefer/gleich ORL bzw. Oralchirurg.

Auf Grund der Doppelapprobation mit mindestens 16 ½ Jahren Aus- und Weiterbildung entsprechend FMH 9 beim MKG-Chirurg, versus mindestens 11 ½ bis 12 ½ Jahre bzw. FMH 5–6 beim ORL und mindestens 8 Jahren bzw. FMH 3 beim Oralchirurg sollte der MKG-Chirurg konsequenterweise immer mindestens gleich, bestenfalls besser honoriert sein als der ORL oder der Oralchirurg, d. h. MKG höher/gleich ORL bzw. Oralchirurg.

Um keine Missverständnisse aufkommen zu lassen: „höher/gleich" bedeutet in Tat und Wahrheit nie höher als der ORL oder der Oralchirurg. Eine Besserstellung ist also gar nicht möglich. Der PIK Entscheid lässt immer nur eine Schlechterstellung zu.

Worauf beruht dieser offensichtliche Missbrauch von WZW-Kriterien bzw. PIK-Entscheid mit dem Resultat eines „tiefer/gleich" an Stelle eines „höher/gleich"? Darauf, dass die WZW-Kriterien der medizinischen Indikation fälschlicherweise übergeordnet werden. Bei einer Kieferfraktur ist eine interdentale Schienung kostengünstiger als eine Osteosynthese – also wird eine Schienung vergütet, obschon die medizinische Indikation eine Osteosynthese erfordern würde. Der ORL wird bei einer Fraktur für eine Osteosynthese entschädigt, der MKG-Chirurg wie der Oralchirurg für eine Schienung.

Korrekterweise ist jedoch die medizinische Indikation den WZW-Kriterien bzw. dem PIK-Entscheid übergeordnet. Wenn eine Osteosynthese medizinisch indiziert ist, darf die Rückvergütung nicht auf eine Schienung eingeschränkt werden, nur weil die WZW-Kriterien dafür sprechen würden. Im vorliegenden Beispiel einer Fraktur ist dies verständlich, bei einer Metallentfernung bereits nicht mehr. WZW-Kriterien und PIK-Entscheid kommen demnach nur bei identischer medizinischer Indikation für eine alternative Behandlung zur Anwendung

Eine identische medizinische Indikation ist an und für sich eine Seltenheit. Dass dann Probleme mit WZW-Kriterien auftreten können, war bereits vor der Tarmed-Ära der Fall.

Zwischen Tarmed und SSO-Tarif wurde eine identische medizinische Indikation sogar bewusst eliminiert. Bei der Erarbeitung von Tarmed wurde nämlich das Kapitel VI „Kieferchirurgie" des SSO-Tarifs vorübergehend ausser Kraft gesetzt. Sowohl im Tarmed als auch im SSO-Tarif wurden nur noch Leistungen zugelassen, die sich in der medizinischen Indikation unterscheiden. Identische Leistungen wurden konsequent eliminiert.

Damit sind auch WZW- oder PIK-Entscheide in den vorliegenden Fällen hinfällig. Der PIK-Entscheid regelt die Abrechnung der Anästhesie bei Kombination von Tarmed- und SSO-Leistungen, weil bei SSO-Leistungen keine normative Schnitt-/Nahtzeit hinterlegt ist. Ohne derartige Schwierigkeiten gestaltet sich die Anästhesie-Abrechnung bei einer reinen Tarmed- oder einer reinen SSO-Abrechnung. Deshalb fordert der PIK-Entscheid, möglichst mit einem einzigen Tarif abzurechnen, also identische Leistungen in den anderen Tarif zu transformieren, selbstverständlich in den kostengünstigeren.

Voraussetzung ist jedoch – neben der Notwendigkeit, dass eine Narkose und ein OP I abgerechnet werden muss – immer das Vorhandensein einer identischen Leistung bzw. einer identischen medizinischen Indikation. Andernfalls kommt der PIK-Entscheid nicht zum Tragen. Nachdem zwischen Tarmed und SSO-Tarif identische Leistungen eliminiert worden sind, ist der PIK-Entscheid eigentlich per definitionem obsolet.

Hauptkriterium in der unterschiedlichen medizinischen Indikation zwischen Tarmed und SSO-Tarif ist der Okklusionsbezug. Leistungen beim Bezahnten sind okklusionsbezogen. Eine Osteotomie oder Osteosynthese beim Bezahnten geht einher mit interdentaler Schienung, intermaxillärer Fixation usw., alles Leistungen aus dem SSO-Tarif. Deswegen wird auch die Osteotomie oder die Osteosynthese mit dem SSO-Tarif abgerechnet.

Leistungen beim Unbezahnten sind nicht okklusionsbezogen. Sie gehen mit der Applikation von Prothesenschienen einher.

Diese sind im Tarmed abgebildet. Deswegen wird die Osteotomie oder Osteosynthese in solchen Fällen mit dem Tarmed abgerechnet.

Für den Facharzt MKG stellt die medizinische Indikation und damit die Tarifwahl eine Selbstverständlichkeit dar. Für den Nicht-Facharzt ist der Okklusionsbezug oft nicht nachvollziehbar, d. h., es ist nicht verständlich, dass die Leistung nicht identisch sein kann. Dies läuft dann auf eine missbräuchliche Anwendung der WZW-Kriterien hinaus.

Bei den vorliegenden zur Diskussion stehenden Fällen geht es bei allen einzig und allein um Metallentfernungen. Beim Entscheid, ob Tarmed oder SSO-Tarif anzuwenden sei, stellt sich wiederum zuerst die Frage, ob die Leistung okklusionsbezogen ist oder nicht?

Eine Metallentfernung ist nie okklusionsbezogen. Demzufolge kann sie immer auch von einem ORL oder einem Plastiker durchgeführt werden. Tarif der Wahl auf Grund der medizinischen Indikation ist deshalb der Tarmed, und zwar unabhängig von WZW-Kriterien oder PIK-Entscheid. Denn bei der Metallentfernung sind die Leistungen im Tarmed und im SSO-Tarif nicht identisch und demnach nicht austauschbar, auch nicht, wenn zusätzlich eine Zahnentfernung durchgeführt wird.

Wie klar und eindeutig die medizinische Indikation für den Facharzt auch sein mag – die Erfahrung zeigt immer wieder eine missbräuchliche Voranstellung der WZW-Kriterien und des PIK-Entscheids auf Versichererseite, beruhend auf einer Abrechnung der angeblich identischen Leistungen mit Beharren auf dem vermeintlich kostengünstigeren Tarif.

Grund dafür ist offenbar, dass die Leistungen trotz der unterschiedlichen medizinischen Indikation bei korrekter Abrechnung meist nahezu identisch ausfallen. Umgekehrt lassen stark unterschiedliche Kosten den Verdacht einer fehlerhaften Abrechnung aufkommen.

Erfahrungsgemäss zeigt sich immer wieder, dass die Beanstandung nicht nur auf fehlender Kenntnis der medizinischen Indikation und einem Missbrauch der WZW-Kriterien, sondern auch auf einer fehlerhaften Abrechnung beruht.

Obschon eine Metallentfernung durchschnittlich 40 % der Ausgangsleistung ausmacht und Letztere beim Bezahnten (also abgerechnet mit SSO) teurer sein muss als beim Unbezahnten (also abgerechnet mit Tarmed), wird irrtümlicherweise eine OSME gemäss SSO als kostengünstiger eingestuft als gemäss Tarmed.

Dabei wird oft übersehen, dass der Tarmed ein Pauschaltarif ist, der SSO-Tarif dagegen ein Einzelleistungstarif mit Bausteinen. Dabei werden oft einzelne Bausteine übersehen, z. B. bei der Metallentfernung typischerweise der Baustein „operativer Zugang". Dies ist häufig bereits daran erkennbar, dass der Vorschlag der Krankenkasse für die Metallentfernung nach SSO-Tarif eben nicht etwa 40 % der Ausgangsoperation entspricht, wie dies die Regel darstellt. Wird die fehlerhafte Abrechnung dann korrigiert und kommt die vermeintlich kostengünstigere Variante plötzlich teurer zu stehen, ist die Diskussion und das Beharren auf dem SSO-Tarif meist sofort vom Tisch.

Oder die Differenz ist – wie eigentlich zu erwarten – derart gering, dass die Variante nach Tarmed ausbezahlt werden kann und das Interesse an einer weiteren Auseinandersetzung schwindet.

Selbstverständlich ist ein solches Vorgehen nicht korrekt, sondern höchstens pragmatisch. Es bewahrt vor Gesichtsverlust und fördert das Verständnis für die medizinische Indikation in zukünftigen Fällen, weil sich diese plötzlich als kostengünstiger oder kaum unterschiedlich herausstellen. Oder man diskutiert dann nicht mehr um alles oder nichts bzw. um WZW-Kriterien oder PIK und anerkennt, dass die medizinische Indikation Vorrang vor WZW oder PIK hat und dass das Problem eigentlich in der Einmischung in die ärztliche Indikationsstellung liegt.

Dieses pragmatische Vorgehen hat sich in Dutzenden von Fällen bewährt. Bevor sich eine Krankenkasse mit ihrem Rechtsdienst dafür einsetzt, WZW-Kriterien oder den PIK-Entscheid der medizinischen Indikation überzuordnen, empfehle ich als Mediator, der Krankenkasse für jeden zur Diskussion stehenden Tarmed-Fall eine konkrete, korrekte Abrechnung nach SSO-Tarif gegenüberzustellen.

Diesem Vorgehen kann sich eine Krankenkasse nicht widersetzen, weil eigentlich das nachvollzogen wird, was die Krankenkasse bereits selber vollzogen hat, wenn sie unabhängig von der medizinischen Indikation für den für sie günstigeren Tarif plädiert, unter Bevorzugung des SSO-Tarifs an Stelle des korrekterweise zu verwendenden Tarmed.

In typischen Beispielen wird vom Arzt nach Tarmed abgerechnet. Die Krankenkasse verlangt mit Hinweis auf WZW-Kriterien eine angeblich kostengünstigere Abrechnung mit dem SSO-Tarif. Derart abgerechnet, weist dann jedoch der SSO-Tarif teilweise höhere Kosten aus.

Die folgende Tabelle zeigt typische Beispiele von Fällen, die einerseits mit dem Tarmed, andererseits mit dem SSO-Tarif korrekt abgerechnet wurden. Einerseits korrekt kombiniert die OSME nach Tarmed, die Zahnentfernungen nach SSO-Tarif. Andererseits unkorrekt gemäss den Vorgaben der Krankenkasse, die alle Fälle, ob kombiniert mit Zahnentfernung oder ob reine Metallentfernungen, mit dem SSO-Tarif abgerechnet haben will. Es handelt sich um typische Fälle, die alle, wie bereits erwähnt, gemäss der 40%-Regel konsequenterweise im Tarif für Bezahnte (SSO) tendenziell teurer ausfallen müssen als im Tarif für Unbezahnte (Tarmed).

Zusammenfassung

- Die medizinische Indikation hat Vorrang vor den WZW-Kriterien.
- Die Therapiefreiheit des Leistungserbringers inkl. Übernahme der Leistungspflicht durch die Krankenkasse darf von vertrauensärztlicher und vertrauenszahnärztlicher Seite in keiner Art und Weise beeinträchtigt werden.

Die beurteilten Fälle im Detail

- Die Wahl des Tarifs (SSO/Tarmed) richtet sich nach der Art des Eingriffs und der Infrastruktur, unter der die Leistung erbracht wurde.
- Bei der Tarifierung wurde auf eine strikte Trennung zwischen SSO-Tarif und Tarmed geachtet. Selbst bei gleicher Art des Eingriffs kann die Infrastruktur differieren. Diese ist dann massgebend für die Wahl des Tarifs.
- Der Tarmed kennt keine Infrastruktur für die „zahnärztliche oder kieferchirurgische Praxis", sondern berücksichtigt entweder den „chirurgischen Untersuchungs- und Behandlungsraum" oder „OP I/OP II". Darauf basiert die Zuordnung der Leistungen.
- Bei ein- und derselben Leistung entscheidet deshalb nicht die Krankenkasse auf Basis eigener Kriterien über die Wahl des Tarifs, sondern der Leistungserbringer auf Basis der im Einzelfall benutzten Infrastruktur.
- Dies führt zwangsläufig auch zu kombinierten Abrechnungen, die nicht auf einer Kumulation, sondern auf einer Kombination beruhen und für den doppelapprobierten Facharzt FMH für Mund-, Kiefer- und Gesichtschirurgie zulässig sind.
- Kontroversen mit Krankenkassen können umgangen werden durch Vermeiden kombinierter Abrechnungen, indem der Okklusionsbezug eingehalten wird. Dies bedeutet, dass beim Bezahnten mit SSO-Tarif, beim Unbezahnten mit Tarmed abgerechnet wird.
- Der PIK-Entscheid 05051-B Ziff. 3 wurde im Hinblick auf die Abrechnung der Anästhesie aufgestellt. Im SSO-Tarif ist keine Schnitt-/Nahtzeit hinterlegt. Deshalb zählt bei kombinierten Eingriffen die effektive Schnitt-/Nahtzeit zur Errechnung des Anästhesiehonorars.
- Voraussetzung für die Anwendung des PIK-Entscheids 05051-B Ziff. 3 ist deshalb:
  - die Abrechnung eines kombinierten Eingriffs:
  - in Allgemeinnarkose
  - im OP I
  - eine Abrechnung mit kombinierten Abrechnungspositionen sowohl nach SSO-Tarif als auch nach Tarmed
  - identische Leistungen auch hinsichtlich Infrastruktur und hinsichtlich Okklusionsbezug
- Aus fachärztlicher Kenntnis der Materie sind identische Leistungen seit SSO-Tarifrevision 94 und seit Tarmed eigentlich nicht mehr möglich. Vermeintlich identische Leistungen basieren oft auf ungenügenden Tarifkenntnissen.
- Beim Vorwurf einer Verletzung des PIK-Entscheids 05051-B Ziff. 3 empfiehlt sich ein pragmatisches Vorgehen. Dabei sollten nicht primär die ungenügenden Tarifkenntnisse der Krankenkasse angegangen, sondern zuerst eine korrekte Rechnung mit dem von der Krankenkasse vorgeschlagenen Tarif erstellt werden. Wenn dann die Kosten höher sind – wovon auszugehen ist – hat sich das Problem erledigt.

Zeugniskosten

Bei einer Myoarthropathie des Kiefergelenks links wird ein KVG-Formular mit dem Leistungsanspruch auf Art. 25 KVG ausgefüllt. Die Krankenkasse verweigert die Rückerstattung der Zeugniskosten mit folgender Begründung:

„Die erfolgte Behandlung stellt eine Pflichtleistung der obligatorischen Krankenpflegeversicherung dar. Bei der Abrechnung von Leistungen mit ärztlicher therapeutischer Zielsetzung gemäss Art. 25 des Krankenversicherungsgesetzes (KVG), welche vom Zahnarzt durchgeführt werden, ist jedoch keine Anmeldung mittels Zahnschadenformular notwendig. Die Rechnungsstellung erfolgt direkt unter Angabe der dokumentierten Diagnose bzw. des entsprechenden Diagnosecodes an den Krankenversicherer und kann dann gemäss den WZW-Kriterien (Wirksamkeit, Zweckmässigkeit und Wirtschaftlichkeit) überprüft werden (siehe Rundschreiben 56/2003 von santésuisse, welches zusammen mit der SSO erarbeitet wurde). Wir sehen uns deshalb veranlasst, eine Kostenübernahme der Pos. 4040 abzulehnen."

Beurteilung

Der Behandler riskiert grundsätzlich bei jedem Arztzeugnis, dass die Krankenkasse die Rückerstattung verweigert.

Typischerweise erkundigt sich meist zuerst der Patient bei der Krankenkasse über die Leistungspflicht der vorgesehenen Behandlung. Dort erhält er die Auskunft, die Krankenkasse benötige für die Beurteilung der Leistungspflicht ein Arztzeugnis. Wenn die Krankenkasse dann nachträglich die Rückerstattung für das Arztzeugnis verweigert, bleiben die Kosten dafür am Patienten hängen.

Deswegen ist es ratsam, Arztzeugnisse prinzipiell nur auf schriftliche Anforderung der Krankenkasse zu schreiben. Dann ist die Rückerstattung garantiert. Dabei gilt es zwischen Art. 25 KVG und Art. 31 KVG zu unterscheiden.

Art. 25 KVG

Die offizielle Version gemäss SSO intern 3/2012 empfiehlt:

„Abrechnung von Leistung mit ärztlichem Ansatzpunkt (Art. 25 KVG)

Beachten Sie bei der Rechnungsstellung für arztäquivalente Leistungen an die Krankenkasse die Checkliste auf Seite 17 des KVG Atlas sowie den Anhang 2:

- Anders als für die zahnärztlichen Leistungen nach KLV Art. 17–19 sowie 19a ist keine Kostengutsprache nötig. Senden Sie zum Vermeiden von Missverständnissen kein KVG-Formular
- Geben Sie auf der Rechnung den Diagnosecode an. Hauptcode Q9 Diagnosecode gemäss Anhang 2.

- Rechnen Sie nach dem Zahnarzttarif ab (Zahnärzte haben keinen Zugang zum Tarmed).
- Senden Sie die Rechnung an die Krankenkasse (Tiers payant), Kopie an den Patienten"

De facto ist es so, dass die Krankenkasse – Art. 25 KVG hin oder her – dennoch ein Arztzeugnis verlangen wird.

Ein derart angefordertes Arztzeugnis ist kassenpflichtig, auch wenn es sich um ein KVG-Formular mit dem Antrag auf Art. 25 KVG handelt.

Art. 31 KVG

Bei einer Leistung gemäss Art. 31 KVG, speziell Art. 17–19a KLV in Form eines KVG-Formulars, ist ein Kostengutsprachegesuch in Form eines KVG-Formulars vorgesehen. Dieses ist in jedem Fall kassenpflichtig. Die diesbezügliche Bestimmung im SSO Internum 6/2004 besagt:

„Ausfüllen eines UVG-, MV- oder KVG-Formulars inklusive Kostenvoranschlag gemäss Tarifposition 4040

Grundsätzlich sind die Kosten für die Tarifposition 4040 vom Krankenversicherer auch in jenen Fällen, in denen die Kostenübernahme für die Behandlung abgelehnt wird, dem Zahnarzt zu vergüten. Voraussetzung für die Vergütung der Tarifposition ist aber, dass das Formular vollständig und leserlich ausgefüllt ist."

Daraus folgt, dass ein KVG-Formular den Antrag auf 31 KVG, speziell Art. 17–19a KLV enthalten muss, um kostenpflichtig zu sein. Wenn bei einer Myoarthropathie der Kiefergelenke gemäss Art. 25 KVG zusätzlich Art. 31 KVG, speziell Art. 17d 3 „Kondylus- und Discusluxation" ergänzt wird, ist die Rückerstattung des KVG-Formulars garantiert.

Daraus folgt, dass ein unangefordertes KVG-Formular nur eingereicht werden sollte, wenn wirklich Antrag auf Art. 31 KVG, speziell Art. 17–19a KLV gestellt werden soll.

Art. 45 ATSG

Generell ist die Übernahme der Kosten einer Abklärung in Art. 45 ATSG geregelt:

„Der Versicherungsträger übernimmt die Kosten der Abklärung, soweit er die Massnahmen angeordnet hat. Hat er keine Massnahmen angeordnet, so übernimmt er deren Kosten dennoch, wenn die Massnahmen für die Beurteilung des Anspruchs unerlässlich waren oder Bestandteil nachträglich zugesprochener Leistung bilden."

Bereits unter Art. 25 KVG erwähnt ist die eindeutig kostenpflichtige Situation, wenn der Versicherungsträger ein Arztzeugnis angefordert hat.

Wenn der Versicherungsträger das Arztzeugnis nicht angefordert hat, ist das Arztzeugnis nur kostenpflichtig, wenn es für die Beurteilung des Anspruchs auf Leistungspflicht der Behandlung unerlässlich war.

Der Versicherungsträger kann sich nun nachträglich auf den Standpunkt stellen, das Arztzeugnis wäre dafür nicht notwendig gewesen. Damit kann er die Übernahme der Kosten für das Arztzeugnis nachträglich ablehnen.

Eine Sondersituation besteht dann, wenn die Behandlungskosten vorerst abgelehnt worden sind, nachträglich aber doch zugesprochen werden, weil unaufgefordert ein Arztzeugnis nachgereicht wurde, auch in Form eines KVG-Formulars mit Antrag auf Art. 25 KVG. Dann muss der Versicherungsträger die Kosten für das unangeforderte Arztzeugnis nachträglich übernehmen, weil er dann nicht mehr behaupten kann, das Arztzeugnis sei für die Beurteilung der Leistungspflicht der Behandlung nicht notwendig bzw. unerheblich gewesen.

Zugang bei OSME

Eine Krankenkasse verweigert dem Patienten die Rückerstattung von Pos. 4335 für den chirurgischen Zugang einer OSME nach Osteosynthese einer Osteotomie. Als Begründung wird die Kumulationssperre im SSO-Tarif zitiert, dass „pro okklusionsbezogene Osteosynthesestelle die Leistungspositionen von Kapitel ‚Frakturbehandlung' und ‚Osteosynthese' nicht kombiniert werden könnten."

Beurteilung

Der SSO-Tarif basiert auf Leistungsbausteinen. Der Baustein „OSME" erscheint im Kapitel „Osteosynthesen". Die Leistungen dieses Kapitels sind zentrale Bausteine für sämtliche Leistungen anderer Kapitel. Häufigste Kombinationen sind:

- Osteosynthesen
- Frakturen
- Osteotomien
- Tumoren
- Schienungen
- Zusätzliche Massnahmen

Ob es sich dabei jeweils um eine ausdrücklich vorgesehene **Kombination** oder um eine seltene, nicht zulässige **Kumulation** handelt, kann nur der doppelapprobierte Facharzt FMH für Mund-, Kiefer- und Gesichtschirurgie entscheiden. Die häufigsten typischen Kombinationen sind:

- Frakturbehandlung/Schienungen
- Frakturbehandlung/Frakturzugang/Schienungen
- Frakturzugang/Schienungen/Osteosynthesen
- Osteotomien/Schienungen/Osteosynthesen
- Tumoren/Schienungen/Osteosynthesen

Dazu kombinieren lassen sich sämtliche anderen Leistungsbausteine des SSO-Tarifs. Typisches Beispiel sind Extraktionen bei Frakturen/Osteotomien/Tumoren.

Aus fachärztlicher Sicht lassen sich nur wenige unerlaubte Kumulationen abgrenzen. Dies ist dann der Fall, wenn sich Bausteinanteile überschneiden. Typisch im Zusammenhang mit Osteosynthesen ist der Bausteinanteil „Reposition". Ausser in den Osteosynthesen ist die Reposition auch in der „Frakturbehandlung" enthalten, jedoch nicht in den „Zugängen" und auch nicht im Baustein „OSME".

Auf Wunsch der Versicherer wurde deshalb bezüglich „Reposition und Osteosynthesen" das Kombinieren von „Frakturbehandlung" und „Osteosynthesen" in einem Vermerk im SSO-Tarif als unerlaubte Kumulation verboten.

Erlaubt und vorgesehen ist jedoch die Kombination von „Zugängen" und Osteosynthesen". Denn der Schwierigkeitsgrad einer Osteosynthese wird ja gerade durch den Frakturzugang, die Art der Osteotomie oder die Ausdehnung des Tumors charakterisiert.

Noch zwingender gilt dies für den Tarifbaustein „OSME". Dieser beinhaltet das Abschrauben der Platte und steht somit allein im luftleeren Raum. In seinem Schwierigkeitsgrad charakterisiert wird er erst durch den „Zugang", der notwendig ist, um das Abschrauben der Platte durchführen zu können.

Nur mit dem Kombinieren der Bausteine „Zugänge" und „OSME" wird der in allen Tarifen anerkannte Wert von 40 % der Ausgangsoperation einer Osteosynthese bei Frakturen, Osteotomien und Tumoren erreicht. Im Tarmed beispielsweise sind diese 40 % für eine OSME direkt hinterlegt.

Dies trifft indirekt auch im SSO-Tarif zu. Beim Einsetzen konkreter Zahlen, beispielsweise bei einer sagittalen Spaltung mit Osteosynthese (365 + 332 = 697 TP), hat die Metallentfernung, korrekt mit Zugang gerechnet (192 + 83 = 275 TP), einen Anteil von 39 %. Ohne Zugang wären es mit 83 TP lediglich 11 %.

Zusammenfassung

Die Kombination von „Zugang" und „Osteosynthese", speziell auch „OSME", ist im SSO-Tarif ausdrücklich vorgesehen.

Zusammentreffen verschiedener Schadensursachen

Die Pflegeleistungen und Kostenvergütungen werden gemäss Art. 26 UVG nicht gekürzt, wenn die Gesundheitsschädigung nur teilweise Folge eines Unfalls ist.

Zusätzliche Entschädigung

Vorbehalten bleibt ausdrücklich der Honoraranspruch der Zahnärztin oder des Zahnarztes gegenüber dem Versicherten aus der Behandlung von Vorzuständen, soweit diese nicht zu Lasten der Versicherer gehen, sowie für Leistungen, die auf besonderen Wunsch des Patienten von der Zahnärztin oder vom Zahnarzt erbracht werden (z. B. Versorgung ausserhalb des Bereichs der wirtschaftlichen und zweckmässigen Behandlung, besonders aufwendige, teure oder kosmetische Behandlungen). Allfällige Aufwendungen für die Extraleistungen werden dem Patienten von der Zahnärztin oder vom Zahnarzt direkt in Rechnung gestellt; die anteilmässige Vergütung dieser Kosten durch den Krankenversicherer ist zwischen diesem und dem Patienten direkt zu regeln.

Für die privaten Zusatzversicherungen für Zahnbehandlungen, die häufig von Krankenversicherungen angeboten werden, bestehen keine vertraglichen Tarifvorgaben, und für die Abrechnung zahnärztlicher Leistung gegenüber dem Patienten gilt der Privatpatiententarif.

Zusatzhonorar im VVG-Bereich

Zusatzversicherungen im Bereich VVG Basis/Halbprivat/Privat verweigern Versicherer die Bezahlung des Zusatzhonorars bei VVG-zusatzversicherten Patienten nicht selten mit der Begründung, dass die IV/UV/MV oder OKP Grundversicherung mit dem Tarmed oder SSO-Tarif bzw. dem Swiss DRG sämtliche Kosten bereits abdecke und dass zudem keine Mehrleistungen erbracht worden seien.

Des Weiteren sei das Bundesgerichtsurteil, das ein Zusatzhonorar im VVG Bereich bejahe, nicht auf zahnärztliche Massnahmen anwendbar, die nach SSO-Tarif abgerechnet würden.

Beurteilung

Das VVG-Zusatzhonorar unterscheidet sich vom KVG-Tarif bezüglich

- Art der Leistungsbewertung,
- Art der durchgeführten Behandlung und
- Mehrleistungen.

Unterschied in der Leistungsbewertung (Tarifschutz)

Beim Zusatzhonorar geht es nicht um die Vergütung eines zu definierenden Mehrwertes, sondern um die Differenz zwischen den im VVG-Bereich gültigen Empfehlungen für ein freies, ungekürztes ärztliches Honorar gemäss erbrachten Einzelleistungen gegenüber einer dem Tarifschutz unterstellten, durch einen Sozialtarif oder eine Pauschale vorgegebenen Abrechnung gemäss KVG bzw. IV/UV/MV.

Auch unter der von Versichererseite – oft wider besseres Wissen – immer wieder vorgebrachten Behauptung, die erbrachte Leistung enthalte keine Mehrleistung, ist das Zusatzhonorar allein schon gerechtfertigt durch die Differenz zwischen freier VVG-Vergütung der Arztleistung gegenüber dem einem Tarifschutz unterstellten Sozialtarif bzw. der dem Einzelfall nicht entsprechenden Pauschale.

Ein VVG-Arzthonorar errechnet sich grundsätzlich anders als eine KVG-Abrechnung, ob nach Einzelleistungstarif oder nach DRG-Pauschale. Die Empfehlungen für die Honorierung im Zusatzversicherungsbereich beruhen auf den nachfolgend aufgeführten Grundsätzen und Eckwerten.

Richtschnur eines Zusatzhonorars ist ein Leistungsbewertungskatalog, der Einzelleistungen bewertet. Dieser ist losgelöst und unabhängig vom Sozialtarif. Die medizinische Leistung im Zusatzversicherungsbereich hat ihren eigenständigen Preis, der auf keinen Fall ein Prozentzuschlag auf dem DRG sein darf.

Die medizinische Leistung im Zusatzversicherungsbereich ist eine Gesamtleistung und kann deshalb nicht als ergänzende Leistung zur grundversicherten Leistung ausgewiesen werden. Denn Mehrleistungen werden vom Patienten im Rahmen der Gesamtleistung vor allem qualitativ wahrgenommen und sind nur arbiträr quantifizierbar. So geht es beispielsweise um die freie Arztwahl, eine kürzere Wartezeit bis zur Operation oder um eine Rund-um-die-Uhr-Betreuung durch den ausgewählten Arzt bzw. dessen stellvertretenden Facharzt. Zudem ist die grundversicherte ärztliche Leistung in der Fallpauschale nicht beziffert und somit die ärztliche VVG-Gesamtleistung wertmässig nicht aufteilbar in KVG-Honoraranteil und Zusatzhonorar.

Ohne einen Vertrag mit der Versicherung

Das Arzthonorar im Zusatzversicherungsbereich VVG Halbprivat basiert auf der Empfehlung SLK 4.95 bzw. SSO 3.10 mit Faktor 1.75 bis 2.0.

Beim Zusatzversicherungsbereich VVG Privat mit SLK 4.95 bzw. SSO 3.10 findet der Faktor 2.0 bis 3.0 Anwendung.

Mit einem Vertrag mit der Versicherung

Wenn in einem Vertrag teilstationär als klassengerecht und „VVG allgemein ganze Schweiz" als Zusatzversicherung Basis abgerechnet werden kann, ist als Kompensation die Spreizung der Faktoren reduziert:

- VVG Basis   1.1
- VVG Halbprivat   1.5
- VVG Privat   1.8

Unterschied in der Behandlung (WZW-Kriterien)

Im Gegensatz zum Arzt ist dem Zahnarzt auf Grund der Vorgabe im SSO-Tarif, einen Behandlungsplan bzw. Kostenvoranschlag einreichen zu müssen, der Unterschied in der Art der Behandlung auf Grund der Vorgabe der WZW-Kriterien im Sozialversicherungsbereich deutlicher bewusst. Der Arzt erkennt allenfalls die Einschränkung durch die WZW-Kriterien auf Generika bei der Verschreibung von Medikamenten, auf vorgegebene Materialien bei operativen Eingriffen oder die Einschränkung auf einen Einzelfall bei der Behandlung anlässlich eines stationären Aufenthaltes unter DRG-Fallpauschale.

Der Zahnarzt bekommt die Einschränkung der Sozialversicherungen auf die WZW-Kriterien tagtäglich vorgesetzt in Stellungnahmen, die beispielsweise einen Zahnersatz auf eine Metallgussprothese begrenzen und keine Versorgung mit Einzelimplantaten bewilligen.

Anderes Material und andere Eingriffe können zwischen VVG und KVG derart differieren, dass die Behandlung durch einen anderen Operateur oder sogar durch eine andere Fachspezialität durchgeführt werden muss.

Mehrleistung

Die Erfahrung zeigt, dass der durch die Behandlung nicht direkt betroffene Versicherer vom Schreibtisch aus Mehrleistungen oft gar nicht zu erkennen vermag, während sie dem Arzt, der die Mehrleistung erbringen muss und sie abrechnet, und dem Patienten, dem die Mehrleistung zugutekommt, sehr wohl bewusst sind.

Das VVG unterscheidet sich nämlich von KVG bzw. IV/UV/MV nicht nur in der Hotellerie oder in der Pflege/Behandlung, sondern insbesondere in der ärztlichen Leistung. Darauf wird im Bundesgerichtsentscheid hingewiesen:

- freie Wahl des Belegarztes
- interventionelle Eingriffe in der Regel mit fachärztlicher Assistenz
- prioritärer Zugang zum Facharzt FMH ohne Wartezeiten
- Berücksichtigung der persönlichen Wünsche bei der Festlegung des Eintritts- und Operationstermins
- permanente Betreuung durch den ausgewählten Belegarzt
- freie Wahl des mitbetreuenden Arztes
- tägliche Visite durch den gewählten Belegarzt
- Stellvertretung durch Facharzt mit gleichwertiger Ausbildung
- Möglichkeit von Mehrfacheingriffen während des gleichen Spitalaufenthaltes
- Mitbetreuung durch Fachspezialisten
- Anspruch auf Betreuung und Pflege auf der entsprechenden spezialisierten Schwerpunktabteilung
- privilegierter Zugang zu medizinischen Leistungen des Spitals
- keine Einschränkungen bei Implantaten und Materialien
- keine Einschränkungen in der Operationstechnik (Zugang, minimal invasives Vorgehen, Hautverschluss usw.)

Wenn Versicherer und Laien diese Auflistung als selbstverständlich betrachten und darin keine andere Behandlung sehen oder sehen wollen, muss zur besseren Verständlichkeit oft auch darauf hingewiesen werden, worauf der KVG- bzw. IV/UV/MV-Patient gemäss WZW-Kriterien *keinen* Anspruch hat:

- kein Anspruch auf freie Arztwahl
- kein Anspruch auf Behandlung durch den gewählten Belegarzt
- Behandlung durch den jeweiligen Tages- oder Dienstarzt
- Nachbetreuung und Visite durch den jeweiligen Tages- oder Dienstarzt
- kein Anspruch auf Betreuung und Pflege auf einer Schwerpunktabteilung, sondern Betreuung auf der allgemeinen Abteilung (KVG-Abteilung) und auch durch Auszubildende
- Zugang zu medizinischen Leistungen gemäss Warteliste

- stationäre Aufnahme nur nach Bettenverfügbarkeit auf der allgemeinen Abteilung und nach Kapazität im Operationssaal
- Mehrfacheingriffe während des gleichen Spitalaufenthaltes sind ausgeschlossen
- Implantate, Materialien und Medikamente gemäss WZW-Kriterien
- Operationstechnik gemäss WZW-Kriterien

Zuschlag für Zugänge 4335/4336/4337

In einem Fall mit Entfernung von Osteosynthesematerial wurde von Versichererseite her argumentiert, dass „auf Grund der vertraglichen und gesetzlichen Bestimmungen zahnärztliche Behandlungen, welche von der Krankenversicherung als Pflichtleistung von der obligatorischen Krankenpflegeversicherung übernommen werden, gemäss SSO-Tarif zu verrechnen seien. Die Tarifposition 4335 sei laut Tarif auf Frakturbehandlungen beschränkt. Aus dem Tarif gehe klar hervor, dass die Leistungspositionen der Kapitel ‚Frakturbehandlung' und ‚Osteosynthese' nicht kombiniert werden dürfen. Die Fragen der Kostenübernahme einer beantragten Leistung bleibe – nach wie vor und definitiv – gesetzlich geregelt und ausschliesslich in der Kompetenz des beratenden Vertrauensarztes sowie der Krankenversicherung. Diese sei sich bewusst, dass der SSO-Tarif veraltet sei und nicht mehr den jetzigen Ansprüchen gerecht werde, er sei aber nach wie vor noch gültig und für die Mitglieder der SSO verbindlich."

Beurteilung

Das Vorgehen beim Auswählen der Bausteine für das Abrechnen mit dem SSO-Tarif ist im ursprünglichen, hierarchisch gegliederten Vorschlag einfacher verständlich als in der endgültigen Fassung mit numerischen Gliederung:

A GESCHLOSSENE FRAKTURBEHANDLUNG

a) Jochbein, laterales Mittelgesicht

    4330 Position Jochbein, Jochbogen, laterale Mittelgesichtsfraktur

b) Mittelgesicht zentral oder zentrolateral: Ober- und Unterkiefer

    4331 Disimpaction Mittelgesicht
    4332 Reposition bei Distraktion oder Stufenbildung
    4333 Reposition bei Stufenbildung und Verkeilung der Fragmente
    4334 Reposition bei starker Dislokation, Stück- oder Trümmerfraktur

B OFFENE FRAKTURBEHANDLUNG

a) Zugänge

1. Mittelgesicht, Jochbein

    4335 Zuschlag für Zugang pro Etage (extra/intraoral) und Seite (bicoronal = zweiseitig)
    4336 Zuschlag für transkonjunktivalen Zugang

2. Unterkiefer

    4337 Zuschlag für Zugang pro Seite

b) Zusätzliche Massnahmen

    4340 Dekompression der Orbita
    4341 Dekompression des Nervus opticus
    4342 Fixation kanthales Ligament
    4343 Drainage des Sinus maxillaris transnasal
    4344 Tamponade des Sinus maxillaris, transantrale Blutstillung der Arteria maxillaris
    4345 Operative Revision zur Stillung einer Nachblutung

c) Osteosynthese

Kumulationsverbot für Reposition und Osteosynthese

Pro okklusionsbezogene Osteosynthesestelle, anlässlich einer Frakturbehandlung für Reposition und Osteosynthese, anlässlich einer Osteotomie für erweiterten Zugang, Mobilisation und Verschiebung gemäss Operationsplanung, Reposition gemäss Messung, provisorische Fixation und Osteosynthese

Pro okklusionsbezogene Osteosynthesestelle können für Reposition und Osteosynthese die Leistungspositionen der Kapitel „Frakturbehandlung" und „Osteosynthese" nicht kombiniert werden.

    4350 Perimandibuläre oder transmaxilläre Drahtung, pro Stelle
    4351 Interskelettale Drahtaufhängung
    4352 Drahtosteosynthese
    4353 Platten, Zugschrauben
    4354 Fixateur externe oder cranio fixateur externe
    4355 Operative Behandlung einer Pseudoarthrose durch Osteosynthese
    4356 Operationsplanung an Modellen bei veralteten Frakturen
    4357 Rekonstruktion bei durchgehendem Unterkieferdefekt
    4358 Entfernung von Osteosynthesematerial, pro Operationsstelle

Vorgehen beim Abrechnen

- Zuerst gilt es zu unterscheiden, ob eine geschlossene oder offene Frakturbehandlung vorliegt.
- Dann muss die Lokalisation für die Auswahl der verschiedenen Zugänge festgelegt werden.
- Weiter wird geprüft, ob zusätzliche Massnahmen vorliegen.
- Schliesslich erfolgt die Wahl der Osteosyntheseart bzw. der Entfernung des Osteosynthesematerials.
- Zuletzt erfolgt die Überprüfung des Kumulationsverbots für die „Reposition und Osteosynthese" zwischen den Kapiteln „Frakturbehandlung" bzw. „Kieferorthopädische Operationen" gegenüber dem Kapitel „Osteosynthesen".

Prinzipien des SSO-Tarifs

Der SSO-Tarif beruht auf dem Bausteinprinzip.

Keineswegs kann es demnach um ein Kumulationsverbot zwischen Zugängen, zwischen zusätzlichen Massnahmen und zwischen Osteosynthesen bzw. Entfernung von Osteosynthesematerial gehen. Denn diese Bausteine sind gerade für eine gegenseitige Kombination erarbeitet worden.

Jede offene Frakturbehandlung ist charakterisiert durch den Schwierigkeitsgrad des Zugangs, durch die möglichen zusätzlichen Massnahmen und durch den Schwierigkeitsgrad der Osteosynthese. Dies gilt besonders für die Entfernungen von Osteosynthesematerial, die sich fast nur im Schwierigkeitsgrad der Zugänge unterscheiden.

Es ist offensichtlich, dass die Zugänge nicht für sich allein, sondern für die Kombination mit einer Osteosynthese geschaffen worden sind, die stark davon abhängig ist, an welcher Lokalisation sie durchgeführt werden muss bzw. über welchen Zugang die Lokalisation erreichbar ist. Diese Abhängigkeit von der Lokalisation gilt auch für die Entfernung von Osteosynthesematerial.

Es handelt sich um eine unerträgliche Anmassung des Rechtsdienstes einer Krankenkasse – der offensichtlich nichts vom Zusammenhang einzelner Operationsschritte als Bausteine versteht –, von einer gesetzlichen Regelung eines veralteten SSO-Tarifs zu sprechen, wenn aus chirurgischer Sicht der SSO-Tarif wegen seines Bausteinprinzips immer noch als effizienteste Leistungscharakterisierung gelobt wird.

Gerade das Bausteinprinzip ermöglicht nämlich im SSO-Tarif die optimale Vereinfachung der Leistungserfassung im Vergleich zum uferlos angeschwollenen Tarmed, der jetzt im Rahmen einer Revision vereinfacht werden soll. Immerhin ist darin die Entfernung von Osteosynthesematerial mit 40 % der Ausgangsoperation vorbildlich einfach definiert – wobei man mit den Bausteinen „Zugang" und „Materialentfernung" nach dem SSO-Tarif ebenfalls auf diese 40 % der Ausgangsoperation kommt.

Prinzip des Kumulationsverbots

Das Prinzip ist ganz einfach: Wenn eine Leistung bereits in einer anderen Leistung enthalten ist, darf nicht kumuliert werden; sonst wäre die Leistung zweifach abgerechnet. Was in der Leistung alles enthalten ist, wird im Kommentar zum Tarif aufgeführt.

Weil die Reposition in der Osteosynthese bereits enthalten ist, dürfen demnach die Bausteine „Reposition" aus dem Kapitel „Frakturbehandlung" und „Osteosynthese" bzw. „Osteosynthesematerial-Entfernung" aus dem Kapitel „Osteosynthese" nicht kumuliert werden. Weil Zugänge im Kapitel „Kieferorthopädische Chirurgie" bereits enthalten sind, dürfen „Zugänge" und „Osteotomien" nicht kumuliert werden.

Ausschliessliche Kompetenz des Vertrauensarztes bzw. der Krankenkasse?

Der Entscheid über die Kostenübernahme mag zwar der Krankenkasse unter Beratung durch den Vertrauensarzt zukommen. Die notwendige Fachkompetenz hat aber oft nur der Facharzt FMH für Mund-, Kiefer- und Gesichtschirurgie. Dieser kann sich auch von einem Facharztgremium zur Qualitätskontrolle vertrauensärztlicher Dienste beraten lassen. Das Gremium ist zusammengesetzt aus ehrenamtlich tätigen Fachärzten, seien es Tarifdelegierte, Vertrauensärzte oder in Klinik oder Praxis tätige Kollegen.

Wenn diese einen einstimmigen Entscheid fällen, der mit dem Entscheid des von der Krankenkasse angestellten Vertrauensarztes bzw. deren Rechtsdienst nicht übereinstimmt, darf angenommen werden, dass der Kassenentscheid ausschliesslich die Interessen der Krankenkasse vertritt.

Kapitel 4: Die Gesundheitspolitische Kommission der SGMKG

Reglement der GPK – SGMKG

1. Grundlage

Gestützt auf die Statuten der SGMKG sowie die einschlägigen gesetzlichen Bestimmungen zur Qualitätssicherung wird eine GPK eingesetzt. Deren Aktivitäten bestimmen sich nach dem vorliegenden Reglement.

2. Aufgaben der GPK

Die GPK hat insbesondere die Aufgabe der Beratung, Prüfung und Information der SGMKG-Mitglieder in folgenden Belangen:

a) Qualitätssicherung bei der mund-, gesichts-, kieferchirurgischen Behandlung von Patienten
b) Guidelines für die fachärztliche Behandlung
c) Tarifverhandlungen, Tarifanwendung, Tarifverträge, Tarifhoheit, Honorarprüfung
d) Datenschutz und dessen Anwendung
e) Leistungspflicht unter UV/MV/IV/KV
f) Umgang mit Versicherern, Patientenorganisationen, Sozialinstitutionen
g) Haftpflichtaspekte
h) Verhältnis Arzt-Patient; Patientenrechte
i) Vertrauensärztliche Tätigkeit

Generalversammlung und Vorstand können die Aufgabenstellung der GPK erweitern bzw. abändern.

3. Adressaten der Kommissionsdienstleistungen

1 Die GPK kann in erster Linie von den SGMKG-Mitgliedern für die in Art. 2 genannten Dienstleistungen beansprucht werden.

2 Die GPK kann auch von anderen interessierten Akteuren im Gesundheitswesen angerufen werden, so etwa von
   a) anderen fachärztlichen Gesellschaften sowie FMH, SSO, SBV, FmCh usw.,
   b) Versicherern, Patientenorganisationen, Gerichten, Sozialinstitutionen,
   c) Vertrauensärzten und Vertrauenszahnärzten,
   d) für Gutachten,
   e) für vertrauensärztliche Dienste.

3 Die Anfragen müssen gesundheitspolitische Aspekte aus dem Fachbereich der Mund-, Kiefer- und Gesichtschirurgie betreffen. Die GPK entscheidet selbständig, ob dies im Einzelfall zutrifft.

4 Für Nichtmitglieder der SGMKG, beispielsweise für Versicherer, Organisationen und dergleichen besteht kein Anspruch auf Auskunft.

5 Für ihre Dienstleistungen kann die GPK Kosten erheben, ausser gegenüber SGMKG-Mitgliedern

4. Mitglieder der GPK

1 Der Vorstand wählt die 6–10 Mitglieder der GPK; sie müssen ordentliche Mitglieder der SGMKG sein.

2 Die Amtsdauer beträgt 2 Jahre, Wiederwahl ist zulässig.

3 Die GPK setzt sich soweit möglich zu gleichen Teilen aus Vertrauensärzten und Nicht-Vertrauensärzten zusammen.

4 Der Präsident der SGMKG ist ex officio Mitglied der GPK. Es ist erwünscht, dass immer zwei SGMKG-Vorstandsmitglieder in der GPK Einsitz nehmen.

5 Die GPK-Mitglieder wählen ihren Präsidenten selbst. Dessen Verantwortlichkeit beschränkt sich ausschliesslich auf die administrative Funktion, jedoch nicht auf eine inhaltliche Beurteilung der zu beantwortenden Sachfragen.

6 Die Mitglieder der GPK sind zur Verschwiegenheit verpflichtet, was die Fragesteller bzw. die betroffenen Leistungserbringer und Patienten in den zu prüfenden Sachverhalten betrifft.

5. Vertrauensärzte und GPK

1 Der Umgang mit den Vertrauensärzten in und ausserhalb der GPK basiert auf einer kollegialen Zusammenarbeit.

2 Die GPK hat die Pflicht, bei gravierenden Verstössen in vertrauensärztlichen Tätigkeiten von Mitgliedern der SGMKG diese dem Vorstand der SGMKG zu melden, dem eine aktualisierte Liste der vertrauensärzlich tätigen SGMKG-Mitglieder vorliegt.

3 Über sich daraus ergebende standespolitische oder andere Konsequenzen entscheidet der Vorstand der SGMKG. Die GPK hat ausschliesslich beratende Funktionen, jedenfalls gegenüber dem einzelnen Vertrauensarzt keine Weisungsbefugnis.

6. Verantwortlichkeit

Eine juristisch einklagbare Verantwortung oder Haftung für Stellungnahmen/Beurteilungen der GPK sowie der einzelnen GPK-Mitglieder wird ausdrücklich wegbedungen.

7. Anfrage und Datenschutz

1 Alle SGMKG-Mitglieder können fallbezogen Informationen in Versicherungsfällen bei der GPK einholen.

2 Fälle, die von der GPK beurteilt werden sollen, sind dem Präsidenten der GPK schriftlich in anonymisierter Form (patientenanonymisiert) einzureichen. Fälle, die der GPK nicht über den Präsidenten eingereicht werden, werden von der GPK nicht behandelt.

3 Der Präsident der GPK kontrolliert die eingereichten Fall-Dokumente und deren vollständige Anonymisierung, speziell hinsichtlich der Anonymisierung des behandelnden Arztes, des Patienten und des Vertrauensarztes.

4 Der Präsident der GPK übergibt die anonymisierten Fall-Unterlagen an alle Mitglieder der GPK zur weiteren Beurteilung. Auf der Grundlage dieser anonymisierten Unterlagen entscheidet die GPK dann im Rahmen ihrer Sitzungen. Die Anonymisierung dient nicht nur dem Schutz des Patienten bzw. dessen Leistungserbringer, sondern auch dem Schutz der Beurteiler.

8. Beurteilungen, Beschlussfassung, Stellungnahmen

1 Die der GPK unterbreiteten Anfragen werden auf dem Korrespondenzweg und mündlich anlässlich einer GPK-Sitzung behandelt, soweit darauf einzutreten ist.

2 Eine GPK-Stellungnahme bedarf zu ihrem Zustandekommen der Einstimmigkeit.

3 Die GPK ist beschlussfähig, wenn 2/3 der GPK-Mitglieder anwesend sind. Falls das Quorum nicht erreicht wird, können die anwesenden GPK-Mitglieder einstimmig beschliessen, die Meinung und Stimme der abwesenden Mitglieder auf dem Korrespondenzweg einzuholen.

4 GPK-Mitglieder haben in den Ausstand zu treten, sofern sie in einer von der GPK zu beurteilenden Angelegenheit direkt oder indirekt betroffen sind. Im Zweifelsfall entscheidet der Vorstand darüber endgültig.

5 Auskunft erhalten nur die Fragesteller in Form einer sorgfältig ausgearbeiteten schriftlichen Stellungnahme, sofern die GPK sich einstimmig auf eine solche festlegen könnte.

6 Die GPK-Mitglieder unterstehen der Schweigepflicht für sämtliche relevanten Elemente der Beratungen.
Ebenso gilt das Datenschutzgesetz. Die Personendaten der Fragesteller, der betroffenen Patienten sowie der GPK-Mitglieder unterliegen den einschlägigen Datenschutzvorschriften, die auch bezüglich der Verhandlungsinhalte zu berücksichtigen sind.

9. Zugang zu GPK-Stellungnahmen für SGMKG-Mitglieder

1 Einstimmige Stellungnahmen und Beurteilungen von allgemeinem Interesse werden auf der nur den SGMKG-Mitgliedern zugänglichen internen Plattform unserer Fachgesellschaft publiziert.
Die Einsichtnahme erfolgt – exklusive für SGMKG-Mitglieder – mit einem Code.

2 Die einstimmigen Stellungnahmen/Empfehlungen dürfen vom anfragenden SGMKG-Mitglied für seine Patienten oder gegenüber der Kasse weiterverwendet werden.

10. Kommissionsunterlagen

1 Eine Edition der vertraulichen GPK-Kommissions-Unterlagen an Mitglieder der SGMKG ist aus Datenschutzgründen nicht gestattet. Die Benutzung dieser Daten zu anderen Zwecken – wie z. B. zur interkollegialen Differenzbeseitigung/Auseinandersetzungen – ist grundsätzlich nicht gestattet.

2 Nicht-Mitglieder der GPK, also SGMKG-Mitglieder, der Vorstand der SGMKG oder Vertrauensärzte ausserhalb der GPK-Mitgliedschaft haben keinen Anspruch auf Zugang zu den GPK-internen Unterlagen.

3 Aus der GPK ausgeschiedene Mitglieder verlieren ihren Anspruch auf GPK-interne Daten und Informationen.
Dies erfolgt namentlich bei Rücktritt, bei Abwahl oder nicht mehr erneuerter Wahl, bei persönlicher und administrativer Absenz von den Geschäften der GPK, bei generellem Desinteresse an dem erteilten Mandat, bei Verletzung der GPK-Regeln und bei standespolitisch schädlichem Verhalten.

11. Inkrafttreten

1 Dieses Reglement wurde vom Vorstand der SGMKG an der Sitzung vom 26. Oktober 2012 genehmigt. Es tritt sofort in Kraft.

2 Seine Gültigkeit ist zeitlich nicht begrenzt.

3 Änderungen oder Ergänzungen fallen in die Kompetenz des Vorstandes und – bezüglich der Aufgabenstellung – der Generalversammlung.

Zürich, den 26. Oktober 2012

Der Präsident der SGMKG   Der Sekretär

Prof. Dr. Dr. H. F. Zeilhofer   PD Dr. Dr. Johannes Kuttenberger

UW/pb; 17.10.2012

Kapitel 5: Schlussbericht des Eidgenössischen Datenschutz- und Öffentlichkeitsbeauftragten zur Arbeit der GPK

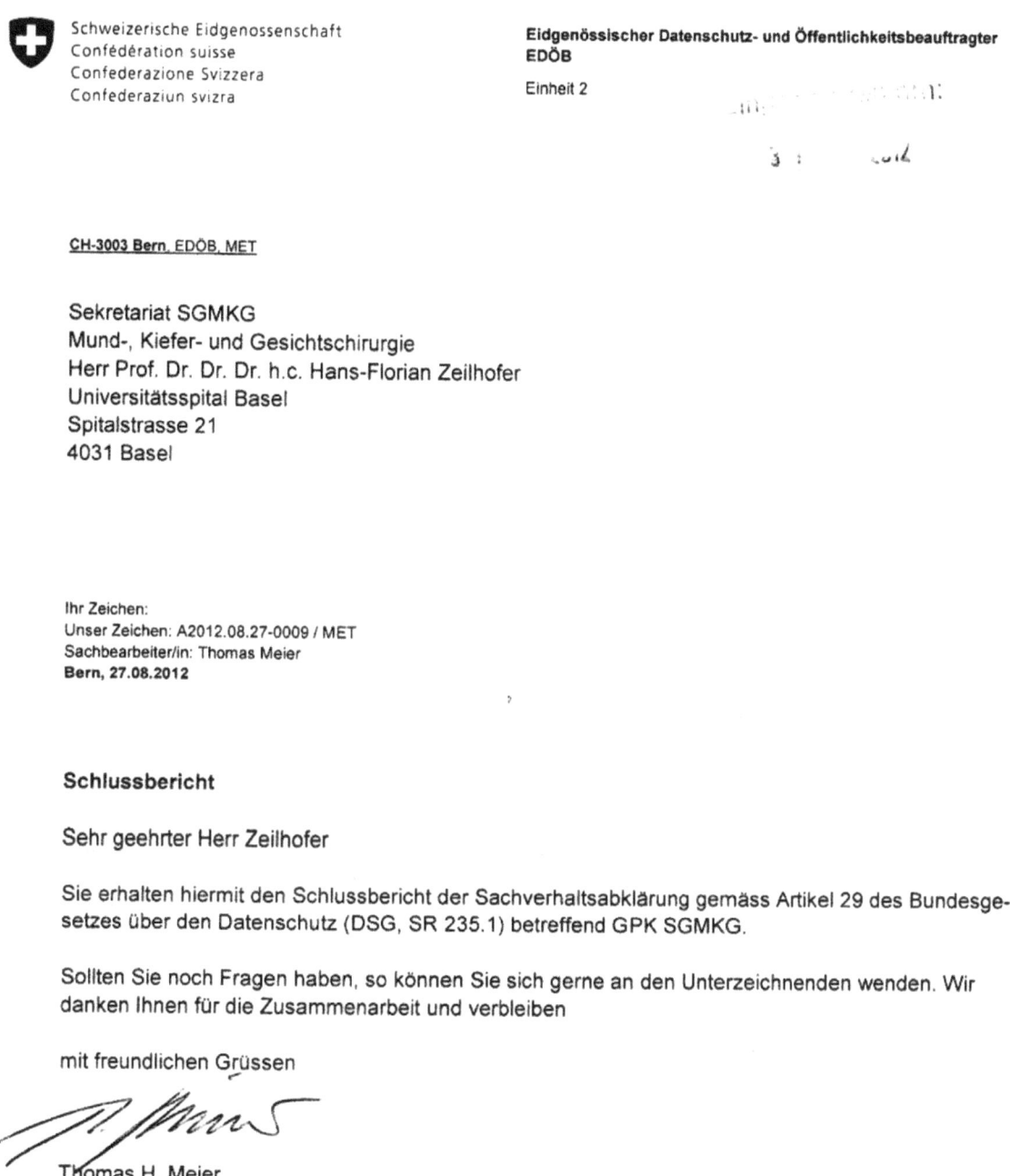

Schlussbericht

Sehr geehrter Herr Zeilhofer

Sie erhalten hiermit den Schlussbericht der Sachverhaltsabklärung gemäss Artikel 29 des Bundesgesetzes über den Datenschutz (DSG, SR 235.1) betreffend GPK SGMKG.

Sollten Sie noch Fragen haben, so können Sie sich gerne an den Unterzeichnenden wenden. Wir danken Ihnen für die Zusammenarbeit und verbleiben

mit freundlichen Grüssen

Thomas H. Meier

Gesamtbeurteilung und Schlussfolgerungen (Auszug aus dem Bericht):

4. Gesamtbeurteilung und Schlussfolgerungen

Angesichts der Sachverhaltsfeststellung schliesst der EDÖB das Verfahren mangels Vorliegen einer datenschutzrechtlich relevanten Bearbeitung von Personendaten durch die GPK SGMKG.

Stichwortverzeichnis

1

17f 1–3   53, 54, 63, 65
18c 1–6 KLV   150
19a KLV   15, 53, 54, 56, 57, 63, 64, 97, 98, 99, 216

A

Abgegebenes bzw. rezeptiertes Material 119
Abklärungskosten 21, 82, 91
Abszess   22, 27, 92
Administrativer Leerlauf   22
Akteneinsicht   22, 23, 25, 37, 82, 88, 96, 143, 144
Ambulant   30, 31, 141, 188
Ambulant versus stationär   30
Angaben versus Unterlagen   25, 47, 82
Angaben, die notwendig sind   25, 85
Aortendissektion   97
Aortenklappe   97
Äquivalenzbetrag   85, 198
Arbeitsunfähigkeit 27, 31, 54, 60, 92, 140
Art. 17–19 KLV   22, 92, 98, 135, 176
Art. 17a 2 KLV   96, 135, 158, 169, 182, 199
Art. 17d 1   53, 56, 57, 58, 59
Art. 17d 1–3 53, 57
Art. 17e 2 KLV   70, 71, 134
Art. 18a 5 KLV   95, 96
Art. 25 KVG 22, 26, 27, 53, 54, 55, 56, 57, 59, 60, 63, 64, 65, 66, 67, 68, 70, 71, 82, 86, 87, 89, 91, 92, 112, 113, 114, 116, 117, 158, 176, 183, 184, 215, 216, 217
Art. 26 UVG 92, 220
Art. 27 KVG 53, 54, 55, 57, 59, 63, 64, 65, 66, 84, 86, 87, 116, 175
Art. 28 KVG 36, 53, 54, 87, 89, 94, 116
Art. 31 KVG 36, 38, 53, 54, 56, 57, 58, 59, 61, 63, 64, 65, 66, 68, 70, 71, 84, 86, 87, 89, 90, 92, 95, 96, 98, 116, 117, 135, 175, 176, 183, 191, 215, 216
Art. 35 KVG 119
Art. 44 KVG 139
Art. 57 KVG 11, 12, 13, 15, 25, 35, 41, 42, 46, 84, 85, 203
Arztäquivalente Leistungen   26, 89
Arztbericht 11, 14, 22, 23, 28, 29, 49, 87, 117
Arztberichte 10, 11, 13, 15, 23, 42
Arzthonorar 138, 140, 197, 222, 223
Ärztliche Leistungspflicht 27, 91
Arzttarif   73, 76

Assistenz   73, 76, 77, 78, 79, 80, 95, 121, 122, 125, 129, 130, 149, 159, 160, 161, 162, 163, 167, 186, 197, 202, 206, 208, 224
Aufbissschiene   27, 91
Aufklärung und Patienteninformation 33
Auskunfts- und Mitwirkungspflicht   35
Ausschlusskriterien   53, 122
Austrittsbericht   10, 11, 14, 43, 44, 47, 48, 50, 83, 148

B

Befunderhebung   73
Behandlungsbeginn   36, 89, 90, 102, 191
Behandlungsunterlagen 44, 48
Berichte an Mitbehandler 14
Beschwerde durch Patienten   146
Beschwerdeantwort   145, 146
Beschwerderecht 37, 88
Bettenbenützung 79, 125, 129, 193, 206, 208
Bundesgesetz über die Krankenversicherung   138

C

Cawood-Klasse   38, 39, 109

D

Datenbekanntgabe 15, 43, 44, 48, 50
Datenschutz 5, 8, 10, 11, 12, 13, 14, 15, 16, 25, 35, 41, 42, 43, 45, 46, 49, 50, 82, 83, 85, 86, 87, 88, 116, 131, 137, 198, 231, 233, 237
Datenschützer   12, 15, 41, 44, 47
Dauer des Spitalaufenthaltes   52
Diskriminierung   44, 74, 81, 118, 156
DRG 7, 30, 48, 52, 110, 132, 140, 197, 205, 222, 223
Dysgnathie 53, 55, 56, 57, 58, 61, 63, 64, 65, 66, 76, 78, 80, 149, 165, 205
Dysgnathien 53, 63, 64, 66, 76, 165, 197

E

Einsprache 25, 37, 50, 88, 96, 144, 145
Einsprachefähige Verfügung   144
Entschädigung   28, 90, 221
Ergänzungsleistungen   28, 110
Eröffnung der Kieferhöhle   67, 68, 70

F

Fehlinterpretation 71, 73, 76, 77, 81, 118, 149, 154, 172, 173
FMH-Dignität   76, 77, 78, 79, 163, 186

Stichwortverzeichnis

Frakturbehandlung 114, 171, 172, 174, 218, 226, 227, 228
freie Arztwahl 139, 223, 224

G

Geburtsgebrechen 84, 175
Gesichtsasymmetrie 101, 102
Gesundheitspolitische Kommission 7, 9, 75, 231
GgV Ziff. 125 101

H

Hämorrhagische Diathese 95, 96
Härtefall 103
Herdsanierung 97, 98
Höchstvergütungsbetrag 118
HVB 118
Hyperkinesien 150

I

Implantat 177, 224
Implantatverlust 100
Implantiertes Material 119
Infrastruktur 32, 73, 77, 122, 141, 154, 160, 163, 167, 186, 188, 197, 205, 206, 208, 209, 213, 214
intermaxilläre Fixation 55, 80, 160, 161, 205, 206
IV-Verfügung 54, 84, 86, 87, 101, 102, 116, 175

K

Karies 92, 104, 135, 169, 181, 182
Kiefergelenksbeschwerden 56, 64
Kiefergelenkschirurgie 61, 159, 160
Kiefergelenkserkrankung 58, 65
Kieferhöhle 67, 68, 70, 71, 80, 98, 112, 134
Kieferhöhlenverschluss 68, 70
Kieferhöhlenwand 68
Knochenaugmentation 22, 23, 107, 119, 201, 202
Knochenersatzmaterial 93, 109, 201
Knochenverlust 109
Komplikation 67, 70, 71, 100, 114, 134, 158
Konsilium 143, 195, 202
Körperverletzung 33, 152
Kostengutsprache 13, 26, 32, 36, 41, 89, 90, 96, 97, 112, 143, 152, 184, 191, 192, 215
Kostengutsprachegesuch 22, 30, 89, 95, 183, 192, 216
Kostenvoranschlag 36, 43, 82, 85, 86, 87, 89, 90, 115, 116, 117, 191, 192, 198, 200, 216, 223

Krankheitswert 54, 55, 63, 64, 65, 66, 68, 70, 86, 104, 105, 114, 116, 169, 170, 179, 199
Kumulationsverbot 228
KVG-Formular 15, 26, 28, 41, 43, 86, 87, 89, 91, 116, 117, 183, 215, 216
KVG-Revision 83, 148

L

Leistungserbringer 12, 13, 15, 41, 42, 43, 49, 50, 90, 139, 183, 191, 194, 213
Leistungspflicht 1, 3, 11, 13, 14, 15, 22, 23, 25, 28, 29, 33, 35, 42, 43, 44, 47, 49, 50, 53, 54, 55, 56, 57, 58, 59, 60, 61, 63, 64, 66, 67, 68, 69, 70, 71, 72, 82, 83, 85, 86, 90, 91, 92, 95, 96, 106, 109, 112, 113, 116, 117, 118, 134, 137, 149, 151, 158, 176, 180, 183, 191, 213, 215, 216, 217, 231

M

MAP-Syndrom 27, 91
Materialkosten 120
Meistbegünstigungsklausel 156, 161, 163, 164, 204, 205, 207, 208, 209
Metallentfernung 75, 76, 78, 127, 128, 130, 165, 166, 171, 173, 174, 188, 189, 190, 197, 206, 209, 211, 212, 219
MiGeL 118, 119
Missbrauch des PIK-Entscheids 121, 123
Missverständnisse 16, 65, 210
Modelloperation 132
Mund-Antrum-Fistel 134

N

Nachbehandlung 96, 132, 182, 183
Narkose 74, 78, 92, 95, 96, 122, 124, 126, 128, 135, 156, 157, 193, 194, 200, 211
Narkosekosten 92, 135
Nichtpflichtleistung 59, 68, 69, 70, 71, 90, 96, 118, 158, 183, 184, 191
Notfallbehandlung 136

O

Odontoparodont 67, 71, 158, 184
OKP 14, 33, 67, 110, 114, 118, 210, 222
Ombudsmann 22, 23, 144
Operations- und Austrittsberichte 11, 14, 15, 16, 35, 43, 44, 46, 48
Operationsaufklärung 22, 23
Operationsbericht 47, 48, 49, 83, 137, 148, 186
Operationslisten 52, 138, 140, 142
Operationsplanung 101, 102, 132, 172, 227

Operationssaal 16, 74, 77, 78, 121, 122, 130, 157, 159, 166, 186, 189, 197, 224
Operationssaalbenützung 122, 125, 129, 159, 165
Organisch-neurologische Erkrankungen 150
Originalunterlagen 83, 148
OSME 75, 76, 80, 127, 128, 129, 130, 149, 165, 166, 171, 212, 213, 218, 219
Osteosynthesen 76, 80, 171, 172, 173, 189, 190, 218, 227, 228
Osteotomie 56, 59, 67, 76, 80, 125, 127, 129, 160, 172, 173, 174, 189, 211, 212, 218, 219, 227

P

Parkinson-Syndrom und andere schwere psychische Erkrankungen 150
Patientenaufklärung 33, 152, 153
Patientenschutz 48
Pflichtleistung 29, 38, 56, 71, 97, 98, 104, 106, 118, 119, 135, 145, 158, 169, 184, 215, 226
PIK-Entscheid 72, 73, 75, 76, 78, 81, 110, 121, 122, 124, 149, 154, 156, 157, 159, 164, 165, 167, 173, 204, 208, 210, 211, 212, 213, 214
Pos. 04.1820 202
Pos. 04.1830 202
Pos. 4000 136
Pos. 4002 136
Pos. 4011 22, 33, 34, 152, 153, 200
Pos. 4012 33, 152
Pos. 4025 92
Pos. 4035 202
Pos. 4040 28, 91, 117, 215
Pos. 4065 149
Pos. 4068 202
Pos. 4201 125
Pos. 4202 125
Pos. 4203 125
Pos. 4204 125
Pos. 4206 125
Pos. 4207 125, 126, 127, 129
Pos. 4250 200
Pos. 4261 23, 107, 201
Pos. 4262 22, 107, 201
Pos. 4267 71, 134
Pos. 4268 71, 134
Pos. 4332 114, 171
Pos. 4336 128
Pos. 4337 114, 149, 171
Pos. 4357 129
Pos. 4358 127, 165, 171

Pos. 4360 107, 201
Pos. 4361 107, 201
Pos. 4380 167
Pos. 4381 167
Pos. 4393 71, 134
Pos. 4885 129
Pos. 4890 120
Pos. 4981 129, 167
Pos. 4983 129, 154, 167, 206
Pos. 4985 129, 162, 193, 194, 195, 206
Pos. 4986 129, 193, 206
Prämedikation 74, 92, 95, 165, 168, 188
Prothesenschiene 55
psychische Erkrankungen 150, 151

R

Reglement der GPK 8, 10, 231
Rezidiv 22, 68, 101, 114
Röntgenbilder 10, 11, 13, 15, 35, 38, 48, 50, 84, 91, 117, 175, 176
Röntgenkontrolle 176, 177, 178, 179, 180, 181
Rückforderungsklage 183
Rückfragen von Versicherungen 87, 185

S

Sanierung von Kieferherden 97
Schadensursachen 92, 220
Schienung 76, 80, 160, 161, 210, 211
Schlafapnoe-Syndrom 63
Schulunfallversicherung 94
Schwere Schädel-Gesichts-Asymmetrien 63
Schwere Störungen des Schluckens 63
Schwierigkeitsbewertung 125
Sekundäre Spaltchirurgie 30
Sekundäreingriff 70, 71, 134
SGMKG-Homepage 17
Sorgfaltspflicht 30, 33, 60, 152, 177, 178, 182
Sorgfaltspflichtverletzung 23, 33, 59, 134, 142, 152, 153, 158, 177
Spezialitätenliste 118, 119
Spitalaufenthalt 95, 132
Stationär 32, 141, 188
SUVA 28, 84, 87, 92, 116, 168, 175

T

Tarifbestimmungen 10, 15, 16, 43, 171
Tarifschutz 5, 10, 11, 16, 118, 138, 139, 142, 222
Tarmed 8, 9, 10, 14, 41, 43, 44, 48, 55, 72, 73, 74, 75, 76, 77, 78, 79, 80, 81, 83, 87, 93, 109, 110, 111, 117, 121, 122, 123, 124, 125, 126, 127, 128, 129, 148, 149, 154, 156,

Stichwortverzeichnis

157, 159, 160, 161, 162, 163, 164, 165, 166, 167, 186, 189, 193, 196, 197, 201, 202, 204, 205, 206, 207, 208, 209, 210, 211, 212, 213, 214, 215, 219, 222, 228
Tarvision   7, 164
Therapiefreiheit   30, 77, 87, 99, 112, 113, 116, 177, 180, 190, 195, 213
Tiers garant 89, 90, 191, 192
Tiers payant 89, 90, 191, 192, 216

U

Überwachung   31, 32, 95, 96, 125, 129, 141, 188, 193, 194, 195, 206, 208
Umstellungsosteotomie   57, 132
Unfall 45, 54, 57, 60, 87, 94, 116, 134
Unfallfolgen 54, 57, 87, 116
Untersuchung   27, 54, 60, 67, 91, 92, 117, 118, 132, 136, 180, 196

V

Verbrauchsmaterial   118, 119, 159
Verhaltensregeln   46, 85, 86, 87, 117, 198
Verhältnismässigkeit   11, 15, 43, 44, 48, 50
Verlagerung 104, 105, 124, 126, 127, 169, 199, 200
Versicherungsvertragsgesetz   138
Vertrauensarzt   9, 10, 11, 12, 13, 14, 15, 17, 22, 25, 35, 37, 41, 42, 43, 44, 46, 47, 48, 49, 52, 56, 58, 60, 61, 83, 84, 85, 86, 88, 112, 113, 123, 137, 142, 143, 144, 153, 161, 179, 198, 203, 226, 229, 232, 233
Vertrauensärzte   9, 57, 58, 84, 85, 164, 203, 204, 229, 232, 234
Vertrauenszahnarzt   22, 23, 30, 33, 82, 84, 85, 112, 115, 198

W

Weisheitszähne   33, 104, 121, 124, 127, 152, 169, 179, 197, 200
Wiedererwägung   41, 143, 144
Wiedererwägungsgesuch 22, 23, 112, 143
Wirksamkeit 30, 60, 61, 62, 132, 140, 160, 163, 208, 215
Wirtschaftlichkeit   30, 62, 132, 140, 159, 160, 163, 164, 179, 204, 208, 215
Wurzelrest   67, 68, 181
WZW-Kriterien   30, 31, 35, 36, 38, 61, 82, 84, 85, 86, 89, 90, 115, 116, 122, 124, 126, 127, 130, 132, 138, 140, 149, 152, 175, 177, 178, 180, 191, 193, 195, 198, 210, 211, 212, 213, 215, 223, 224, 225

Z

Zahnarzttarif 26, 73, 76, 89, 215
Zahndystopie   75, 77, 80, 124, 125, 129
Zahnextraktion   67, 68, 70, 80, 93, 109, 110, 134, 210
Zeugnis   28, 29, 86, 116
Zeugniskosten   215
Zugang   71, 72, 107, 114, 127, 128, 129, 130, 134, 149, 171, 172, 173, 174, 181, 186, 197, 201, 206, 212, 215, 218, 219, 224, 226, 227, 228, 234
Zusatzhonorar   222, 223
Zusatzversicherung   83, 137, 139, 142, 223
Zuschlag   92, 114, 128, 138, 140, 149, 168, 171, 208, 226
Zweckbindung   11, 15, 43, 44, 45, 49, 50
Zweckmässigkeit   30, 61, 62, 132, 140, 160, 163, 208, 215
Zyste 22, 23, 104, 110, 114, 169, 176